广州市医学伦理学重点研究基地
广东省教育厅育苗工程项目成果(编号:2012WYM—0112)
广东省人文社科重大攻关项目成果(编号:2013ZGXM0009)

医患信任危机的当代阐释与回应

YIHUAN XINREN WEIJI DE DANGDAI CHANSHI YU HUIYING

郝文君◎著

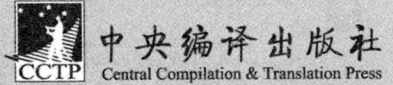

图书在版编目（CIP）数据

医患信任危机的当代阐释与回应 / 郝文君著. —— 北京：中央编译出版社，2016.1
ISBN 978-7-5117-2915-6

Ⅰ. ①医… Ⅱ. ①郝… Ⅲ. ①医药卫生人员－人际关系学 Ⅳ. ①R192

中国版本图书馆 CIP 数据核字（2015）第 317935 号

医患信任危机的当代阐释与回应

出 版 人：刘明清
出版统筹：董　巍
责任编辑：曲建文
责任印制：尹　珺
出版发行：中央编译出版社
地　　址：北京市西城区车公庄大街乙 5 号鸿儒大厦 B 座（100044）
电　　话：(010) 52612345（总编室）　　(010) 52612341（编辑室）
　　　　　(010) 52612316（发行部）　　(010) 52612317（网络销售）
　　　　　(010) 52612346（馆配部）　　(010) 55626985（读者服务部）
传　　真：(010) 66515838
经　　销：全国新华书店
印　　刷：北京天正元印务有限公司
开　　本：710 毫米×1000 毫米　1/16
字　　数：219 千字
印　　张：14.25
版　　次：2016 年 1 月第 1 版第 1 次印刷
定　　价：42.00 元

网　　址：www.cctphome.com　　邮　箱：cctp@cctphome.com
新浪微博：@中央编译出版社　　　微　信：中央编译出版社（ID：cctphome）
淘宝店铺：中央编译出版社直销店（http://shop108367160.taobao.com）(010) 52612349

本社常年法律顾问：北京嘉润律师事务所律师　李敬伟　问小牛
凡有印装质量问题，本社负责调换。电话：010—55626985

目 录

绪 论 ·· 1
  一、问题提出的背景与研究意义 ·· 1
  二、相关问题的研究状况 ·· 3
  三、本书的主要内容 ··· 18
  四、本书的研究方法 ··· 20

第一章 信任和医患信任概述 ·· 22
  一、信任概念释义 ·· 22
  二、医患信任概述 ·· 37
  小结 ··· 53

第二章 中国传统医患信任问题剖析 ······································ 55
  一、传统医患关系的特征 ·· 55
  二、传统的诊断方法与医患信任 ··· 62
  三、医乃仁术的医学伦理观与医患信任 ·································· 65
  四、传统医患信任模式的局限 ··· 72
  小结 ··· 75

第三章 医患信任危机的当代阐释 ··· 76
  一、医院科层体制与医生德性的隐退 ····································· 77
  二、医学模式的发展与医患关系的物化 ·································· 85
  三、医疗服务市场化与利益冲突的突显 ·································· 93
  四、解决医患信任危机的基本路径 ·· 108
  小结 ·· 111

1

第四章　尊重自主原则的提出与医患信任 ……………… 113
一、关于康德的"自主"理论 ……………………………… 115
二、生命伦理学中尊重自主原则的提出 ………………… 119
三、生命伦理实践中的病人自主与尊重 ………………… 124
四、中国语境中的自主 …………………………………… 128
小结 ………………………………………………………… 132

第五章　尊重自主原则的适用界限 ……………………… 133
一、尊重病人自主原则的制度保证与医患信任
　　——以知情同意为例 ………………………………… 133
二、有限干预病人自主的合理性 ………………………… 140
三、有限干预病人自主的条件 …………………………… 158
小结 ………………………………………………………… 161

第六章　建构当代医患信任的再思考 …………………… 162
一、医疗不确定性、医疗错误与医患信任 ……………… 162
二、美德教育与专业精神的培养 ………………………… 174
三、加强医患沟通的必要性及其德性基础 ……………… 188
四、加强制度性承诺 ……………………………………… 195
小结 ………………………………………………………… 205

结语 ………………………………………………………… 206
参考文献 …………………………………………………… 209
致谢 ………………………………………………………… 220

绪 论

一、问题提出的背景与研究意义

信任或不信任表征着一种人际状态。海德格尔曾指认，人是被抛入世界的，此在乃是在世界之中存在。也就是说，人一出生就意味着进入一种人际间的世界。在这种人际间的世界里，人们追求自身存在的价值或意义，向着幸福的道路前行，在文明史上，有大量的文学作品描绘了形式各异的世外桃源。但这终究是一种理想化的状态，无论作者对现实有多么不满！对人际状态的描述，有不少卓有建树的思想家，做过各种奠基性的思考，并且形成了一种强有力的思想传统，比如霍布斯、卢梭、罗尔斯等。霍布斯指出，出于人的自我保存的理性，人必须摆脱人与人之间像狼一样的、互不信任的战争状态。这里可以看出，信任是一种自我保存理性指引下的人际状态。那么关键的问题是，相互信任的人际状态是何以可能的？同样，笔者在研习医学伦理学的过程中，信任问题进一步进入了课题的中心，尤其是医患相互信任的状态是何以可能的议题。

我们都曾目睹这些年来医院为了过度追求利润多做检查、多开药品、多做手术；医生收红包吃回扣，工作不到家，服务不到位；医生因医疗事故被起诉，并且在医疗实践中发生的大量无能和失职行为的数量还远远超过对医疗事故的实际的诉讼。这些事实使病人很难相信医院、医生会把病人的利益放在首位（把病人的利益放在首位是医学领域信用责任的核心，社会允许医生发展的专业知识与技能在没有强有力的职业道德的规范下，或不经善良意志的指导进行滥用，对社会成员是极其危险的),导致病人在医疗过程中总是忐忑不安,一方面怕受到经济上的剥削,另一方面又怕红包没及时送到医生手中,或不服从医生会给病人带来不利。但是,医生也有自己的难言之隐,他们认为自己的劳动强度过大、工作时间过长、责任压力过大,而病人缺乏对医疗工作的了解,只是随着医疗科技的发展而对医生的期望一味地增强,当医疗效果达不到病人理想化的要求时就对医生的技术能力或道德品质产生怀疑。

近两三年,不但上述问题依然突出,而且医患暴力事件愈演愈烈。在此,仅关注一下2013年下半年到2014年上半年发生的医闹事件:2013年10月17日,上海中医药大学附属曙光医院发生粗暴打砸事件;2013年10月20日,辽宁奉天医院患者六刀扎伤医生;2013年10月21日,广州医科大学附属第二医院医生被打受重伤;2013年10月22日,湖北黄冈市中心医院发生伤医事件;2013年10月25日,浙江温岭患者行刺医生,致1死2伤;2013年10月27日,江西南昌第一医院发生护士被歹徒劫持事件;2014年1月26日,绍兴患者家属抬棺材逼医生下跪;2014年3月5日,潮州患者亲友押医生游行;2014年3月6日,宁波患者家属掌掴医生;2014年3月7日,北京医生被患者用锤打破头;2014年8月20日,岳阳市二人民医院家属打伤医生,打砸办公室,21日上午10时左右,岳阳市各大医院的医护人员约200人前往市政府讨说法①;8月31日,因有医护人员遭恐吓、殴打,岳阳市一人民医院急诊科主任发出呼吁岳阳市"全市急诊同仁"将伤医凶手拉入黑名单,拒绝诊治的倡议。②

总之,种种现象表明医生与患者之间已经产生了严重的信任危机,这种不信任状况使医患关系处于畸形状态,严重影响到医疗事业的正常发展。笔者认为对"医患信任"从理论上做一个系统的研究具有非常重要的意义。具体在于:一方面,生命伦理学的产生在很大程度上是对研究或者临床滥用的回应(如"二战"中纳粹和日本人对战俘惨无人道的人体实验,美国塔斯基梅毒实验、柳条湖肝炎研究等)。也正是从这个

---

① 董佳宁:《岳阳发生暴力伤医事件 各大医院200余医护人员在市政府静坐抗议》,http://www.guancha.cn/FaZhi/2014-08-21-259155.shtml。
② 王墨:《湖南岳阳再现医患纠纷,急诊科主任倡议全市拒诊打人者》,澎湃新闻.yy.china.com.cn/new/sd/ppbgt/132289.htm。

层面上来看,对医疗专业信任的重建从一开始就是生命伦理学的核心议题。另一方面,伴随着我国医疗服务市场化的进程,医患之间的利益冲突不断加剧,医患信任的问题已成为现代社会中迫切需要解决的问题,否则会成为社会稳定的一大隐患,上述事件充分表明了这一点。此外,医患信任是维持医患关系的基石,但对医患信任的解读又离不开对医患关系发展史的把握,因此对医患信任研究的同时势必要对医患关系的发展做一个梳理,通过医患关系的发展把握医患信任在不同时期的不同特点,通过古今与中西的对比捕捉医患信任的核心意义,这一工作无论在生命伦理学的理论中还是在医疗实践中都是有意义的。

我国社会学家郑也夫认为,很多事物早就发生和存在着,却刚刚成为专门的研究对象,其中一部分原因就在于变迁的社会生活所给予的刺激。① 而只要存在医患关系就有"医患信任"的问题,但是这一问题之所以在当代突显出来,就在于当代医疗实践中存在的独特压力与刺激。本书主要对"医患信任"的相关问题做一个系统的梳理与阐释,并基于现实性的考虑,对医患信任的当代建构进行分析。从笔者目前掌握的资料来看,西方生命伦理学界对这一问题已有一定的研究,国内关于医患间信任危机现象的讨论很多,却没有形成系统的理论框架,以下对相关问题的研究状况作一个综述。

二、相关问题的研究状况

1. 国内外对信任问题的不同角度的研究

信任问题是进入现代社会以后才突显出来的。各个学科如政治学、社会学、心理学、经济学、管理学,都出现了研究信任问题的专著和论文集。其中,社会学领域中对信任问题的研究将是本书主要介绍的内容,一是因为社会学中所研究的信任问题与生命伦理学中的信任问题交叉很大;二是因为社会学的研究可以帮助我们更多的了解信任的文化和结构性来源,以及它的不同表现形式,对控制不信任及维持信任提供理

---

① 郑也夫:《信任论》,中国广播电视出版社 2001 年版,第 8 页。

论指导。之后，重点介绍哲学、伦理学领域对信任问题的为数不多的研究，这是本论题进行研究的主要理论资源。

国外社会学界的研究：

关于信任问题，在霍布斯、洛克那里就有所论及，但没有形成专门的理论体系，比如霍布斯认为道德和政治生活的目标和特性应当参照自然，尤其是人的天性来决定。他确定自然为政治设立标准的方式是建立一个前社会的"自然状态"理论，而三大自然原因即竞争、猜疑及荣誉引起人们之间的纷争，使自然状态成了战争状态。"这种战争，是一切人反对一切人的战争。"在这种状态中："除了凭借自己的力量和发明所提供的，人在没有其他保障情况下生活着。在这种状态下无从发展实业，因为由此获得的成果是不可靠的：因而没有土地的耕作，没有航运，也没有通过海运进口的商品；没有宽敞的楼群；没有移动和搬运沉重物品的工具；没有有关地球表面的认识；没有时间观念；没有艺术；没有文学；没有社会；更糟糕的是，充满了持续不断的恐惧和暴死的危险；个人活得孤独无依，贫困潦倒，污秽不堪，野蛮不化，并且短寿。"① 总之，在霍布斯看来没有政府管辖的人，相互之间总是不信任的，担心别人会剥夺所有其他人所拥有的一切（包括生命），因而每个人都想征服压制别人直到威胁自己安全的力量不复存在。对死亡的恐惧，对舒适的渴望，以及通过自己的劳作获得舒适的希望使人类向往和平。理性的任务就成了寻找到一种办法以调整和加剧对死亡的恐惧和对舒适的渴求，从而超越并进而消除追逐荣誉所带来的破坏性后果。他称这些理性法则为自然法、道德法，有时也称为理性命令。第一个自然法是：每个人应当自觉自愿地放弃为所欲为的权利，只要别人也愿意放弃这种权利；应当满足于有和别人一样多的自由。这种权利的相互放弃由所谓的社会契约完成。第二条自然法是人应当履行合同。因此，所有对他人的责任和义务源生于契约，但是一方或双方允诺将来实施的合同，则取决于信誉。由此可见，如果双方之间完全没有信任的话，就不会有信誉和有效的合同。

---

① 转引自［美］克罗波西、施特劳斯：《政治哲学史》，李洪润等译，法律出版社2009年版，第397页。

绪 论

在 20 世纪 70 年代之后信任成为西方社会学的主要话题。社会学家从不同的角度、不同的层次上对信任的类型、信任的基本意义、信任的基础、信任的功能等问题进行了探讨。伯纳德·巴伯把行动者彼此寄予的期望作为探索信任意义的起点,他选择了三种期望并认为它们都包含着信任的某些基本意义。最一般的期望是对维持和实现自然秩序和合乎道德的社会秩序的期望;第二种期望是对我们一道处于社会关系和社会体制之中的那些人的有技术能力的角色行为的期望;第三种期望是对相互作用的另一方履行其信用义务和责任,即在一定情况下把他人利益摆在自己利益之上的义务的期望。① 如果按照巴伯把对维持合乎道德的社会秩序的期望作为最一般的期望,那么我们就可以把医患信任的讨论重点放在另外两种更加具体的期望上。即,一、病人对医生的有技术能力的角色行为的期望,医生对病人的角色行为的期望;二、医生对病人和对社会的信用义务的期望,以及病人对医生和社会的信用义务的期望。不过,因为医患关系本身具有不平衡性的特点,长期以来我们更强调病人对医生的期望,而忽视医生对病人的期望。本书在行文中,主要讨论患者对医生的信任是为了便于概念上的理解,但并不意味着忽视医生对患者的信任。

另一位对"信任"问题做出详细说明的社会学家是尼克拉斯·卢曼,巴伯认为卢曼也是强调把行动者的期望作为给各类信任下定义的出发点。卢曼认为信任是"对某人的期望的信心"。不过卢曼关于"信任"的理论兴趣在于它的社会功能,即人们在社会生活中有"减少复杂性"这种需要,他表明了信任是如何通过给一些人的期望以保证来简化人类的生活的。"因为如果要考虑到我们所依赖的那些人带来的所有可能的失望和背叛、那些失望的可能后果以及人们为了阻止那些失望可能采取的任何行动都要耗费大量的时间和精力,而信任可以减少这种重负。"② 另外,卢曼在对人格信任的论述中认为是人类行动的自由导致了世界复杂性的扩大,"于是,信任是一种一般化的期望,即期望另一个人将会

---

① [美]伯纳德·巴伯:《信任:信任的逻辑与局限》,李红、范瑞平译,福建人民出版社 1989 年版,第 11 页。

② Warren Thomas Reich. *Encyclopedia of Bioethics (revised edition)*. New York: Simon and Schuster Macmillan, 1995. p2523.

控制他的自由，控制他那令人不安的不同行为的潜能，以与他的人格保持一致，或更确切地说，与他已经呈现出来的并且在社会的层面上引人注目的人格保持一致。忠于其已经有意识或无意识地被其他人所了解的关于其自己的一切事情的人才是值得信任的"①。这一涉及人格完整性与信任关系的论述对本论题的研究有很大的参考价值。

从现代性的角度对信任问题的研究有非常大的影响，实际上也是追随卢曼关于信任问题的研究，像安东尼·吉登斯和乌尔里希·贝克那样的作者，他们研究信任与他们分析全球化背景中广义的社会变迁、晚期现代性和风险相关。当代英国著名的社会理论家和社会学家安东尼·吉登斯认为信任是21世纪人们生活的本质特征，他由符号标志和专家系统这些脱域机制讲到信任问题，认为不论是符号标志还是专家系统都依赖于信任，并指出信任是人的一种心态。从深刻的意义上说，信任的对立状态应被准确地概括为存在性焦虑或忧虑。他曾经提出"本体性安全"的概念，用以指"大多数人对其自我认同之连续性以及对他们行动的社会与物质环境之恒常性所具有的信心。这是一种对人与物的可靠性感受，它对信任来说是如此重要，以至于它不仅构成了本体性安全的基础，而且在心理上信任与本体性安全也彼此密切相关"②。吉登斯从现代性的角度对信任问题的阐释为我们理解当代医患关系的特点提供了相对完整的社会转型时期的理论背景，因为我国改革开放的过程正是进入现代化的过程，社会的转型对传统交往方式、人格类型与社会价值体系形成了根本的冲击，因此，医患之间不信任的背景是整个社会的不信任，这使我们认识到医患信任的构建是一个复杂的、系统的、长期的过程，我们任重而道远。

福山强调文化因素对信任的影响。他认为建立在宗教、传统、历史习惯等文化机制之上的信任构成一个国家的社会资本，由于文化的差异，不同社会中的信任度相差很大。福山认为美、日、德属于高信任度社会，而中国与意大利、法国等属于低信任度社会。彭泗清认为，不难

---

① 转引自 Edmund D. Pellegrino. "Trust and Distrust in Professional Ethics" in Edmund D. Pellegrino, Robert M. Veatch, John P. Langan. *Ethics, Trust and the Professions*. Georgetown University Press, 1991. p71.

② [英]吉登斯：《现代性的后果》，田禾译，译林出版社2007年版，第80页。

绪 论

看出，福山的论调在很大程度上是韦伯观点的延伸和发挥。在韦伯看来，中国社会中的诚信的缺乏根源于中国文化的特点。韦伯区分了两种信任方式——特殊信任与普遍信任。前者以血缘性社区为基础，建立在私人关系和家庭或准家族关系之上。后者则以信仰共同体为基础。他认为中国人的信任行为属于特殊信任。特殊信任的特点是只信赖和自己有私人关系的他人，而不信任外人。① 对这一观点有来自不同方面的回应，不过信任的文化建制也应该是我们要考虑到的问题，进行医疗体制的改革也应该注意特殊的文化规范和信念会影响到改革的有效性。

其他一些理论家也把信任看作是理解现代社会和他们政治学的核心问题。巴巴拉·米兹泰尔（Barbara A. Misztal）在他的《现代社会的信任》一书中为这样一种观点提供支持，即"信任在当今的偶然性、不确定性以及全球化的条件下成为更加紧迫并核心的关注"②。这本书的目的是为社会秩序寻找一个基础，但是作者不只说明了现代社会的改变如何使信任变得更加紧迫以及他们如何需要一种新的、更加积极的信任类型，并说明了信任如何更加难以得到，这对本论题有相当大的启发意义。彼得·什托姆普卡（Piotr Sztompka）在他的《信任：一种社会学理论》一书中采取折中主义的方式，把信任问题的多种研究整合为一种连贯的框架，为有关信任的错综复杂的问题提供了概念的和类型学的澄清，并为信任文化的出现和衰落提出了一种解释的模式。同时，他也在书中处理了信任的基础和证成、信任的功能和信任的破裂以及在功能上能替代信任的问题。③

综观以上社会学领域对信任问题的讨论可见，社会学家们主要从社会关系的维度讨论人际间的信任，重视制度文化层面上的信任对人际间信任的影响，并特别关注信任的社会功能和作用，这些都是本论题进行研究的重要理论资源，并且可以在本文的论述过程中看到这些理论的影响。

国外哲学界的研究：

---

① 澎泗清：《信任的建立机制：关系运作与法制手段》，郑也夫、彭泗清等著：《中国社会中的信任》，中国城市出版社 2003 版，第 77—78 页。

② Barbara A. Misztal. *Trust in Modern Societies*. Polity Press, 1996. p9.

③ Piotr Sztompka. *Trust: A Sociological Theory*. Cambridge University Press, 1999. p X

1984年伊恩·哈金（Ian Hacking）对使用胜算理论（game theory,如"囚徒困境"）去理解道德问题的观点做了一个摧毁性的评价，为"信任"道德性的讨论奠定了基础，主要表现在对被信任者的动机的关注。

1986年安提·拜尔（Annette Baier）发表论文《信任及其反对》开始关于"信任关系"的道德性问题的讨论（即，从道德的观点来看，一个人应该在什么情况下去相信别人），并且她使用信任的概念对政治和社会生活的契约模式进行了批评。拜尔对信任的道德性的一般解释说明了值得信任与真之间有很强的联系。根据拜尔的理解，一种信任关系在这样的程度上是合理的，即它经得起对每一方的信任的前提的揭露的检验（拜尔，1986）。例如，如果一方信任另一方如所需要的那样行动，仅仅是因为信任者相信被信任的人胆子太小或没有去做相反事情的想象力，那么对这些前提的揭示将会是对被信任一方的侮辱，并给被信任一方一种激励去证明信任者是错误的。同样的，如果被信任的一方仅仅由于害怕被发现或惩罚而去实现信任者的期望，那么对这些前提的揭示将会导致信任者怀疑被信任者会背叛信任。

伯纳德·威廉姆斯（Bernard Williams）的《形式结构与社会现实》一文也是从"囚徒困境"的问题开始讨论的，在此文中，威廉姆斯强调要根据社会中存在的普遍动机或倾向去思考合作问题，并讨论了"合作动机"的复杂性以及这一概念与信任概念的联系。威廉姆斯认为信任或合作的问题在决策理论、社会心理学或社会制度的一般理论层次上不能得到解决，正如他所指出的，事实上"合作不是一个单一的问题：这个问题总是针对一个给定的群体的合作"[①]。那么，按照他的观点，在生命伦理学中，最重要的合作者就是病人、家庭以及形成医疗保健体系的政策制定者，要保证一个特定情景中的合作需要理解在那个情境中激起人们行动的方式，并问哪些动机的结合是有意义的。最后，他指出对此进行研究可以为那种在特定历史中形成的社会中的合作问题提供一个普遍的视角。

还有一种观点认为信任是一种道德价值，它不依赖于个人的经验或

---

① Bernard Williams. "Formal Structures and Social Reality" in Diego Gambetta. *Trust: Making and Breaking Cooperative Relations*. Oxford: Basil Blackwell, 1998. p3—13.

绪 论

与其他人的互动。相反，我们是从我们的父母那里学会信任，并且信任会在长时间内保持稳定，这种观点体现在2002年艾瑞克·尤斯兰纳 (Eric M. Uslaner) 出版的《信任的道德基础》一书中，虽然他的观点有偏颇，不过他在此书中论述了信任与好的生活、策略上的信任和道德者的信任、信任的根源、信任与经验、信任中的稳定性和变化、信任与后果等问题对本书有借鉴意义。特别是作者试图通过此书解释为什么人们要把他们的信任置于陌生人身上以及人们什么时候这样做，并进一步认为信任依赖于一种乐观的世界观，即世界是美好的，我们可以使它变得更好。这一研究路向与上述不同，因为它主要强调的不是信任的产生机制，而是关注"置于信任"会为我们的生活带来正价值，在医患信任的研究中，本书也主张如果没有明显的证据表明对方是不值得信任的，那么不要轻易的持不信任态度，因为这会为医患交往带来不必要的麻烦。在调查中也发现，"一些医生表示，如果患者能够对他们充分信任，那他们会加倍努力，以不辜负患者的信任。"①

此外，除了本身就被视为女性主义伦理学运动的主要人物的安提·拜尔从道德的视角对信任问题进行的研究外，其他女性主义哲学家也从女性主义的视角对信任问题进行了研究，如特鲁迪·高威尔 (Trudy Govier) 在《信任，不信任，以及女性主义理论》一文中试图在具体的女性主义理论和实践的情境中对她关于信任和不信任的观点给出一个清楚的阐述，她认为信任是人类生活中的重要成分，它是在对他人可能去做什么的信念和期望的基础上形成的态度。当我们信任他人时，我们期望他们以对我们有益而不是有害的方式去行动。信任经常建立在证据的基础上，但即使我们的期望有良好的基础，信任中也是有危险的，因为信任的人可能不会以我们的期望去行动。同时高威尔在文中还对几位哲学家，如安提·拜尔 (Annette Baier)、洛伦·拷德 (Lorraine Code)、维吉尼亚·汉奥德 (Virginia Held) 以及苏珊·莫勒·奥金 (Susan Moller Okin) 提出的关于信任的有重大意义的陈述进行了详细说明，这对我们了解其他哲学家的观点有很大的帮助。比如，洛伦·拷德认

---

① 卫生部统计信息中心编：《中国医患关系调查研究：第四次国家卫生服务调查专题研究报告（二）》，中国协和医科大学出版社2010年版，第177页。

为,不管是在知识的积累还是在社会生活中,信任都作为人与人之间相互依赖的根本方面。奈尔·诺丁斯(Nel Noddings)和瑞安·艾斯勒(Riane Eislerr)提出了显然在人与人之间需要信任的关怀伦理以及合作伙伴的模型。总之,女性主义者认为对信任的考虑不能忽略关系,比如父母与子女的关系、朋友关系,而当契约成了关注的焦点时,这些关系就被忽视了,而信任正是这些关系存在的前提,契约和法律不能代替信任。女性主义是生命伦理学研究的一个很重要的视角,因为在医疗保健领域中,医生和患者的关系显然不能作为契约关系存在,并且其他成员之间的信任(比如患者和家属之间的信任)问题也很重要,会进一步影响到医患信任,这特别体现在当代对病人自主的强调中。

国内对信任问题的研究:

众所周知,在国内传统哲学与伦理学中有着关于"信"的论述的丰富资源,它作为"五伦"规范之一的思想沉淀在我们对信任的日常理解中。孟子给出的五伦规范是"父子有亲,君臣有义,夫妇有别,长幼有序,朋友有信"。其中"亲"、"别"、"序"是家庭内部成员的伦理规范,扩展到君臣和朋友就成了"义"和"信"。南京大学社会学系翟学伟教授认为,这意味着,在以家庭为中心的社会生活中,家庭成员之间不用琢磨信不信的问题,因为其血缘性所体现的相依为命、同舟共济、一荣俱荣被设定为牢不可破、毋庸置疑的。走出了家庭,人们才考虑什么样的人值得或不值得信赖。翟学伟进一步谈到,君臣之间的信任,关系到国家的兴衰、王朝的倾翻及个人的身家性命,既必须建立信任,又不得不保持警惕、不得不防备。由于这一问题过于严重,信任一词在分量上不但不够,而且无法涵盖,需要达到"赤胆忠心"、"赴汤蹈火"、"肝脑涂地"之地步。这就得使用"义"一词的含义,即"信"的最大化。可是对朋友来说,这样的地步显得没有必要,只要确保"义"的最小化,"信"就可以了。他认为讨论至此,我们可以发现,中国人信任中比较宽阔的中间地带,就是官僚体制中的上下级关系与社会网络中朋友关系(或熟人关系);到了陌生人地带,也即五伦涉及不到的关系,信任就消失了。①

---

① 翟学伟:《也谈儒家文化与信任的关系——与〈再议儒家文化对一般信任的负效应〉一文的商榷》,《社会科学》2013年第6期,第73页。

绪 论

关于义与信的问题，古代不少思想家认为义高于信。湖南师范大学哲学系杨君武教授在其《诚信的三个限度》一文中对这一思想做了一个简单的梳理。如春秋时期孔子云："言必信，行必果，硁硁然小人哉！"（《论语·子路》）战国时期孟轲云："大人者，言不必信，行不必果，唯义所在。"（《孟子·离娄上》）战国时期管仲学派云："圣人之诺已也，先论其义理，计其可否。义则诺，不义则已。故其未尝不信也。小人不义亦诺，不可亦诺，不可亦诺，言而必诺。故其诺未必信也。"（《管子·形势解》）北宋著名的思想家张载："君子宁言之不顺，不规规于非义之信。"（《正蒙·有德》）朱熹："信近于义，言可复也。盖信不近义，则不可以复。"（《朱子语类》类二十九）在他们看来，一个道德高尚的人是否承诺某件事情，是否履行其承诺，要看该事情和该承诺是否符合道义或正义，期待符合，则做，若不符合，则不做；而一个道德平庸甚或卑下的人则承诺那些不符合道义或正义的事情，并履行这样的承诺。① 义高于信的观念使我们认识到对信任的内在价值与工具性价值的讨论成为必要。

因为信任问题主要是在现代作为一个热点问题突显出来，所以我们在此不打算再对其作语源学的梳理，来关注一下当代思想家对信任问题的理解。近年来伦理学界主要针对各个领域"诚信"的问题做了大量的研究，但直接关注"信任"，并首先把它看作关系的范畴并做出清楚的界定，然后从伦理的角度去考虑它的建构的系统研究并不多见，从这个意义上来说，如果研究医患信任问题的最终目的是要建构和谐的医患关系，那么还要从社会学领域中寻求关于对信任问题的成体系的理论资源。社会学界对信任问题研究的主要著作有：

《信任论》（郑也夫著，2001 年 8 月出版），本书的目的是通过人性去理解信任，主要借助当代进化生物学思想，讨论了三种利他类型，即亲族利他、互惠利他以及群体选择性利他，并认为是文化的力量导致此种利他形态的存活，在此基础上提出信任是从亲属走向熟人以及陌生人的。此外在本书中，还讨论了信任与合作的关系，信任的社会功能等问题，并把信任的结构分为人格信任与系统信任。

---

① 杨君武：《诚信的三个限度》，《伦理学研究》2006 年第 1 期，第 17 页。

论文集《中国社会中的信任》（郑也夫、彭泗清等著，2003年1月出版），本论文集的内容包含对中国人人际信任的本土研究（彭泗清），从关系运作与法律手段方面对信任建立机制的讨论（彭泗清），中国人信任的结构与特征（李伟民 梁玉成），中国与其他国家信任问题的比较研究（王飞雪 山俊男），以及对中国信任危机的分析（郑也夫）等，这些对中国信任问题的不同角度的研究为我们打开了视野。

译著《信任：合作关系的建立与破坏》（郑也夫编，2003年出版）。这本论文集收集了国外哲学家、历史学家、政治学家、经济学家、社会学家、人类学家、生态学家对信任问题从不同视角的研究，讨论了合作与信任（帕特里克·贝特森），个体、人际关系与信任（大卫·古德），作为商品的信任（帕萨·达斯古普塔），以及我们能信任信任吗（迪戈·甘姆贝塔）等问题。这些讨论偏重的是基础理论，所以对本书要讨论的主题来说有重要的理论意义。

2. 国内外生命伦理学领域对信任问题的研究

信任在医疗情境中有着根本的重要性，首先它影响着医疗过程中很多重要的行为和态度，如病人是否愿意寻求治疗，是否愿意将与医疗有关的私人信息告诉医生，是否愿意参与实验，医生是否相信病人所说的都是实情，等等。另外，信任还有其内在价值，从某种程度上说，是信任赋予医患关系以意义及实质性内容。从目前笔者所收集到的资料来看，西方生命伦理学界关于"信任"的问题有一定的研究。

（1）遵循德性伦理的进路，强调医生个人的品质特征对医患信任之建立的重要性。

大多数对医患信任的研究都表明了医患信任是一种有道德内容的信任，病人即会关心医生的个人品质，也会关心医生行为的正确性，但因为倾向于认为具有好品质的医生也会行道德上正确的事，所以强调更多的是医生个人的品质特征。比彻姆（Beauchamp）和丘卓斯（Childress）是原则主义的奠基者，不过在谈及信任时，认为信任是对另一个人的道德品格和能力的肯定的信念，信任产生一种信心，认为另一个人将会以正确的动机或根据恰当的道德标准去行动。因此值得信任是美德，他对医患之间的信任关系，是通过对"诚实"的讨论展开的，他认为诚实是一项义务,在医疗保健中,医疗专家与病人、研究者与受试者之间的关系最终要依赖于信任,而诚实的原则是信任所必需的。①

马克·豪(Mark A. Hall)等人在掌握了70多篇与"对医生和医疗体制的信任"有关的文献的基础上,于2001年对这些文献进行了综合与评论,并形成了他们自己关于信任的概念模式(见"Trust in Physicians and Medical Institutions: What Is It, Can It Be Measured, and Does It Matter?"一文)。他们指出不管从哪个侧面去理解信任,综观有关信任的文献,都可以总结出"信任"的五个维度:忠诚、能力、诚实、保密以及全面的信任。虽然他们也认识到这五个方面有矛盾的一面,比如有时医生表现得更诚实反而会降低病人对医生其他方面的信任,这使得总的信任不确定,但这五个方面最终是统一的。他们用一个橡皮筏作类比,一个橡皮筏有几个喷嘴,每个喷嘴都是为同一个筏而不是同一个筏的不同部分充气放气。而如果一位医生表现得很忠诚或诚实,就更可能提高病人对他的能力及保密方面的信任;如果病人发现医生说谎,也更可能怀疑他其他的品质。

(2)遵循原则主义的进路,认为有着良好品质的医生不一定会做道德上正确的事,而建立在生命伦理学基本原则基础上的规章制度的明确更有利于增加医患之间的信任。

詹妮弗·杰克逊(Jennifer Jackson)也研究了医学中信任和诚实的概念。在《真理,信任和医学》一书中指出在现代医学实践中,我们对信任意义的理解是混乱和不确定的,她质疑"诚实"和"公开"是否对医患关系中信任的维持是同等重要的,实际上她认为对病人最佳利益的考虑是一个复杂的问题,而"诚实"与"公开"要服务于这一目的对于信任关系的维持来说才是至关重要的,由此"病人最佳利益原则"成为讨论医患信任的核心。

关于美德是否会增加相关道德上正确行动的可能性的问题同时也被罗伯特·威奇称作"裸美德"以及"错误美德"的问题,这的确是美德伦理学在理论上存在的困难,并且一直为当代伦理学家所争论。比如,

---

① Tom L. Beauchamp, James F. Childress. *The Principles of Biomedical Ethics* (5*thed*). New York: Oxford University Press, 2000. p34, 284.

对美德伦理学常见的批评认为：美德不能提供适当的行动指引，高尚人也可以做错事，好人可以做坏事。威奇在《德性的迷失：医学教育中的专业特征的发展》一文中对如何影响医患信任进行了详细的论述，并从原则主义角度提出了他的观点。

1977年，J. P. 蒂洛为他的人道主义伦理学体系提出了五个基本道德原则，即生命价值原则、善良原则、公正原则、说实话或诚实原则和个人自由原则。在任何时代，任何社会条件下，人们无论说什么、做什么都尽可能诚实坦率的表达其真实的思想和感情，保持相互信会的关系，这是至关重要的。蒂洛非常强调诚实在人类交往中的重要性，把说实话与诚实看作是道德的重要的、最基本的柱石，他说："既然一切人伦关系都以口头的或非口头的交往为基础，既然——据我看来——道德是一切人伦关系中最重要者，那么，把说实话和诚实视为所有道德理论或体系的基石，就是绝对必要的了。"①

（3）将生命伦理学中尊重自主原则在实践中的应用与当代信任危机的产生联系起来，并对此进行了专门的研究。

以上主要是从医生的个人道德品质以及对原则的遵守方面关注医患信任问题的，但是为了突出当代医患信任的特点，我们更需要对当代医患关系的特征有个整体的把握。在当代，病人最终有做出决定的权利取代了以往医学伦理学中（西方传统中）的父权主义模式，或（中国传统中的）对医生的习惯性服从，自主的概念变得尤其重要。然而，有些学者将生命伦理学中尊重自主原则在实践中的应用与当代信任危机的产生联系起来，并对此进行了专门的研究。如欧若拉·奥尼尔（Onora O'neill）在《生命伦理学中的自主和信任》一书中主要论述了生命伦理学中对个人自主的强调使信任问题边缘化，显示出了"尊重自主原则"与医患信任之间的张力，并对此做出了回应。奥尼尔认为当代生命伦理学中将自主理解为个体的自主，正是这样的理解与信任问题产生了张力，因为个体自主是个体的特征，意味着独立，独立的人是以自我为中心的，自私的，缺少同伴的感情或与其他人团结的意识，因此就会滋生不信任的文化。奥尼尔认为，只有把自主理解为"原则的自主"（princi-

---

① 王正平主编：《应用伦理学》，上海人民出版社2013年版，第251页。

绪 论

pled autonomy),它才与信任是相容的。因为原则的自主强调的不是独立行动,而是以某种原则行动,它要求我们仅以"我们也能够意愿其他人也根据这样的原则来行动"的方式行动,这一限制就对我们提出了道德要求,这样信任就可以基于医患之间相互的义务而不是外部的规则建立起来。尼亚·霍洛威尔(Nina Hallowell)(2008 年发表了《邂后医疗专家:是信任危机还是缺少尊重?》一文)认为医关系可以被看作典型的信任关系,在这种关系中有掌握不同专业知识的个体,他们之间的权力是不同的,因此这种关系以一定程度的人际间的依赖,不确定性及风险为特征。另外,霍洛威尔跟奥尼尔一样,认为应该采取康德主义对自主的理解,即应基于相互义务与对人的尊重而不是外部的规则来促进医患之间的信任关系。霍洛威尔着重分析了医患之间的信任与尊重的关系,认为二者是相互依赖的概念:尊重导致信任,信任反过来产生尊重,由信任产生的尊重又巩固了信任的关系(注意霍洛威尔在这里讲的尊重是在康德意义上的尊重,他与奥尼尔的观点是一致的)。德沃金针对奥尼尔的"尊重个体自主"与"信任"不相容的观点做了评论,他认为:"个体自主"进入生命伦理学是为了支持病人一方而不医生一方的,它是为了反对父权主义而提出的。与促进个人自主有关的知情同意的原则是对医生获取同意提出的要求,因此搞不清楚为什么病人自主的增加(即使病人是自私的),会产生对治疗他们的医生们的不信任。再者,有个人自主的人可能是自私的,但没有证据表明他们就不可能是利他的,并对同类充满感情。以上这些思想都对本书澄清临床生命伦理学中的自主概念有很大的启发,但各种观点的提出需要在细心的阅读之后才能得以把握,本书将会对他们理解问题的不同视角作一个说明。

最后值得提到的是,黑尔格·斯格班克(Helge Skirbekk)(2008年发表了《协商信任还是理所当然的信任?医疗情境中信任的涵义》一文)以社会科学和哲学的一些相关文献为基础,从另一个角度探讨了医患之间的信任问题,突出了患者不值得信任的情况,以及医生在建构医患信任关系中的积极作用。首先他论述了为什么医生与患者之间的信任通常会被理解为一种明确的或含蓄的关系(即医患信任是有充分理由的或被认为是理所当然而不需要证明的),当然,从以上的综述可以看出这是一种理想的状态,实际上医患之间的信任关系要复杂得多。之后,黑尔格·斯格班克考虑了这样一种情况,即病人有时是为了获取某方面的利益而与医生进入医患关系的,但是这种利益不一定是对病人有利的,比如吸毒的患者为了缓解毒瘾去找医生开某些镇痛的药物,针对这种情况,斯格班克提出了一种协商的信任(negotiating trust)。这种通过协商而产生的信任易于首先将不信任引入某种情形之中,但却是有助于建立长期的信任与更好的医患关系。因为在与病人进行沟通之后,病人可能会明白他真正要的是什么。事实上,这种情况在现实生活中也是一种比较普遍的现象,特别是福利好的社会,很多患者的动机是值得怀疑的,所以,医患信任不能只重视患者对医生的信任,患者本身是否值得信任也是影响医患关系的一大隐患。这对于我们要达到人人享有医疗保健目标的今天来说,是一个应该要认真对待的问题。

我国传统的医学伦理学向来注重医患关系的协调,关于医患关系中医患信任问题历来都受到重视。1. 强调医生要值得信任。唐代医家孙思邈的《大医精诚》是中国医德史上的光辉文献,其中强调,"医生不得恃己之长,专心经略财物",利用病人对医生的要求,牟取私利。我国近代医学伦理的思想中对医患信任的表述,如杨郁生用"信"和"谊"表述医患之间的关系,认为医师对病家既有忠实服务之"信",病家对医师自有感恩图报之"谊","信"与"谊"是相互关联的,不能分离。并指出医师不信有三:从医倘有深学问,而无救世之心肠,视病人如试验品,是不信也。有救世心肠,无高深学问,是行同巫卜、教徒、玄虚莫凭,是不信也。为生活而不注重学术和救世,是比市侩而下之,更不信也。[①] 2. 强调病人要信任医生。王焘的《外台秘要》中提到"良药善言,不可使人必服。法为信者施,不为疑者说"。指出,医患之间不能真诚信赖、密切合作,就失去治疗的共同基础。两宋时期的《本草衍义》提出治病六失:"失于不审,失于不信,失于过时,失于不择医,失于不识病,失于不知药。"六失之中,有一失去,就很难治。指出"医不仁慈,病者猜鄙",医患不能合作,"于病又有何益"?这就要求病家慎重择医,并在治疗过程中信任、专用,不轻易更换医生,以保持连

[①] 徐天民等著:《中西方医学伦理学比较研究》,北京医科大学、中国协和医科大学联合出版社1998年版,第123页。

绪 论

续的治疗，才有利于疾病的痊愈。苏轼也以患者的身份提出忠告，表达了患者就诊不能不主诉自己的病症而试医以脉；医者更不能不切实际地夸大切脉的作用，自诩切脉如神，以诱使患者产生对切脉的神秘感，影响正常的医患合作的诊疗关系。

关于"医患信任"的论述可以从传统医学伦理中找到丰富的资源。但是，在我国当代生命伦理学领域中，对"医患信任"问题的理论研究还有待加强。首先，从期刊网上能搜索到的以"医患关系"为主题的论文可以看出我国对医患关系问题的关注有一个发展。从上个世纪50年代到70年代末，医患关系的主题主要是如何把医院办好，为人民群众的利益服务；80—90年代开始对医患关系的模式进行探讨，也开始关注医患纠纷，医患关系中的权利与义务，商品经济与医德；90年代更多的关注市场经济下的医患关系，认识到传统医患关系受到了挑战；2000年之后便对医患关系进行比较全面的分析，针对问题探讨如何建构和谐的医患关系，以"医患关系"为主题的论文也从2000年的364篇猛增到2013年的2368篇。而以"医患信任"为主题的博硕士论文主要集中在2002年至今，共51篇，其中博士论文15篇。其他与医患信任相关的论文还都是强调"诚信"作为医德的重要性，只是粗略地从制度和医生的个人品质方面探讨了出现诚信危机的根源，而少有对医患信任问题的本质做出界定。许志伟教授在2006年9月发表于《医学与哲学》的《中国当前的医疗危机与医护人员的专业责任和使命》一文中，对西方国家医患信托关系的模式做了细致的分析，论证了医患关系为何是一种信托关系以及信托关系中的"信"的要求，并将委托一方对受托一方的信任作为信托关系中的重要特征进行了详细的分析，给本书从医患关系的本质进入医患信任问题的讨论提供了一个视角。

总之，从国内外研究现状及所争论的问题来看，本书首先要借助社会学领域的研究帮助我们了解信任的文化和结构性来源，并通过哲学伦理学领域的研究为之提供学理上的分析论证。同时，也应该认识到，我们是不可能取消不信任的，反而和谐医患关系恰恰是在信任与不信任之间达到一个平衡时才能得到维持。因为完全不信任我们无法行动，而完全的信任又会带来恶的产生，比如塔斯基梅毒实验、柳条湖肝炎研究等事件的发生。因此，我们要探究的是如何努力促进合理的信任，并让合理不信任的功能得到及时有效地发挥，从而抑制不道德行为的发生。

三、本书的主要内容

综观上述对信任的不同角度的研究可见，信任是社会关系的特征，本论题将研究的范围界定在医学领域中的医患关系的范围内，将信任关系的承担者确定为医生与患者。因此本书所讨论的信任即要以上述理论作为思想背景，又要体现出医学专业以及医患关系这种特定关系的特征。不管从医学作为一门专业的专业精神来看，还是从医患关系的本质来看，医患信任所体现出来的都是一种伦理特质，因此虽然医患信任可以从多个方面来考察，但它最终涉及的是价值理性的张扬，而医患关系中的利益冲突与道德匮乏以及体制的不完善正是引起医患信任危机的根本原因，所以本书对医患信任危机的产生以及对医患信任的当代建构问题的分析归根到底是一种伦理的分析，主要考虑如下问题：信任具有什么样的本质特征？为什么医患信任问题是不可避免的？医患信任的实质是什么？从医患关系的历史生成与发展来看，为什么医患信任成为当代生命伦理学中讨论医患关系的焦点，而以前不是？这个问题包括：传统医患信任的基础是什么，即，那种信任是在什么样的道德和经济环境中生长的？有什么局限？产生当代医患信任危机的根源是什么？鉴于上述分析，当代医患信任的建构要考虑哪些方面的因素？

以下就文章各章节内容作简略叙述。

第一章，"信任和医患信任概述"，透过当代学者的视野去理解信任的一般含义，以此作为本书讨论医患信任问题的理论基础。然后对医患关系的现象进行分析，分别从病人与医生的角度说明信任的重要性，在这一分析过程中我们也看到了病人与医生大致在哪些方面对彼此寄于期望。这些期望的产生是与医生的职业（角色）以及病人所处的易受伤害的地位联系在一起的，也正是这些期望决定着医患信任的实质内容。

第二章，"中国传统医患信任问题剖析"，主要借助传统医学伦理的丰富资源对传统医患信任问题进行剖析。我们发现，传统医患关系的结构相对简单，利益关系并不复杂，而且整个社会有一种普遍的习俗型信任，这种信任本身又构成了医患信任的伦理环境，并且传统的疾病观以及诊断方法使医生和病人可以近距离接触，有利于医患信任的建立。最重要的是大多数医生被认为都能从整体上同情、关心病人，而这被看作是医乃仁术的伦理精神在一般行医者身上的主要体现，因此，传统医患关系主要被看作是建立在医生仁德基础上的信任关系。但是，受当时的医疗水平的所限，人们对医生技术能力的信任在很多情况下带有盲目性，而"医乃仁术"的实践又有其历史条件的限制，当这些条件发生变化后，这种信任就显示出它的局限性。

第三章，"医患信任危机的当代阐释"，从社会以及医学科学发展的维度对当代医患信任危机的产生进行分析。医院科层制与医生德性的隐退，现代医学模式的发展与医患关系的物化，医疗服务市场化与利益冲突的突显，所有这些因素交互作用，使传统中那种病人以医生个人的道德修养为依托的信任失去了存在的根基，如果不建构一套富有实效的伦理规范，人们面对新的环境只能无所适从，从而陷入普遍的怀疑与焦虑之中。

第四章，"尊重自主原则与医患信任"，因为针对当前医患信任危机的一种典型的解决方案来自于生命伦理学中所提出的尊重病人自主原则，所以本章主要对临床生命伦理学中所使用的尊重与自主概念加以辨识，特别是将其与康德的"自主"概念进行对比，因为很多时候人们都以康德的自主理论为基础为生命伦理学中的尊重自主原则进行辩护，而这两者之间有着本质的区别，需要澄清。同时，本章也说明了尊重自主原则在中国语境中的复杂性。

第五章，"尊重自主原则的适用界限"，"知情同意"是尊重自主原则在制度上的表现，但在医疗实践中，制度化的知情同意的实施本身就面临着理论和实践上的困难，在利益冲突的情况下，这些困难都可能转变为医患信任的破坏力量，因此，我们必须在更加积极的意义上理解病人的自主，把它理解为一个带有终极关怀色彩的伦理原则，而不仅仅是法律条文。为此，本书辨识了三种价值理论，即快乐主义理论、欲望满足理论和实质性善理论，认为实质性善理论可以引导医生与病人在各种价值之间达到平衡，做出更为有效的临床伦理决策。最后，本书提出除了通过制度为我们提供最基本的安全保障外，尊重自主的实现更需要医患之间真诚的交流和沟通。另外，鉴于其理论和实践上面临的困境，要求患者能正确看待医疗中的不确定性，树立对医生的合理期望，而医生也要尽量避免医疗错误的发生,只有这样,医患信任才能在这一过程中得以建立。

第六章,"建构当代医患信任的再思考",承接上述几章中所得出的结论,提出在当代尊重自主原则的背景下,建构医患信任的策略:1. 对于病人及医生双方来说,都要使之正确地对待医疗中的不确定性及错误;2. 要加强对医生的医疗美德教育,培养医生的专业精神;3. 通过医患之间真诚的沟通建立起相互尊重、相互信任的医患关系;4. 确立起一种能为社会成员普遍信任的社会制度性安排与制度性承诺,为医患信任提供适合生长的土壤。

总之,医患信任的重构是一个系统工程,需要做出多方面的努力。同时,医患信任只有在医生与患者的动态的互动关系中才能得以维持,所以有必要建立起风险的评估机制,及时把握医患关系的状况并制定调整策略,使病人所估算的风险的可接受程度与信任的建立达到平衡。

四、本书的研究方法

(1)医学中发生的事情造成了极其深远的影响,它不仅改变着人们的生活,也重塑着人们的生活,它既影响到社会政策的制定,也影响到经济的发展,而政策与经济又反过来影响着医学。这就意味着我们要面对多学科交叉的现实性,通过多学科多角度的综合来对医患信任关系进行研究。实际上,这也是由生命伦理学涉及的问题本身所具有的特点决定的,它们从受到关注之日起就是由医学、生命科学、哲学、神学、法学、经济学、心理学、社会学等学科的学者进行争论和协商的。本书主要利用社会学和哲学的理论资源对医患信任问题进行分析,但最终仍立足于规范伦理学的方法,找出医患信任危机产生的根源并做出回应,这种方法也就决定了在试图解决问题的同时也是一个对人们在医疗保健领域应该做什么,并为这些行为和行为方式进行道德辩护的过程。

(2)目前国内并没有对"医患信任"问题的本质做出界定,更没有形成系统的理论框架,只是粗略地从制度和医生的个人品质方面泛泛地探讨了医患信任危机的现象及其危害。笔者尽自己最大的努力澄清问题

绪 论

并提出解决问题的思路。主要试图从社会和医学发展的维度对医患信任危机的问题作一个整体的分析，在研究过程中要将理论与实践相结合，并且就古代与当代的医患关系结构进行对比，特别突出传统与现代医患信任主要是由人格信任过渡到了制度的信任，这种转换也是传统社会向现代社会转型所引发的社会生产方式、交往方式的变化所带来的，具有某种程度的客观必然性。

（3）本书会借助一些调查数据，主要以中国协和医科大学出版社出版、由卫生部统计信息中心编写的《中国医患关系调查研究：第四次国家卫生服务调查专题研究报告》为主。之所以如此，是因为本人对调查的操作及数据的处理不太熟悉。正如南京大学社会学院翟学伟教授所指出的，调查需要做充分的理论准备与思考，如果没有清晰的理论为指导，那么就很容易发生对已呈现的数据认识不足，或者在解释上有误。但是本人会针对相关问题对医生及病人进行访谈，以加深对问题的理解。

（4）本书研究的"医患信任危机"问题是一个现实性极强的问题，因此文中会对一些案例进行分析，案例分析法是一种依靠个案分析的特殊的伦理学方法，它在个案与先前范例、广泛原则的相关性中探讨、解决实际的道德问题。根据伦理学家理查德·B. 米勒（Richard B. Miller）的观点。案例分析法的应用包括以下五个步骤："第一步，根据范例和分类法，通过反复地类比推理，对被讨论的事件进行分类，也就是找到与正在被讨论事件相似的案例；第二步，确定与该事件相关的假设有哪些，防止我们观察案例时抱有先入为主的偏见；第三步，评论该案例的环境因素以及它们对事件之总体判断将产生的可能影响；第四步，反思先前存在的权威观点，以避免这些观点可能对我们的道德评判造成的压力；第五步，对上述四个步骤所获得的资料进行综合考虑，提出可以确定的道德原则和道德判断。"[①] 本书在采用案例分析法时基本上遵循上述步骤，自然会在这一过程中展现出一系列不同伦理原则或价值观念之间的分歧与争论，但最终有助于我们根据不同的道德困境总结出解决问题的思路。当然，有些案例有其复杂性及模糊性，本书也会根据想要说明的问题对案例进行裁剪，以使它成为一个讨论问题的理想模型。

[①] 转引自王正平主编：《应用伦理学》，上海人民出版社 2013 年版，第 243 页。

第一章 信任和医患信任概述

本章不打算在这里对信任的概念进行语源学的梳理，而是试图透过当代学者的视野去理解它的一般含义，并在此基础上对医患信任作一个一般的说明。从社会学的角度看，信任是所有人类关系的一个重要组成部分，没有它我们不可能对未来有所预期，并且不能采取任何行动，因此没有信任我们的生活是无法想象的。社会学家卢曼说，如果一个人完全没有信任的话，他甚至会次日早晨卧床不起。他将会深受一种模糊的恐惧感折磨，为平息这种恐惧而苦恼。他甚至不能够形成确切的不信任，使之成为各种预防措施的基础，因为这又会在其他方向上预先假定了信任。[①] 这句话无助于我们理解信任的含义，但说明信任对人类生活来说是何等重要。同时，人类的关系是非常复杂的，许多行为表现出信任与其他成分的混合，或者看似体现信任的行为实际上是抱着不信任的态度做出的。因此我们对信任的理解并不像我们所想像的那样清楚，如果不对信任的概念加以分析就随意地讨论我们认为信任遭到腐蚀所产生的种种社会现象，并对此产生诸多怨恨情绪，甚至诉诸暴力去泄愤，只能使信任问题变得更加模糊，最终不利于问题的解决，因此对信任这一概念释义是非常有必要的。

一、信任概念释义

1. 信任与相关概念的区分

要了解信任的确切含义，我们需要对一些概念进行区分，其中，

[①] [德]卢曼著：《信任：一个社会复杂性的简化机制》，瞿铁鹏、李强译，上海人民出版社2005年版，第3页。

第一章 信任和医患信任概述

"信心"、"依赖"、"信赖"是与"信任"密切相关词语,因为很多时候都是通过它们对"信任"进行释义的。巴伯在谈及信任的意义时,提到《韦伯斯特第三新国际词典》中关于信任的定义:1a:假定对于某人或某事的信赖;对于某人或某事的特性、能力、实力或真实性有信心的依赖;2a:对未来的或可能发生的事情的信赖;有信心的期盼……5a(1):在信念或信心方面所加的责任或义务,即作为某种关系的一个条件。① 正如巴伯所说,其中,信心、信赖、依赖和信念这些词也表现出各种意义,但是缺乏区别。

在日常对话中,人们通常不做区分地随意混用这几个概念,这说明这些概念的意义之间确实存在许多重叠之处。但社会学家们根据自己的理论立场区分了这些概念,比如我们可以借助卢曼对信心(confidence)与信任(trust)所作的区分更清楚地看到信任关系所具有的特点。根据卢曼的理解,"信心"指的是人们对一种惯常性的、连续性的事物或现象持有的较为稳定的认知以及对自己的判断力的自信。他举到一些例子:你深信你的期望将不会落空,相信政治家们会力图避免战争,相信星期天下午在路边散步时,汽车不会坏掉或突然驶离道路并且把你撞倒。② 也有些学者把诸如此类的情况视为对某个事件或某种情境的信任,本书同意卢曼的观点,认为这更多的是一种怀有信心的状态(虽然不否定其中也渗透着信任,但作为两种不同的状态还是有很大区别)。正如卢曼所说,信心与信任都与期望有关,如果这些期望没有实现,我们会感到失望,但是因对某人或某事持有信心所落入的某种失望与因给予某人信任而落入失望的情境有很大区别。具体来说,卢曼认为信心与信任的不同之处主要在于下几点:

(1)信心和信任的区分依赖于觉察力和归因。卢曼认为如果你没有考虑其他可能的选择,你就处于怀有信心的状态。比如你认为在大桥上行走是安全的,火车不会脱离轨道,路过的那根电线杆不会倒下来。也

---

① [美]伯纳德·巴伯著:《信任:信任的逻辑与局限》,李红、范瑞平译,福建人民出版社1989年版,第9页。

② [德]尼克拉斯·卢曼:《熟悉、信赖、信任:问题与替代选择》,郑也夫编:《信任:合作关系的建立与破坏》中国城市出版社2003年版,第120页。在此书中"confidence"被翻译成了信赖,本文认为不妥,因此本文在此虽然参考此书中的译文,但仍用"信心"一词。

就是说,在一般情况下,人们肯定情况会是这样。对于这些情况,你也可能会落入失望,但这种事情发生的概率是很小的。卢曼认为如果在生活中不能忽略这些小概率事件,你会陷入一个长期不确定的状况中,因此除了忽略这些小概率事件,你也不知该如何是好。信任与此不同,如果你选择了与他人有关的行动,你也意识到你的选择会使你冒有风险,那么你可把此定义为信任的情景。比如,你在医院排队挂号,一个陌生人说他没有零钱,让你先帮他垫付挂号费,他去换了零钱回来还你,你就要冒着这个人有去无回的风险,因为他可能就是个很不诚实的人。由此,卢曼认为在信心的事例中,你对失望的反应是将之归为外因,责备的是他人。而在信任的事例中,你必须考虑到内部归因,并最终为你的信任选择而懊悔。这一区分还是比较符合我们对信心与信任的日常理解,但也使我们看到信心的产生离不开对系统和制度的信任。

(2)信心和信任的区分还依赖于我们区别危险和风险的能力。这一区分的要点在于是否失望的可能性取决于你自己先前的行动。信心出现在以偶发性和危险性为特征的情景中,上述事例已表明这一点。信任不同,它不是取决于天生固有的危险,而是取决于风险。然而风险只是作为决定和行动的一个组成部分出现的,自己不会单独存在。如果你取消了行为,你就不冒风险。信任是对产生风险的外部条件的一种纯粹的内心估价,个人在决定进行某一特定的活动时,总是在心中揣摩着其他的可能性。比如本人近期快到下班时间去医院做脑部的多普勒血流图的检查,医生看了看表,犹豫了一下才决定给我做这项检查,还说了一句:"看你这个状态应该问题不大,不要多长时间。"听完这句话后,我依然决定让他做检查,却一直担心他会不会因为着急下班不给我仔细检查而造成疏漏。此时,医生态度让我觉得我的行动把我置于风险之中。

吉登斯并不同意卢曼的"不行动也就无风险",他认为不行动也有风险,不管我们喜欢与否,有一些风险是我们大家都必须面对的,诸如生态灾变、核战争,等等。这里,吉登斯实际上又从宏观层面提出了现代社会的又一种信任类型,更适合于在国家及政府的层面上去讨论。在日常生活中人们不行动也不可避免地会面临一些风险,比如人们生活在一个垃圾场附近,或隔壁在搞装修,都可能会对生活在周围的人的健康造成不利影响。另外吉登斯认为危险存在于风险环境之中。比如,乘坐

第一章 信任和医患信任概述

一条小船跨越大西洋所冒的风险远比乘坐一艘远洋客轮要大,因为前者所包含的危险因素要多得多。他还认为信任是信心的一种特殊类型,而不是与之截然不同的什么东西。我们在此的目的也不是要在这些概念之间划出一条非常清晰的界线,只是想通过对概念的梳理来指导我们分析问题。信心与信任作为两种态度有不同的特点,吉登斯也同意卢曼的理解,即信心指人们对熟悉的东西保持稳定所持有的一种想当然的态度。而信任是建立在对"知识基础"的模糊不清和片面理解之上,他认为信任与在时间和空间中的缺场有关。对于一个行动持续可见而且思维过程具有透明度的人,或者对于一个完全知晓怎样运行的系统,不存在对他或它是否信任的问题。信任过去一直被说成是"对付他人自由的手段",但是寻求信任的首要条件不是缺乏权力而是缺乏完整的信息。① 所以对于某人某事的预期来说,怀有信心比怀有信任更确定,而上文中也提到信心与小概率事件有关,因此用小于风险的危险这一字眼与之对应比较合适。

再来看信任、信心与信赖之间的关系,很多怀有信心或者怀有信任的情境也含有依赖的成分,但信心与依赖没有必然的联系,我对某人某事怀有信心,但并不依赖;也可能对某人某事并没有多大信心,但不得不对其有所依赖。依赖也不同于信任,邻居可能依赖康德每天在同一时间有规律的散步去核对他的钟表,但这并不是人际间的信任。信赖和信任之间的关系要更为复杂,按照吉登斯的观点,在一个人或一个系统之可靠性方面,这种可靠性是由信赖派生出来的,而信任在他看来是联结信赖与信心之间的纽带。另外,吉登斯提到作为脱域机制的专家系统时,多次提到信赖。脱域指的是社会关系从彼此互动的地域性关联中,从通过对不确定的时间的无限穿越而被重构的关联中"脱离出来"。专家系统指的是由技术成就和专业队伍所组成的体系,它作为脱域机制的一种类型,因为它把社会关系从具体情境中直接分离出来,吉登斯认为,我们对专家系统表示的是"信赖",实际上卢曼所解释的信心对于专家系统也是一种合适的态度,不过有信心并不一定依赖,但专家系统

---

① [英]安东尼·吉登斯著:《现代性的后果》,田禾译,译林出版社2007年版,第29页。

以连续不断的方式影响着我们行动的方方面面,除信心之外,还被我们所依赖。

这些概念之间的关联是很复杂的,正如吉登斯所说,信心或依赖已经在更有意义的语境中渗入了信任。再者,人们可能在持有明显超过某一个度的信心,才会信赖别人。卢曼也认为它们之间是可以相互转化的,但是对这几个概念作一个对比,更有助于我们了解信任的特征及含义。总之,通过考察卢曼和吉登斯对与信任相关的几个概念的区分,我们还可以得到这样的提示:我们在对医患信任问题进行讨论时,不能忽视社会制度方面的影响。医患信任虽然是人际间的信任,但需要一种正式的制度安排来加以保障,比如合理的医疗保险政策,完备的监管卫生和医疗服务的法律等,总之,我们需要建立起对整个医疗体系的信心,这会作为一个更加稳定的背景,增进医患之间的信任。而医学界的丑闻,恰恰也从反面告诫我们意识到这一点的重要性,比如美国公共卫生署从 1932 年开始在塔斯基医院对黑人进行的一项梅毒不加治疗病程将如何进展的研究。这项研究目的是研究黑人梅毒患者的梅毒自然病程,这种疾病在黑人中的发展情况和在白人中是一样的吗?或者基因差异会造成黑人更容易受到疾病的攻击吗?或者一旦被感染,黑人比白人是否对这种疾病更具有抵抗力呢?研究招募了 600 个黑人男性,其中 399 个被诊断患有梅毒,201 个没有。这些黑人受试者没有知情同意,不知道自己在被用于试验,研究过程中也没有给予他们任何治疗。尽管后来"纽伦堡法典"一个关键的伦理准则就是要求受试者在参与实验之前做出自由的和知情的同意,但公共卫生署的官员仍然没有意识到他们所进行的研究与这个准则有什么联系。直到 1972 年,受雇在公共卫生署担任性病调查员的社会工作者彼特·巴克斯坦(Peter Buxtun)把自己收集的有关塔斯基研究的材料转交给了美联社记者吉恩·海勒,7 月 25 日,在采访过公共卫生署的官员后,海勒向全国公布了这个研究。公众的愤怒随之而来,健康、教育和福利部长谴责了这项研究,并开始调查受试者们为什么一直没有得到治疗。国会举行听证会,政府的研究机构评估自己长期的做法,成立了负责监管所有涉及人体的研究实验的人体实验对象委员会。塔斯基梅毒研究前后持续了 40 年被迫终止了。而直

第一章 信任和医患信任概述

到 1997 年,总统克林顿才正式地向塔斯基的幸存者致歉。① 这一事件引起非裔美国人对医生、治疗和整个医疗体系的怀疑和不信任。如果监管机构对诸如此类的事件不进行有效的管制,会引发人们强烈的情绪去从医疗行业的各个方面关注负面反应,强调最坏的情形,最终可能导致个人和社会因为没有办法对风险做出合理判断而不能有序的行动。

2. 信任的伦理意涵

信任在很多时候都被看作是社会学研究的课题,很少有学者从道德的视角去探讨信任。简·曼斯布里奇(Jane Mansbridge)讨论了预测性的信任与利他的信任,他认为预测性的信任是非道德性的概念,因为这种信任之所以产生是因为我的最佳估计告诉我你是可信的,这是一种理性的预期问题,本身不值得赞扬。在这里补充一下,正如阿马蒂亚·森所说,"由于以理性行为这一概念作为"媒介"来解决实际行为预测问题是否有意义仍有争议,因而这里就存在一个相当根本性的问题:即使标准经济学关于理性行为的描述被认为是正确的,从而被人们普遍接受,也不一定意味着由此就可以肯定,人们一定会实际地按照它所描述的理性行为行事。因为沿着这条路走下去,我们会遇到种种显而易见的困难,尤为明显的是,我们都会犯错误,我们常常要做实验,我们有时会感到困惑等等。这个世界的确是由哈姆雷特、麦克白、李尔王和奥赛罗等组成的。冷静的理性范例充满了我们的教科书,但是,现实世界却更为丰富多彩。"② 曼布里奇意义上的预测性信任要么就不叫信任,它可能指单纯地一个理性预测活动。能叫做信任,那么这种信任得以建立的基础,理性预期就并不比其他类型的信任冒更小的风险。曼斯布里奇认为利他的信任在道德上是值得赞扬的,因为这种信任是出于同情、或出于对他人有益的原则,因此,一是它表示了对别人的尊重,并且以信任的态度对待别人正如希望别人也如此对待自己一样。二是信任表示对自己与他人的关系有积极的关心。三是这种信任的态度可能会对他人起

---

① 参见〔美〕罗纳德·蒙森:《干预与反思:医学伦理学基本问题(二)》,林侠译,首都师范大学出版社 2010 年版,第 383—388 页。

② 〔印度〕阿马蒂亚·森著:《伦理学与经济学》,王宇、王文玉译,商务印书馆 2014 年版,第 17 页。

到模范的作用，使他人在相似的情况下更可能去信任。由此看来，曼布里奇谈论的并不是信任这一概念本身具有的道德性，而是去信任会带来什么样的道德意义。吉登斯认为"说到对人的信任、信赖则包含有"诚实"（荣誉）或爱的含义。这就是为什么信任他人对信任者个人来说是心理上的骄傲自大；这是对自己命运的道德抵押。"① 而曼布里奇对利他信任的解释更多的只是让人感觉到一种道德奉献。任何类型的信任都包含预测，否则就是盲目利他，我们能说盲目利他的信任是值得赞扬的，而预测性信任因为就一定不会产生上述道德后果不值得赞扬吗？这里关键问题，还是在于弄清楚"信任"本身具有的道德涵义。笔者认为加利福尼亚大学哲学系教授菲利普·尼克通过提出义务归属这一命题，来说明信任是一种道德态度的方式对我们的论题更为有启发。② 这一命题是：

如果 E 信任 F 去做 X，这意味着 E 把一种做 X 的义务归属于 F。

为了理解义务归属这一命题，首先要理解什么是义务。尼克是根据"要求"以及"不这样做会受到恰当责备和惩罚"这两个特征去说明义务的。

要求，即关涉到没有其他可理解的选择，如果一个人被要求做 X，那么他不做 X 就是不可理解的。在一些情况下，一个人可能被其他人、集体或被代表集体的法律置于这样一个位置上。也可能在特定情况中，有相关原则或理由让某人没有其他可理解的选择。因此，经常听到这种说法，即"张三要求这样"、"法律要求这样"、"当时的情况要求这样"或"原则上要求这样"。

义务的另一个特征是"不这样做会受到恰当的责备和惩罚"。如果一个人没有做 X，又没有给出合理的解释，那么就可以对他不做 X 的行为进行责备和惩罚。因此，尼克认为只要 E 认为 F 是被要求做 X 的，那么 E 就归属于 F 一种义务，并且在 F 不做 X 时责备他，除非 F 对他的行为做出合理的说明。

---

① ［英］安东尼·吉登斯著：《现代性的后果》，田禾译，译林出版社 2007 年版，第 29 页。

② 参见 Philip J. Nickel. "Trust and Obligation-Ascription", in: *Ethic Theory Moral Prac*, No. 10（2007），p. 309－319。

第一章　信任和医患信任概述

当尼克说信任意味着义务归属时靠的就是义务的这两个特征。而且，他认为这两个特征使义务明显属于道德的概念。当我要求某人去做某事，并且认为如果他不这样做，对他进行责备是恰当的，那么我就对他持有一种道德的态度，不管我认为他被要求做的是什么。

尼克提出的义务归属命题，他简称为 OA 命题受到几方面的批评。其中一个批评是来自一种被称作"非道德性信任的可能性"的观点。这种观点认为，在两个显然是不道德的人之间也可以形成信任关系，也就是说，信任某人去做道德上坏的事是可能的。比如，贼和强盗也可以得到相互之间理性的信任。此外，我们也可以以非道德的标准去区分一个人是值得信任还是不值得信任的，比如单纯对一个人的技术能力的信任。如此看来，信任的目标、信任的持有者，以及信任的理由都可能是非道德的，尼克认为我们可以把这种观点称作"非道德性信任的可能性"。

解释非道德信任可能性的一种方式是提出一种关于信任的预测式的、没有道德限制的说明，根据这种观点，信任涉及对其他人的行为做出预测，这种行为将服务于某人自己的利益或目标。例如，这种解释说当 E 信任 F 去做 X 时：

E 判断做 X 符合 F 自己的利益；

E 相信 F 有能力做 X；

E 给 F 做 X 的自由决定；

E 有些利益是取决于 F 做 X 的。

根据这种观点，信任者归属被信任者一些动机或利益，在其他条件相同的情况下，后者会按前者所期望的那样行动。这适合非道德信任的可能性，因为它并没有假定符合某人利益的事是道德上善的，或者归属于被信任者的动机是道德的动机。也许这并不是对某种类型的信任的一个好的解释，但是在后文中为了便于说明问题，也接受这种分类。这种信任类型中出现的这些动机或利益本来就是被信任者已经具有的了，这种解释更像是一种对类似于赌博的心理而不是典型的信任态度的解释。不过我们再回到尼克对这一观点的回应：

根据非道德性信任的可能性，一个贼可以信任他的同伙会帮助他入室盗窃，那么，再根据 Nickel 提出的 OA 命题，贼的信任就意味着他

29

认为同伙有打开窗户帮他行窃的义务。这种方式的信任所涉及的义务怎么会是一个道德的概念呢？

尼克认为他所提出的OA命题只是表明信任是一种道德态度，并不是像预测性信任那样关心的是态度的理由。可能从尼克所提出的义务的两个特征，即"要求"与"不这样做会受到恰当的责备和惩罚"这两点来看会更加清楚。如果贼的同伙并没有打开窗户帮助他行窃，那么很难想象这个贼会表现出漠不关心的态度，也就是说很难想像贼会认为他并没有要求他的同伙帮助他，也不认为应该对他的同伙进行恰当的责备。如果贼有这种反应，那就表示他与他的同伙并不是信任的关系，那也就更不是非道德性的信任了。由此可以看出，尼克在态度与理由之间进行区分，并认为这种对信任是态度的解释与非道德信任的可能性是相容的。这里要注意的是，非道德性的信任是通过判断符合被信任者利益的事是不是善的或他行动的动机是不是道德的动机区分出来的，而尼克想表明的是，通过这种方式区分出来的信任类型也与"信任"本身本质上是一种道德态度不矛盾，可以通过OA命题去说明。

如果尼克的这一反驳是成立的，那么他的OA命题是不是就能对信任作一个很好的说明呢？

哈丁认为义务归属命题没有做什么解释性的工作，因为义务本质上要为做X提供动机的潜在来源。而OA命题并不能解释这种情况，即当两个人的利益已经联系在一起的时候，就不需要义务去驱使他们这样做，因为被信任的人已经由自我利益所驱使。

尼克认为哈丁忽视了一个人可能会在意把义务所要求的事作为自己的利益，而不在意这样做或不这样做会产生的结果。他也认识到，有些人可能认为义务的特殊本质总是在概念上和动机上不同于对利益的考虑（如普里查德），原则上，义务必须能够驱使一个人去做某事，而不管他的其他任何利益，这就是义务之所是。也就是说，义务总是与目的、结果或利益相分离的。但尼克认为这并没有把满足某人义务的那种利益排除出去，这种与义务一致的利益本身可以驱使行动，而不考虑其他利益。而这种利益或动机能够被所有理性存在者"绝对"得到，或者它们是作为一个人对做义务所要求的事的承诺所发展出来的结果。本书认为尼克并没有很好地回应这个问题，与义务一致的利益或动机如何能够被

第一章 信任和医患信任概述

所有理性存在者"绝对"地得到？因为利益是经验之物，是不具有普遍性的。而这种利益如果作为一个人对做义务所要求的事的承诺所发展出来的结果，则做义务之事仍然是由利益所驱使，而不是由义务所驱使。比如康德认为，为义务而义务才有道德价值，当一个行为是合乎义务的，而主体对它还有直接的爱好时，那么这个行为并不具有道德的意涵。

哈丁的第二个批评是，一个做出承诺的人会承担义务，但一个被信任的人不会。而 OA 命题主张信任是一种义务归属，与承诺关系相混淆，实际上信任关系比承诺关系要宽泛的多，因为在许多情况下，人们并没有相互做出承诺，但也会发生信任关系，因此说信任关系包含义务归属是没有意义的。当然人们可能会把一些义务归属于一些本不承担义务的人，但是这种错误不应该被引入到对信任态度的解释当中。

对此，尼克通过引入信任的一个重要特征"依赖的加强"加以回应。他认为有很多理由被提出来去解释为什么被置信的人会以行动证明自己是可靠的：因为他想要在未来互相依赖，因为他想要得到他人的尊重并避免他人的轻视，或者因为他想显得忠诚并有德性。但是只要我们认为信任总是做出或明或暗的承诺的结果，那么，通过信任加强的可靠性就会十分有限。相反，我们可能从来没和某人有过或明或暗的承诺去做某事，但此人的行为及他人对这种行为的反应仍然把一种义务归属于我，并驱使我去那样行动，因此 OA 命题并没有像哈丁所说的那样限制信任的范围，也就是说 OA 命题虽然是以义务归属去说明信任的，但并没有把信任局限于只做出承诺的范畴内。

虽然尼克对哈丁的批评做出了回应，但他的论证越来越偏离最初对义务两个特征所具有的那种强度的解释。本书主要从两个方面来讨论得失：

（1）一个行动之所以是一种义务，是因为关系的本质导致的，而不是因为被要求的行为的本性所导致的。一个行为是道德上不被允许的这个事实使该行为不可能具有道德义务的性质，如一个贼不能把打开窗户帮助他行窃这个行为作为义务归属于他的同伙，因为这个行为不具有道德义务的性质。但是贼仍然可以信任他的同伙，也可以把这种信任理解为道德的态度，这是因为贼和他同伙之间的关系所导致的，他们也可以

31

是基于他们的那种"友谊"一起做坏事,所以当同伙没有按预定计划行事时,贼会觉得他的同伙背叛了他们的"友谊"。另外,一个行为是道德上可接受的也不能使得这个行为具有义务的性质,比如"分外之责"的情况即是如此。理解上述两点对我们理解医患之间的信任格外重要,如果说,患者信任医生时会把一种义务归属于医生,但这种义务不是由患者所要求的行为的本性所决定,而是由医患之间的关系所决定。如果由患者所要求的行为的本性所决定,那么任何不合理信任情况下,患者对医生的期望都可能被看作是归属于医生的义务,而当医生不能履行这些义务时,患者就会觉得信任遭到了背叛。因此,尼克认为义务归属可以驱使人去行动,其中对"归属"的理解是有问题的。

(2)尼克认为信任是一种道德态度,这种道德态度可以加强被信任者的"可靠性",这确实是信任的一个重要的功能。菲利普·佩蒂特(Philip Pettit)也认为信任行为对被信任的人具有重要的激励作用,"这让他们清楚,他们享受着委托人的好感——相信他们是值得信赖的,但是,如果他们让委托人失望,他们将失去这种好感。……如果受托人看重委托人的好感,那么,信赖表现表明,当他们做出让委托人失望的行为时,他们可能犹豫,即使他们实际上没有特别的忠诚或善良或审慎/敏锐的品质。……但也有更多的说法。当我显示信任某些人时,我经常向第三方证明,我相信这些人。在其他各点都相同的情况下,那么,这样的表示有助于在见证人中为受托人赢得好印象,这种表示意味着证明受托人是值得信赖的,事实上,如果这种普遍证据的事实对每个人都是重要的,那么,这种表示不只是引起每个人对受托人有好感,它可能会导致这成为一个共同信念的事实,即每个人都相信它,每个人都相信每个人都相信的,等等。……让委托人失望,受托人不仅失去了委托人已经显示的好感,而且他们也失去了委托人在第三方中为其赢得的高级地位"①。这一观点为信任文化的建设提供了理据。

3. 信任的一般含义及特征

综观前文所罗列的一些主要学者对信任问题提出的不同角度的研究

---

① [澳]菲利普·佩蒂特:《信任、信赖和互联网》,[荷]霍文等主编:《信息技术与道德哲学》,赵迎欢、宋吉鑫、张勤译,科学出版社 2013 年版,第 134 页。

第一章 信任和医患信任概述

并结合我们对信任的日常理解,我们可以归纳一下信任的一般含义:

信任是个人经历的一种心理活动,并形成的一种态度,按照尼克的观点,不管是什么类型的信任,这种态度都是一种道德的态度(见上文)。不过,正如伯纳德·巴伯所说,大多数学者都是以预期作为定义信任的起点的。信任首先要对他人(也包括其他小组或组织)未来可能的行为做出预测,并认为他人未来做出的行为将会对信任者有益,或至少不会伤害信任者。在这一理解的基础上,如果仍然把基于道德的预测形成的信任看作道德的信任,而在与道德无关的预测的基础上形成的信任看作非道德性的信任。非道德性的信任可以做这样的理解:

(1)当 A 预测 B 将会做某事 X 的时候,X 既是有益于 B 自己的,也是有益于或至少不伤害 A 的,这里并不假设 X 的道德属性,而 B 做 X 的动机也不是道德动机,这就包含了坏人之间也可以相互信任的情况,也不排除在有些情况中,B 并没有意识到 A 对他施加了信任。

(2)有时我们区分值得信任与不值得信任时可能不是以道德为基础的,比如单纯对一个人技术能力的信任,但本文认为在这里用"信心"比"信任"更为合适。

本文主要是在这两种意义上来理解非道德性的信任的。而道德的信任,可以按照安提·拜尔(Annette Baier)的观点来解释,"信任要求认识到其他个体善良的意愿(good will),即当一个人对另一个人的善的意愿有所依赖的时候,他不但留给那个人伤害他的机会,但同时又表现出对那个人不会伤害他的信心。"① 实际上,对被信任的人的行为的预测除了因为他有善的意愿,也可以建立在被信任的人会出于义务或者是以产生对信任者有利的积极后果而去行动的动机之上。本文主要把医患信任归属于道德信任的类型,所以下面的解释中,也偏重于对道德信任的解释,但其中也包含非道德性信任的第二种情况,即对医生的技术能力怀有信心的情况。不过不论哪一种信任,信任者本人的心理特征也具有非常大的影响,因为有些人在情感上更倾向于信任别人②,有些人

---

① Annette Baier. "Trust and Antitrust", in: *Ethics*, No. 96 (1986), p235.
② 信任与个人的心理倾向有关,有些人很容易对别人产生信任,而有些人总是不那么容易信任别人。这种心理倾向的形成跟个人的成长环境有很大的关系,但是即使最不容易相信别人的人也不能消除信任,否则他的怀疑是没有基础的。

却显得不那么容易相信别人，这就使人际间信任态度的形成及其强度呈现出复杂性。

第二，当信任的态度形成之后，一般会表现为行动，比如我信任某位医生能治好我的病，所以接下来我才会去挂他的号。

第三，就信任的对象来说，我们主要从个体信任以及制度信任①两方面加以讨论。我们有些行为看似表现出信任，但并不是对个体的信任，比如在紧急状况下被送入医院的病人，完全可能是对个体医生持怀疑的态度进入医患关系的，但不可否认的是这时仍然有一种对制度的信任，因为人们普遍相信医学知识本身是有效的，医生所受的教育、拿到的文凭和开业执照是合乎公正的程序的，等等。而且一个人越是处于弱势地位，越需要这种信任，因为每一个社会中的人都不可能在每个方面成为专家，从而可以在任何时候依赖自己，特别是在职业的分化和特殊化已经达到如此高程度的现代社会中。所以，这个时候问这样的问题就是合理的，即你信任谁？你信任他们什么？以及他们能从你那里拿走，或伤害你的是什么？②当我们是在一般的意义上讨论"谁"和"他们"时，指的不是具体的个人而是抽象的制度。也正是在这个意义上，我们对个体信任的讨论最终离不开对制度的讨论："正是由于制度对社会正常秩序的维持、对公民道德的提升具有决定性的意义，因而制度安排的指导思想和制度的伦理精神指向就是至关重要的了。构建制度的伦理精神是什么样的，决定了其制度是什么样的，也就决定了生活于该制度下的人们的道德品质是什么样的。如果建构制度的伦理精神是正确的，而制度的建构却不完善，也会给生活于该制度下的公民的道德造成消极的

---

① 社会学家们，如卢曼、巴伯、楚克尔、福山等都从宏观层面讨论了信任现象，但他们所用的术语不太一致，如"系统的信任"（system trust, Luhmann, 1979）、"基于制度的信任"（institution-based trust, Zucker, 1986）、"非私人的信任"（impersonal trust, Shapiro, 1987）、"社会信任"。近来，使用"社会信任"一词的学者似乎更多一些。事实上，对社会信任也有两种不同的理解。一些人将它看作法规制度的产物，认为人们之所以讲信任，是因为受到法规制度的制约，不敢做出违背信任的行为，之所以信任他人，是因为相信这些社会机制的有效性。另外一些人认为社会信任是文化价值观的产物，人们之所以守信或信任他人，是因为文化中含有倡导诚信的道德规范和价值观念并得到人们的认可和内化。（郑也夫、彭泗清等著：《中国社会中的信任》，中国城市出版社2003年版，第3页。）本文主要是在前一种意义来讨论信任问题，所以使用"制度信任"。

② Annette Baier. "Trust and Antitrust", in: Ethics, No. 96 (1986). p236.

第一章 信任和医患信任概述

影响。当一种不良现象成为全社会的普遍现象时,形成这种现象的原因就不能仅仅从人们的意识中去寻找,还要到现实的经济基础中、到现实的制度中去寻找。"①

总的来说,本文所理解的信任具有以下特征:

(一)信任是一种关系的概念,并且体现出一种责任承担上的不对称关系。这种不对称性除了我国学者郑也夫所说的,行动和兑现较之诺言和约定必然是置后的。更主要的是体现在如果信任某一个人,信任的一方就把自己珍视的东西交给了对方,从而使信任方依赖于被信任方的行为。对被信任方的依赖使得信任者处于易受伤害的位置上,而且也为被信任方增加了其他行动的可能性,他可能漠视对方的这种脆弱性并对对方造成伤害,或利用这种脆弱性为自己谋取利益。这种不对称性,在医患信任中最为明显,医患信任的核心是:只有病人相信医生会恰当的运用医疗知识为病人进行诊断并提出治疗方案时,病人才会接受医生的治疗。然而如果医生因为失职或不够格破坏了这种信任关系,病人可能失去的是生命,比如发生在2009年的因实习医生非法行医致使北大医学教授熊卓为死亡的事件所表明的。所以,对于医生与患者对彼此幸福的影响来说,医生所掌握的权力要超过病人,因此这种权力上的不对称就造成了责任承担上的不对称。

(二)信任存在于不确定的情况中,因此信任有在道德上被背叛的风险,而这种背叛会引起信任者的怨恨或责备,如果没有发泄这种不满情绪的渠道,就可能产生进攻性行为。除卢曼外,很多学者都是通过风险来定义信任的,比如,什托姆普卡对信任的定义正强调了信任存在于不确定的情况中这一特点,他认为:信任就是相信他人未来的可能行动的赌博。② 实际上用赌博来定义信任无论在哪种情况下都不合适,我们经常说"愿赌服输",而信任遭到背叛,不可能会像接受赌博失败的情形那样。不过根据什托姆普卡的理解,信任是面向他人未来的行动的这一点是真实的,但是我们不可能准确无误的预测他人的行动,因为他们

---

① 焦国成:《诚信的制度保障》,《江海学刊》2003年第3期,第21页。
② [波兰]什托姆普卡著:《信任:一种社会学理论》,程胜利译,中华书局2005年版,第33页。

的行动是在许多人的影响下进行的,正是因为这些数不清的影响使我们的预期是弱的。另外,人的行动自由也增加了他们以其他方式行动的可能性,正如卢曼在对人格信任进行说明时指出的,正是人的行动自由导致了世界复杂性的扩大。确实,如果不是这个人没有行动的自由,就不会对他的行为有100%的确定,而当我们对一个人的行为有100%的确定的时候也就不需要信任了。我们可以通过一个思想实验来说明行动自由与信任的关系:比如在这样一种假设的情况中,即你信任的一个朋友在一个月以前生病的时候住院,然后被一群研究者在他的大脑中置入了某种芯片,从此他所采取的行动可以受到操纵者的控制。在你的朋友出院以后的某一天,他跟你借了一万块钱,并且承诺一周后会还给你,因为你跟他说,你到时会用这笔钱进行一项重要的投资。但是一周过去了,你的朋友不仅没有还钱的意思而且也没有对他的行为做出任何解释,其实他的大脑已经受到了别人的控制,而你不知道这件事,所以你觉得你的朋友背叛了你对他的信任。但是当你知道事实的真相后,态度显然会发生变化,对他来说是谈不上信任或不信任的,因为他没有自由,不能由自己做出选择。正是因为不确定,所以才需要信任,但也正因为信任存在于不确定的情况中,因此信任是有风险的。总之,由于被信任者对于信任者的期待来说包含着很多不确定的因素,信任者就要冒着被背叛的风险。就算是在有些情况下,你不只对对方的人品而且对对方的行为有高度的信心,但仍然是有风险的,只不过这个时候所冒的风险较小。但是并不是所有信任的风险都是在道德上被背叛的风险,有时即使对方的意图是好的,是为信任者的最佳利益着想的,而且也很努力地去达到信任者的预期,但仍然可能会受到其他因素的阻碍而达不到信任者所预期的目的,不过在这种情况下信任者会对结果表示失望而不会悔恨自己当初为什么要对不值得信任的人置以信任,也不会从道德上谴责或否定被信任者,所以,对于被信任者来说,道德的动机与行为对于信任关系的维持来说是至关重要的,但是对于信任者来说,合理的期望却是一个关键的概念,拿医生与患者为例,如果只通过后果对医生做出道德的评价,那么我们会忽视医学本身所具有的不确定性,以及其他偶然因素的影响,而荒谬地认为一个已经在技术和道德上倾尽全力的医生仍然是错误的,从而做出伤害医生的不理性行为,这对医患信任的维持来说是非常不利的。

（三）合理的信任与合理的不信任都具有道德上的重要性。从被信任者的角度来说，一般情况下，只有他表现出值得信任时才会被信任，而是否值得信任的判断标准有很多方面，有时并不是单独以哪一个方面来决定的，而且不同的人有不同的判断标准，这些都会影响信任者的信任程度。总的来说高度的值得信任伴随着信任者的高度信任与低度风险，低度的值得信任伴随着信任者的低度信任与高度风险。如果有明显的证据证明一个人不值的信任，而信任者还对他置以信任，或者在自己完全不知情的情况下去信任别人会造成盲目的信任，而这种信任反而有利于不道德行为的滋生。所以我们要为合理的不信任留有空间，以便通过合理的谴责对不道德的行为进行矫正。类似的，合理信任的道德价值也在于它可以让对方觉得自己是值得信任的，从而唤起并加强对方的责任感，所以在没有充分的证据表明被信任者是不值得信任情况下，不要轻易的对其持有完全不信任的态度。

二、医患信任概述

任何关系都需要信任来维持，医患关系也不例外。只要存在医患关系就有医患信任的问题，信任并不一定在任何时候都是进入医患关系的原因，却是维持医患关系的基础。从医患关系的演进来看，特别是在西方，它总体上从强调医生义务的家长主义的阶段过渡到了当代更强调病人权利的以尊重病人自主为核心阶段。这个转变过程本来是为了适应新的医患关系的模式，建立新的信任类型，却使医患信任问题变得越来越突出。这使我们不得不重新反思医患信任为什么是重要的？它的实质是什么？医患信任为什么成为当代生命伦理学界更加应该关注的焦点？这种不信任现象的产生是否合理？如何解决医患不信任的问题？在这里先澄清医患关系，处理第一个问题，然后对医患信任进行释义。另一些问题会在下面几章中逐步展开，并从伦理的维度对医患信任的建构进行分析。

1. 医患关系的构成及定性

医患关系是在医疗实践中形成的一种特殊的人际关系，更是医学专业中最基本的关系。医患关系的双方是医生与病人，但是就当代的求医行为来看，并不是所有进入医患关系的人都有病，他可能只是进行常规的体检，或者是婚前检查，或者是孕妇进行产前检查，儿童接受预防疫苗的接种，再或者是去做美容，对于医务人员来说他们可以统称为患者，本文的讨论不包括做美容的过程中建立起来的医患关系。另外，中国传统的医患关系一般是一个医生与一个病人或一个医生与病人及其家属的关系，而当代医患关系的构成较传统更为复杂，因为医疗实践大多是发生在医疗机构中的①，所以医患关系中的"医"除了医生，还包括其他的医技人员、护士、管理人员、后勤人员，这些人组成为病人提供医疗服务的团体；"患"也不单指患者，除了患者的家属，还包括病人或法律指定的监护人及代理人。因此从这个意义上讲，当代的医患关系指的是以医务人员为主体的群体和以患者为主体的群体所建立起来的关系。本文为了便于说明问题，主要还是以人们日常理解的（就像教师和学生的关系，律师和客户的关系）医生与患者及患者家属的关系作为讨论对象，如有必要，会再做说明。

医患关系常常被区分为技术关系和非技术关系。医患技术关系是与具体的临床诊治行为联系在一起的，比如医生询问患者病史，患者给出回答，然后患者拿着医生开的化验单去找化验医师化验等。医患之间的非技术关系是指医患双方在社会、心理、经济因素的影响下所形成的伦理关系、法律关系、价值关系和文化关系的整体。② 非技术关系对维持良好的医患关系而言非常重要，自家长主义式的医患关系受到严厉的批评以来，生命伦理学家们对医患关系又进行了不同的界定，如认为它是一种契约关系、消费关系或公益关系，但是最有说服力的是认为它是一种信托关系。而对医患关系是信托关系的理解又主要是从法律和伦理两

---

① 根据国务院 1994 年发布的《医疗机构管理条例》第二条规定，医疗机构包括医院、卫生院、疗养院、门诊部、诊所、卫生所（室）和急救站等从事疾病诊断、治疗活动的组织。

② 李本富、李曦：《医学伦理学十五讲》，北京大学出版社 2007 年版，第 50 页。

第一章　信任和医患信任概述

个角度来进行展开的。

许志伟教授从西方法律的角度对医患关系是信托关系进行了论证，并在论证过程中阐明了不同关系对信任的不同要求。他认为根据人际关系的不同，对信任的要求可以分为三种，一是亲属性的，二是商业性的，三是信托性的。其中对亲属之间的信任要求最高，商业上契约双方的信任要求最低，而"信托"式的信任介于中间。相对应的，只有两个法律概念可用于医患关系，即合同法和信托法。

许志伟教授认为，合同关系不能满足医患关系的要求。如房客与房东签署一份双方同意的享有权利和履行义务的租务合同。当合同签署后，就需要双方之间的信，但这种信是有限度的，因为合同关系在法律允许的情况下，会把对方的利益降低到最低，而把自己的利益抬到最高，这与医生把病人利益放在首位的伦理要求是对立的（后面几章中会论证为什么医生应把病人的利益放在首位，它的具体含义是什么）。再者医患之间应该是透明的，医生在诊疗过程中，要把病人忧虑的东西排除掉，而合同关系只会令医生不顾病人的需要，对病人仅提供合同内协定的服务，并对病人斤斤计较。另外，合同法调整医患关系的不合适之处也可以通过例子得到说明，比如在有急诊病人的情况下，医生作为专业人员就不能严格的按照早上八点上班，晚上七点下班作息，这是行业的要求，美国的法官就认为超时工作是医生的本分。许志伟教授认为，这涉及医学专业的特点问题，医学有自己的起源，之所以会有这个专业是因为健康是所有人都要保护的价值，而社会也愿意花钱培养这样的专业人员，因此它有自己的专业特性。总之，鉴于医疗实践的本质，社会对医疗行业的期望要远远超出合同所能起到的调整作用。

鉴于医学专业的本质特征，许志伟教授提出在西方法律中，最符合医患关系中的信任要求的是信托关系。信托也是合同的一种，但它的要求是非常高的，信托一词来源于商业，一般认为代理人与委托人之间的关系是信托关系的范例，比如美国总统奥巴马竞选总统之后，把他的财产放到他相信的银行，让银行替他保管，他对银行就要绝对的信任，但银行也要把他的利益放在第一位，甚至高于银行的利益，这种关系就是一种信托关系。医患信托关系是从商业信托关系中得来的。首先，受托人得到报酬是应该的，但这个关系的唯一目的是保护委托人的利益，而

39

医患关系的存在也不是为了医生发财,而是为了病人的利益。第二,在信托关系中,受托人的权力是从委托人那里得来的,医生的权力来自于病人。第三,信托关系的特征是双方地位的不对等。医患关系是不对等的,这种不对等主要体现在信息拥有和地位上的不对等,正是这种不对等性往往会被人滥用,无论是从情感上、肉体上,还是物质上来说,医生都很容易虐待病人。第四,这种关系从正面来说,需要绝对的信任,在医患关系中,医生凌驾病人的地位之上并对病人拥有支配性的权力,病人无可避免地仅能信任医生,比如病人把秘密告诉医生,并不是喜欢告诉他,而是不得不告诉他。因此,病人对医生有非常高的期望,期望医生所做的是为了病人的利益,而病人对医生的这种期望也是合理的。在国际上,加拿大非常接受医患关系是信托关系,美国、北美也支持这种关系,但是澳大利亚的法官认为信托关系的要求太高。①

我国学者邱仁宗也把医患关系定性为信托关系,但他并不是把它理解为一个法律概念,而主要是想借此说明医患关系的伦理内涵,即病人的求医行为隐含着对医生的信任。病人向医生求助,这意味着病人相信医生会把涉及他健康和生命的利益,而不是医生本人的利益或其他人的利益放在优先地位。总的来说,我国理解医患之间的信托关系都是从伦理的角度去理解的,即医务人员和医疗机构受到患者的信任和委托,来保障患者的健康利益不受损害并且有所促进而与患者形成的一种关系。在这种关系中,由于患者医学知识和能力相对缺乏,他们出于信任而把自己的生命和健康交付给了医务人员和医疗机构;同时,医务人员接受并努力完成患者的信托,以此维护患者的健康。②

2. 医患信任为何重要

对医患关系是一种信托关系的定性,强调了信任在医患关系中的重要性。本节从医患关系的构成来说明医患信任为何重要,旨在以此为基础概括出医患信任的实质内容。

---

① 许志伟教授对医患关系是信托关系的界定,参见:许志伟:《中国当前的医疗危机与医护人员的专业责任和使命》,《医学与哲学》2006 年第 9 期。

② 李本富、李曦:《医学伦理学十五讲》,北京大学出版社 2007 年版,第 51 页。

第一章 信任和医患信任概述

所有对于医患关系的研究都不能消解病人对医生的依赖性以及病人处于易受伤害的地位的问题,即使伴随着 20 世纪后半期病人作为消费者的观念的出现也不能否认这一点,这是医患关系的结构中所固有的特征,虽然这种医与患之间的地位的不对称并不必然保证信任关系的发展,却显示出信任的重要。

(一) 从病人的角度看

社会学家帕森斯认为病人和病人家属的显著特征可以从三个方面进行说明,一是感觉无助并需要帮助;二技术上的无能力;三情感的困扰。[①] 下面就以此为切入点来说明信任对医患关系的重要性。

首先,病人需要医生的帮助。正如帕森斯所认为的,虽然这种需要帮助的紧迫性是与病人的无能力、遭受的痛苦、面对死亡的风险的严重程度等因素有关系的,但很多情况下病人是不能自然痊愈的,因此需要帮助。帕森斯认为病人的这种需要不仅仅是一个正常人"想要"一辆车或足够的食物那么简单,因为一般情况下这些西可能通过努力获得,而病人需要的东西没有办法通过他自己的努力得到。病人的这种处境在医疗科技高度发展,就连医学专业内部分化也越来越细的今天不但没有改变,反而表现的更加明显。而当病人对医生的依赖增长的时候,对信任的需求也随之增长,任何一位病人都希望一位值得信任的医疗专家为他们进行治疗,国家也努力为此提供制度上的保障。

第二,与上述特点相对应,病人之所以需要医生的帮助,因为病人没有能力去帮助自己,他需要的是专业上的、技术上有能力的帮助。虽然在当代,人们受教育的水平普遍提高,媒体和网络也为医疗知识的普及做出了相当大的贡献,再加上传统的一个医生面对患方的稳定的关系

[①] 帕森斯主要是从社会学的角度对家长式的医患关系做出了发展,在他的解释中,病人是被动的角色。他认为从整个社会系统来讲,医生与患者在功能上的那种等级划分是不能消除的,医生是作为社会控制力量被选拔出来的,这种"不对称"的权力分配不可避免,帕森斯的观点受到了很多批评原因是,后来的情况比起帕森斯 20 世纪 50 年代所描述的病人—医生的简单交往要复杂得多,因此,医生的主导地位受到了很多限制;此外他的观点也不符合当代生命伦理学对自主原则的强调。在这里之所以从帕森斯对病人处境的描述开始,只是想表明就算医患关系发生了很大变化,但一些固有的特征仍然是存在。参见:Jalcott Parsons. *The Social System*. Routledge & Kegan Paul Ltd, 1951. p439—447.

已经转变为以医疗小组为中心的多个医生面对患者的不稳定的医方与患方的关系，病人也可以向其他医生咨询病情，评估医生所选择的方案是否合理，而消费者权益运动的兴起推动了尊重病人自主的要求，病人在医疗决策中也越来越主动，这些都削弱了医生的支配地位，但仍然不能改变病人能力的有限性，更不可能改变医生与患者在医疗知识和能力上不对等的状况。医学这个领域需要大量的专业知识，要把这些知识正确地应用于特定的病例中，医生就要保持清晰、客观、科学的思考，不断的做出复杂的临床判断。这是不可能由病人来做的，因此医生的自由决定（discretion）对病人来说是有益的，当然，这样做也增加了病人易受伤害的风险，因为我们不能完全预测医生的动机和行为对病人是不是有利的。病人的病历要由医生来写，诊断要由医生来做，手术要由医生来操作，并且对医生所选疗程的解释也要由其他医生来进行。另外，正如奥尼尔所说，当代知情同意虽然提供了病人不被欺骗和强迫的合理保证，但是病人的同意仍然是以医生提供的信息为基础的，尽管病人可能对最后的决策负责，但医生仍然保留着在做决定过程中的一种绝对角色，因为真正的同意需要他们提供没有偏见的信息，更何况不管从实际的医疗情境中来看，还是从医生的专业要求来看，他们的角色远不止作为信息的提供者这么简单（本文第四章会对此进行论述）。最后，为了得到医生恰当的医疗帮助，病人还经常有必要把自己的一些私人信息（包括自己身体上的、心理上的以及生活上的信息）透露给医生，而如果医生把这些信息泄露出去，可能会给病人带来人格上的或经济上的伤害。由此可见，医疗的整个过程都充满了很多的不确定，而这些不确定性是不可能由规则完全涵盖的，但是，正如我们在上文中对信任的特征进行描述时所说的，正是这种不确定显示出信任的重要。

第三，病人以及与病人关系亲近的人会因为疾病的影响而受到情感的困扰。正如帕森斯所说："即使医生的医术不成问题，病人也会遭受痛苦、无助、面对死亡的危险等，这些都会扰乱病人赖以生活的期望，病人在情感上受挫的一系列反应经常使他们怀疑自己能不能客观的判断他们的状态以及他们需要的是什么。"[1] 霍华德·利文撒尔（Howard

---

[1] Jalcott Parsons. *The Social System*. Routledge & Kegan Paul Ltd, 1951. p 446.

第一章 信任和医患信任概述

Leventhal，1975）也认为："诸如痛苦这样的身体症状，能够产生一种个人躯体的自我与有意识的心理自我分离的现象。这种内在的分离现象加上与其他人隔绝的感受，配合常常伴随疾病而来的怀疑、不确定和混乱的感觉，使病人产生一种控制生活的无能为力的感觉。病人认为他们就应该依靠别人，而且自己无权做出决定。"① 因此在临床实践中，很多病人都会向医生表白或表现出心灵深处的烦恼和畏惧，甚至把决定的权利交给医生。而病人之所以能这样接近或期望依赖于医生，他们必须信任他们的脆弱性将不会因为医生要获得权利、金钱或事业上的成功而受到剥削。

总之，疾病往往使病人处于易受伤害的地位，而医生很容易利用这一点为自己谋利，正是因为存在这样的可能性，并且实际上经常发生这样的事情。所以导致了不信任成为我们这个社会的一种普遍心态。这不但进一步加剧了医患关系的恶化，扰乱了正常的医疗秩序，在很多情况下，还使很多病人反过来又由于不信任医生而成为受害者。比如 2007 年北京朝阳医院丈夫拒签手术同意书一案例引起了大量的关于知情同意的讨论，但是换个角度看，也体现出病人家属对医生的不信任，所以他才一再坚持病人的情况并不严重，只是感冒。可见，鉴于上述的种种不确定性，尽管信任并不是在任何时候都是好的，比如，当一位医生表现出他不值得信任的时候，有些病人由于对疾病的恐惧不能客观地面对事实，也仍然可能会持有一种信任的态度，这实际上是一种不合理的信任，这种信任对病人来说是不利的。但是，不可否认，信任在医患关系中是不可避免的，所以我们要清楚的是：

1. 病人是需要信任的，信任也是不可避免的，完全不信任会对自己的状况得不到任何可信医生的帮助感到绝望。

2. 不合理的信任会助长医生的不道德行为，不合理的不信任也会使自己成为受害者。总之，信任对医患关系的维持来说是至关重要的。

（二）从医生的角度看

由于医生与患者在对医疗知识、资源的掌握以及他们所处地位上是

---

① ［美］科克汉姆：《医学社会学》，杨辉等译，华夏出版社 2000 年版，第 239 页。

不对称的,所以在实践中我们关注更多的是病人对医生的信任问题,但是医生对患者的信任也非常重要,这不仅影响到医疗的效果也影响到医患关系的正常发展。

首先,医生要依赖于病人自己对自身症状的描述去进行下一步诊断并决定做哪些方面的检查,如果病人不诚实的描述自己的病情,会增加医生在对病人治疗过程中出现的不可预料的风险,削弱医生的能力。病人不诚实是有可能的,特别是在他的病因可能涉及到他的私人生活的情况中,他可能为了掩盖隐私而不把患病的真正原因告诉医生,导致医生不能对症下药,或忽视其他方面的检查(由此可见,病人不诚实也可能是因为对医生的不信任造成的);在福利好的社会,有些病人会通过夸大自己的病情,或假装有某些症状获得更多的药品,或某种特殊的药品。这种情形下,显然医生是不应该信任病人的,但是这并不有利于建立运转更加良好的医患关系,黑尔格·斯格班克(Helge Skirbekk)针对这种情况提出了一种协商的信任(negotiating trust)。他认为,认识到信任能够被协商,开放了医生与病人重建信任关系的可能性。①

第二,就算在一般情况下,医生不会怀疑病人前来就医的动机,在实践中仍然有很多因素会影响到医生对病人其他方面的信任,从而对医患双方都产生不利的影响。比如,随着目前对医生的暴力事件及诉讼事件的增加,使医生对病人也产生了一种普遍的不信任。1. 这种不信任在临床实践中带来的普遍后果是,医生依靠让病人签署知情同意书来保护自己,即使是在非常紧急的情况下,获得有效的知情同意所花去的时间会对病人造成不可逆转的伤害时也不例外,上述 2007 年北京朝阳医院"丈夫拒绝在手术同意书上签字"一案例就引起了与此相关的讨论。2. 医生对病人的不信任还会导致医生不敢使用一些有必要但又有风险的治疗,这不但减少了病人得到有效治疗的可能的机会,也限制了医生自身的专业水平的提高。3. 医生不得不通过开大处方,多做检查来保护自己,这种做法反而又加剧了病人对医生的不信任,增加了患者采取

---

① 参见:Helge Skirbekk. "Negotiated or Taken-for-Granted Trust? Explicit and Implicit Interpretations of Trust in a Medical Setting", in:*Med Health Care and Philos*,No. 12 (2009).

第一章 信任和医患信任概述

不合法手段伤害医生的可能性。

因此，不管是对良好医患关系的建立还是对医学本身的发展来说，医生的信任也至关重要，这也意味着医生要敢于承担风险，实际上这并不仅仅是现代才突出的问题，古代医师也面临这一问题，如我国古代医师张从正认为"古今异轨，古方新病，不相能也。"对于那些用传统方法治不好的病，张从正敢于用新法。但他也认识到用新方法治疗病人，治不好是要担风险的，所以说："凡余所治之病，皆众坏之症，将危且死而治之，死，当怨于戴人；又戴人所论按经切理，众误皆露，以是嫉之。"用新方法治病，失败不怕人怨，成功不怕人妒，这是一个科学家的襟怀。①

第三，医生对病人能力的信任具有道德上的重要性。医生信任病人能够自己做出选择，并对这些选择负责任，表明是把病人作为一个有理性能力的行动者来看待，这体现为对病人自主的尊重，能够进一步促进医患之间的合作。当然并不是每位病人都具有自主做决定的能力，但如果医生首先不信任病人有这种能力，就可能漠视一些有能力的病人的偏好，并掩盖一些病人应该知道的信息。医生对病人能力的信任，也是鼓励病人为自己的健康负责。比如这个案例：一位77岁的农民，肾结石复发，去找他的泌尿科医生去做一年一度的检查。在看到病人之前，医生被护士叫到一边，告诉她病人因尿血在前一天晚上住进了急诊。做了CAT扫描，显示他肾脏的肿瘤比去年CAT扫描显示的要大，并且转移到了肺部。医生不记得去年曾经看过他的X线报告。让她吃惊的是，那份报告在病人的病历中找到了，并且在病历中没有看到她与病人讨论的结果的记录。她认为她一直都非常小心，并且以前也从来没有疏忽过。② 这一案例很好地说明了，每一位医生作为人都可能犯错，而医生对病人能力的信任会给病人更多的机会去主动与医生交流，弄清楚自己的状况，也帮助医生增加发现问题的可能性，减少医疗差错的发生。此外，信任也可以让病人对自己的身体状况更有信心，特别是一些患慢性

---

① 何兆雄主编：《中国医德史》，上海医科大学出版社1987年版，第157页。
② Peter A. Singer, A. M. Viens. *The Cambridge Textbook of Bioethics*. Cambridge University Press, 2008. p257

病的病人，通常需要他们积极的配合医生进行治疗，所以如果医生能把病人的情况如实地告诉患者，并相信他们可以通过自己的努力去控制病情或恢复健康，对病人来说是很大的鼓舞。

综上所述，医患关系的维持或医疗专业的发展是不可能没有信任的，完全没有信任会导致整个医疗实践活动的瘫痪。我们也发现，因为医生与病人在知识、资源的掌握和地位上的不对称，使他们之间的信任关系不像其他的信任关系，比如商业中的信任关系那样，因为有着共同的约束，所以是互惠的。而在医患关系中，不管是病人不信任医生还是医生不信任病人，病人最易受到伤害。这可能也正是一直以来，为什么在医患信任关系中更加强调医生的责任与义务的原因。总之，通过上述分析，我们也可以清楚地看到信任对医患关系的重要意义，正如很多学者所认为的，信任对医患关系来说在两方面是有意义的，这体现在它的内在价值和工具性价值中。说其有内在价值是指，医患关系之所以有其意义、重要性和实质性内容，其核心的、决定性的特征就在于信任，这就像是爱或者友爱决定着亲密关系的性质一样，在这些亲密的关系中是不可能缺乏信任的。只有信任才使患者对医生的依赖以及医患之间的合作关系成为可能，并增加了可选择医疗的可能性。所以，不难理解为什么保持、提升和证成信任是许多医学伦理学的根本目的，而且还是医疗法律和公共政策的显著目标。另外，信任之所以有工具性价值，是因为它被广泛认为是有效治疗的关键因素，因为信任会影响医生与患者的大部分重要的行为和态度，包括病人否愿意寻求治疗，揭示敏感信息，配合治疗，参与研究，与医生维持关系，以及为其他人推荐医生等。另外，它也可以调节临床后果，降低医患之间可能产生的矛盾，一些评论者还推测信任是安慰剂使用中身心互动的关键因素。[1]

3. 医患信任的实质

上文分别从患者和医生的视角分析了信任的重要性，同时，我们也

---

[1] Mark A. Hall, Elizabeth Dugan, Beiyao Zheng, Aneil K. Mishra. "Trust in Physicians and Medical Institutions: What Is It, Can It Be Measured, and Does It Matter?", in: *The Milbank Quarterly*, No. 79 (2001). p613—614

第一章 信任和医患信任概述

可以从种种不确定的因素中看出病人与医生大致在哪些方面对彼此寄于期望,而正是这些期望决定着医患信任的实质内容。由此我们来总结一下医患信任的实质:医患信任是建立在医患双方对彼此行为的期望的基础上的,不管是病人对医生的期望还是医生对病人的期望都是植根于医患关系的现象之中的,不过期望是一个高度概括的词语,不同的历史阶段,医患之间寄予的期望是不同的,因此,从这个意义上说信任的降低也不是绝对的,而是相对于正在改变的期望而言的。根据上述站在当代立场上的分析,我们可以看到:

就病人对医生的期望来说,大概可以归纳为:

(1) 对医生技术能力的期望。

如果医生是值得信任的,他必须是有知识有技术的,并且随着医学中科学和技术的进步,更加要求医生终身学习、不断进步、不断扩展其医学知识,要熟悉最新的临床研究与治疗方法,能够评估不同治疗方法所具有的优缺点。没有这些技术能力,医生是不值得信任的,比如虽然使用含砷的药物治疗梅毒在以前是标准的治疗方法,但是如果现在的医生还使用这样的药物就会引起病人对他的技术能力的怀疑,因此保持技术能力构成了医生的角色义务,否则他就不具备成为一名医生的条件。实际上,在我国,自从有了专门从事医疗活动的医师,就已经有了对医师医疗技术的评价,《周礼·天官·医师》中写道:"医师,掌医之政令,聚毒药以共医事,凡邦之有疾者……则使医分而治之,岁终则稽其医事,以制其食,十全为上,十失一,次之,十失二,次之,十失三次之,十失四为下。"[1] 这就表达了以医生治病失误多少来衡量医生的优劣,而后来的医师,特别是在春秋战国时期的经验医学兴起之后,都很重视精湛的技术,正如墨家所认为,人应该各精其业,才能尽职尽责。从古到今,对医生的期望首先就是医生要有精湛的技术。

(2) 期望医生对病人的利益有道德上的关注,这就意味着病人对医生的动机抱有期望,那些动机不能是赤裸裸的利己主义。其中包括当代提出的不伤害、有利以及尊重病人的要求。

病人利益的内容在不同的时期会发生不同的变化,但是在最低限度

---

[1] 何兆雄主编:《中国医德史》,上海医科大学出版社1987年版,第29页。

上，病人的健康是最基本的利益。医生最起码要把病人的医疗利益放在首位，但这并不是说仅仅要求医生能提供相关的医疗信息与技术就可以了，当病人求医时，他不是把他拥有的东西交给了医生，比如把自己坏了的自行车交给技师修理，而是把他本人交给了医生。成书于秦汉的《内经》里提出"天覆地载，万物悉备，莫贵于人"①，医生决定人的生死，因此即使是有技术能力，但是只为了谋取利益的医生也是不值得信任的，这就对医生产生了道德上的期望，也提出了道德上的要求。

同时，我们也可以大概归纳一下医生对病人的期望：
（1）期望病人诚实地说出他为什么需要医生的帮助。
（2）期望病人尊重医生及他们的劳动，并正确看待医疗风险。
（3）期望病人能对自己做出负责任的决定。

正是这些方面的期望及其是否得到满足决定着医患信任的内容，以及对医生或对病人是否值得信任的判断。不过为了便于讨论，我们在后面的章节中仍然从病人对医生的期望展开。但是，医生对患者的期望，以及在此基础上的信任问题也会在这一过程中逐步展现出来。

我们说病人对医生的期望是植根于医患关系的现象之中的，而这主要又是与医生的职业角色以及病人所处的地位联系在一起的，彼得·什托姆普卡对与信任有关的期望进行了很好的说明，他认为："特殊种类的期望似乎与特殊的职位（角色）和机构联系在一起的。似乎存在标准化的规则规定一个职位的任职者或一个机构的雇员应该如何行动。隶属于具体的职位的这种规则的模式构成了社会角色。"并且"人们经常使他们信任的期望与社会角色相一致"②。这类似于对于母亲来说，关爱构成了母亲的标准角色的组成部分，我们期望母亲的关爱就是合理的。那么，对于医生来说病人的上述两种期望是否合理也应该是以医生的社会角色为基础的，这意味着合理的期望同时也是一种义务的归属。为了加深对这一问题的理解，我们还有必要详细探讨一下作为一门专业的医学以及医学专业精神与信任期望之间的关系。

---

① 何兆雄主编：《中国医德史》，上海医科大学出版社1987年版，第53页。
② ［波兰］什托姆普卡：《信任：一种社会学理论》，程胜利译，中华书局2005年版，第74页。

第一章 信任和医患信任概述

4. 医学专业精神与信任期望的关系

专业化被看作现代社会的特征,"专业人员"的称谓也日益成为一个受人尊重的词,因为在现代社会中,人们总会"以不定期的间断方式去咨询律师、建筑师、医生以及其他'专业人士'"①,专家所掌握的专业知识深刻地影响着人们生活的方方面面。然而,尽管很多社会学家都对什么是专业进行了讨论,它的概念却仍然是模糊不清的。1970 年代以前,社会学者大多认为专业的兴起和社会进步密不可分,并以此来解释现代化;他们认为专业化就是特征的累积,使得该专业和其他职业团体有所不同。专业被界定为一种参与:取得专门的知识、有正式的训练、伦理或行为准则、受到专业团体或政府的规范、垄断执业、高社会声望,以及相当程度的自主。② 下面,我们试着借助一些学者的观点来澄清一下专业的本质。

首先,大多数学者都认为系统化的知识体系是专业的核心,艾略特·弗瑞德森(Eliot Freidson)把这类知识称作"正规的知识"(formal knowledge),他认为这种知识被嵌入了用来解释事实并证明行动的系统的理论中,而且"理性化"是这种知识的特征。"理性化"这个词是弗瑞德从韦伯那里借来的,他观察到"理性的"知识和行动在当代的自然科学、技术、经济和组织管理以及社会组织中都得以实现了。③ 由此看来,专门的知识是非常微妙和复杂的,要经过长时间的教育和培训才能掌握,比如医学生们系统学习的解剖学、生理学、药学和生物化学等知识,都是不能被没受过正规教育的外行人完全理解的。

第二,只有系统的、专门的知识还不能充分的描述当代专业的复杂性,因为专业知识是不被一般人所掌握的,所以专业机构或专业人员就获得了很大的自主性,比如就英美世界的医疗专业来说,医学协会就被

---

① [英]吉登斯著:《现代性的后果》,田中禾译,译林出版社 2000 年版,第 24 页。
② [英]克尔·瓦丁顿:《欧洲医疗五百年卷二:医学与分化》,李尚仁译,左岸文化出版;远足文化发行 2014 年版,第 134 页。
③ Robert Sokolowski. "The Ficuciary Relationship and the Nature of Professions" in Edmund D. Pellegrino, Rober M. Vetch, John P. Langan. *Ethics, Trust, and the Professions: Philosophical and Cultural Aspects*. Georgetown University Press, 1991. p25.

赋予很大的自我管治的权力，包括颁发执照、建立专业道德观、发展专业协会、提高医疗水平等。同时，按照戴维·奥扎（David Ozar）的总结，作为专业人员的医生的自主性则表现在：（1）在医学专业知识的范围内为寻求服务的病人决定他们的特殊需要是什么；（2）决定可能采取的不同疗程的可能后果；（3）判断哪一种可能的疗程最可能最好的满足这些需要。① 罗伯特·索科罗斯基（Rober Sokolowski）的说明也可以帮助我们很好的理解医疗专家的自主，他认为当我们去找一位专家时，我们是以一种独特的方式让我们自己以及我们的未来受专家的评估和专家的判断的支配。也就是把我们的"明智"（prudence）交给了专家，亚里士多德对"明智"的理解是一个人以有助于一般的好的生活的方式去"思考关于什么对他来说是善的并且是有益的"能力。② 而我们之所以要把我们对生活的方向的把握（尽管是以一种有限的方式）交给专家，是因为我们在这个时候不具有为自己的生活掌舵的知识。索科罗斯基举例说，比如某人在我旁边摔倒，并折了胳膊，然后控告我，这时我要找律师；我头痛严重，视力模糊，要找医生；我要去莫斯科，所以要找老师教我学俄语。那么在这些情况中，我要做的是专家告诉我应该做的事，而并不简单的是我自己决定去做什么。③ 按照这种说明，很容易理解专业协会以及专业人员之所以被赋予自主性是因为只有专家在专业知识和实践上受到全面的教育与训练，所以也只有他们所做的判断被认为是可靠的。但同时，我们也应该认识到，只有当人们相信专家会把社会和寻求服务的个体的利益放在首位，而不是剥削他们的时候，社会才会允许专家发展并掌握这种知识，他们也才会赋予专家自主的权力，这就为我们引出了专业的另一个本质特征，也引出了专业精神的概念。

第三，专业人员要对社会以及接受专业服务的个人有特殊的道德承诺，这是专业活动的一个非常重要的方面，因为如果没有这种道德承

---

① David T. Ozar. "Profession and Professional Ethics" in Stephen G. Post. *Encyclopedia of Bioethics*（3rd）. New York：Macmillan Reference USA，2004. p2160

② ［古希腊］亚里士多德著：《尼各马可伦理学》，廖申白译注，商务印书馆 2003 年版，第 172 页。

③ Robert Sokolowski. "The Ficuciary Relationship and the Nature of Professions" in Edmund D. Pellegrino, Rober M. Vetch, John P. Langan. *Ethics，Trust，and the Professions：Philosophical and Cultural Aspects*. Georgetown University Press，1991. p27.

第一章　信任和医患信任概述

诺,专家所掌握的独特的知识和技能将会为我们带来灾难。而这种道德承诺正是我们所要讨论的专业精神的实质内容,从上述意义上来说,我们可以这样理解专业精神这一概念:专业精神应该是专业概念的构成成分,在最低限度上,它维持着专业的存在,而作为在专业的形成和发展过程中的一种理想,它又维护着专业的崇高。

为了帮助我们更好地理解医学专业精神的含义,我们首先来看一下劳伦斯·麦卡洛(Laurence B. McCullough)的观点。麦卡洛认为他从医学伦理学史的角度对医学专业精神的概念做了澄清,他指出,在英语语言的医学伦理学发展的现代时期,两位巨匠,即苏格兰医生、伦理学家约翰·格雷戈里(John Gregory,1724—1773),以及英国医生、伦理学家汤姆斯·帕斯瓦尔(Thomas Percival,1740—1804),提出了医学作为一门专业的伦理概念,并认为,在格雷戈里以前,医生们通常只是使用"专业"一词来描述他们自己,他们使用这个词是为了把他们自己与那些没有加入大学接受正规教育的执业医生区别开来。从格雷戈里开始,"专业"才被赋予了理智的和道德的内容,并把"医学作为一门专业"看作是伦理的概念。格雷戈里给出了构成作为一门专业的医学的伦理概念的三要素中的前两个要素,并且在他对他那个时代的医学中所体现出来的商业精神的批判中暗含了第三个要素,最后由帕斯瓦尔以概念的形式清楚地表述了出来。

作为一门专业的医学的伦理概念的第一个要素是:医生应该成为在科学上和临床上有能力的人,并维持这种能力。在当代的术语中,这意味着医生应该根据理智的和临床上以证据为基础的医学规律去进行医疗实践。当一位医生按这样的常规做时,他们是在合理地让病人在理智上信任他们,知道他们正在说的和正在做的是什么;医学作为一门专业的伦理概念的第二个要素是:医生应该承诺保护并提升与病人的健康有关的利益作为他们主要关心的内容和动机,并把保持他们的自我利益看作是次要的。因此,医学作为一门专业的伦理概念要求一定的自我牺牲。这种专家的自我牺牲的限度在什么样的程度上可以得到伦理上的证明就成为医学伦理学的核心课题。最后,由帕斯瓦尔清楚的表述出来的医学作为一门专业的伦理概念的第三个要素是,医生要承诺把医学作为公众信任的事业维持并传承下去,而不是把保护商人公会成员的自我利益作为它主要关心和承诺的事情。①

格雷戈里和帕斯瓦尔提出的医学作为一门专业的三要素是他们关于医学专业的专业精神的内容的很好概括。但是,麦卡洛根据这三要素的提出背景认为,"医学作为一门专业"的伦理的概念是来自于医学发展的现代而不是古代,医学专业精神的内容也是随着这个概念的提出才有的,所以,我们只有在这个概念提出的基础上才能理解专家的行为,以及他们在受医疗专业的培训中要形成什么样的品质。

的确,我们也是以现代的专业概念为起点开始讨论的,这是因为关于"专业"及"专业精神"这样的术语在古代确实是没有出现。在西方,专业产生于中世纪的行会和大学,而且当时并没有对专业进行很好的定义,专家的称谓也只触及到少部分人,直到工业革命使得公众为医疗服务付费成为可能,以及科学的发展使得医学足以有效,以至于让人们觉得医疗服务值得他们去花钱购买时,医学作为一门专业才发展了起来,但与此同时,工业革命带来的医疗服务的市场化也使为病家谋福利的希伯克拉底传统与医生自我利益的冲突突显了出来,格雷戈里和帕斯瓦尔的医学作为一门专业的三要素也正是在这一背景下提出的。但这并不代表着现代意义上的专业概念的产生可以抛开历史来理解,而专业精神也恰恰是伴随着专业的持续的形成过程积淀下来并得到发展的,从希伯克拉底时代的为病人谋福利的传统开始,一直到此后在推动医专业化进程中起关键作用的行会、大学教育中,都有以病人利益为主的道德准则的教育及伦理要求,其目的一方面是为了保护职业团体或专业的利益,另一方面更是确保职业团体,以及后来的医学专业对社会做出的承诺,特别是专业要想存在必须要通过专业精神获得社会的承认,而这种精神是不能与传统割裂的。所以说,医学专业精神早在医疗职业的生成和发展中就体现出来,之后伴随着医学专业的形成和发展一并得到发展,也就是说,即使在古代没有形成现代意义上的专业,这种精神也是存在的,如果借用约翰·卡奥腾(John Kultgen)的说法,就是存在

---

① Laurence B. McCullough. "The Ethical Concept of Medicine as a Profession: Its Origins in Modern Medical Ethics and Implications for Physicians" in Nuala Kenny, Wayne Shelton. *Lost virtue: Professional Character Development in Medical Education*. JAI Press, 2006. p22—23.

第一章 信任和医患信任概述

"没有专业的专业精神",所以专业精神并不是在某个特定的时间突然从外部强加给"专业"的限制,也正因为如此,才能体现出专业的生命力。然而,麦卡洛的论述却提醒了我们,专业精神作为专业发展的理想和对社会的道德承诺可能会在专业发展的过程中受到新的技术力量的挑战,并与之发生分离,因为,技术越强大,它脱离人类控制的危险也就越大,因此,在任何一个时期都需要把专业精神的培养作为专业教育的主要内容,以此确定专业人员发展专业与应用技术的道德责任感,并作为社会对发展中的专业的期望的反应。

在上述分析的基础上,我们可以归纳一下医学专业精神与医患信任期望之间的关系:

(1) 医学专业的形成与发展是被社会允许的,它的维持依赖于公众对它的信任。

(2) 要保持公众对医学专业的信任,医生作为专家必须具备一定的专业精神。

(3) 专业精神的实质是专业对社会所作的承诺,而这种承诺在最低限度上是与社会对专业的合理期望(很多时候,专业精神作为一种崇高的理想体现在个体身上会使个体所做的事多于合理的期望)相对应的,从医学作为一门专业的历史发展来看,我们认为医生对技术能力的自觉保持以及为病人的最佳利益服务即是病人对医生的期望的内容,也是医学专业精神的主要内容,医患信任的维持在于二者之间达到一种平衡。

(4) 专业精神不只具有传承性也具有时代性特点,它在任何时候都应该作为医学教育的内容。否则,随着专业精神的破坏,人们基于医生的角色进行的合理预期不能实现,医患信任也随之破坏,从而影响到专业的正常发展。

小　结

我们在本章中分析了信任的一般含义及其特征,并在此基础上提出医患信任是建基于对彼此行为的期望的基础上的,我们还通过对医患关系的现象进行分析,大致总结出医生与患者彼此在哪些方面寄于期望,并说明这些期望是以医生的职业和他们的角色特征为基础的。为了加深对这一问题的理解，我们又讨论了作为对这些期望的整体回应的医学的专业精神的状况是如何深刻的影响着专业的发展与医患之间的信任。然而我们并没有具体论证这些期望在什么程度上是合理的，因此也不能在此基础上说明什么样的信任是合理的信任，什么样的信任是不合理的信任在后面的论述中首先会进一步考察从传统到当代，医生技术能力的保持以及对病人利益的道德关注是如何影响医患信任的（同时也说明了当代医患信任危机的是如何产生的，见第二、三章），然后，在此基础上再对病人期望医生如何或者在何种程度上关注病人的利益是合理的这一问题的进行详细的分析（第四、五章）。最后，才能针对医患信任危机做出回应（第五、六章）。

第二章　中国传统医患信任问题剖析

关于传统医患信任的真实状况没有太多的相关资料可供查询，本章主要借助传统医学伦理的丰富资源对传统医患信任问题进行一个大概的分析和研究，因为人们普遍认为传统医患关系是一种典型的信任关系，并且它已经作为人们日常批评当代医患关系的模型。然而，正如吉登斯所说："所谓已被证明为合理的传统，实际上已经是一种具有虚假外表的传统，它只有从对现代性的反思中才能得到认同。"①

中国医学伦理学的历史大致可以分为三个阶段：封建儒家的医学伦理，近代医学伦理学，以及当代的医学伦理学。因为近代医患关系是在战争中生长起来的，它特殊的成长环境造就了它那种特殊的并肩作战的、同志式的信任关系，不带有普遍性，所以本章所说的传统医学伦理主要指的是第一个阶段，对这一个阶段的伦理思想进行剖析及反思有助于澄清当代医患信任问题，重建当代医患之间的信任关系。

一、传统医患关系的特征

任何一个时期的医患关系的形成都是以其整个社会的文化、政治、经济的发展为背景的。"中国传统社会是一个以血亲家族为社会单元结构的血缘社会。'家'既是利益共同体单位，又是彼此承认认同接纳的界域。"②"自家人"是唯一值得信赖的。并且，"'自家人'可以包罗任何要拉入自己的圈子，表示亲热的人物。自家人的范围是因时因地地可

---

① ［英］吉登斯：《现代性的后果》，田禾译，译林出版社 2007 年版，第 34 页。
② 高兆明：《信任危机的现代性解释》，《学术研究》2002 年第 4 期，第 8 页。

伸缩的，大到数不清，真是天下可成一家"①。费孝通把这种社会格局叫做"差序格局"，按照他的观点，在这样的社会中，最重要的亲属关系就如同把一块石头丢到水里形成的同心圆波纹的性质。不但亲属关系如此，"在传统结构中，每一家以自己的地位作中心，周围划出一个圈子，这个圈子是'街坊'，而街坊是生活上互助的机构"②。当然不管是亲属关系还是地缘关系，它们的范围都是依势力的厚薄而定的，所以费孝通认为，在这样的社会中，攀的是关系、讲的是交情，它是一个熟人的社会，更是一个讲人情的社会。再加上中国两千多年的封建体制中，社会的发展是以农业而不是工业和商业为基础，每一个家庭都可以自食其力，这不仅使中国的社会不管从血缘、地缘上来说都是稳定的，而且人们之间的交往也相对简单。在这种稳定、熟悉的社会中的交往也使得人们的习俗性信任的建立更加容易，或者在很多时候，这种信任本身就构成了人与人之间相互交往的规矩。传统的医患关系就是在这样的环境中生长的，在医生与患者之间也充满了人情和乡情的味道，并且就中国传统的行医模式而言，在医院出现以前，医疗活动主要是在家庭环境中完成的，不管医生是到病人家里去看病，还是在自己家里坐诊，都是人们非常熟悉的环境，这使得医患之间的亲密的关系也较容易建立，同时医生的声誉也主要由社会舆论得以维持，病人对医生是否值得信任也较容易根据经验的统计去判断。

一般认为传统医患关系的模式是家长主义的，所以我们有必要先来看一下当代对家长主义的解释。虽然"家长主义"这个术语在 19 世纪 80 年代才出现，但是家长主义的观念已经有很长的历史了，比如中国古代家长式的宗族体制，又因为在中国的社会制度下，是通过"家族"来理解国家的，所以冯友兰认为中国的社会制度则或许可以称之为家邦。在一个"家邦"里，社会组织是按人生来的地位，等级式地形成的，在一个家庭里，父亲的权威天然地高于儿子。这不同于生活于"城邦"的希腊人，在一个城邦里，社会组织难以形成专制独裁统治，因为在同一等级的城镇居民中，难以找出理由来论证张三比李四更重要，应

---

① 费孝通：《乡土中国 生育制度》，北京大学出版社 1998 年版，第 26 页。
② 费孝通：《乡土中国 生育制度》，北京大学出版社 1998 年版，第 27 页。

第二章 中国传统医患信任问题剖析

当享有更高的社会地位。① 这样，在中国形成家长主义的观念也就很自然了。家长主义不限于政治思想领域，在医疗保健领域也很突出，那么如何理解医疗保健领域中的家长主义呢？

根据《法律哲学·百科全书》所载，家长主义来自拉丁语 pater，意思是指像父亲那样行为，或对待他人像对待孩子一样。该书又特别指出，parentalism 是家长主义在性别上的中性的表达方式。② 但是根据托马斯·萨斯和马克·霍伦德的理解，人们可以根据两种不同的关系类型区分出两种不同版本的家长主义，其中，家长的角色都是是主动、积极的，而病人的角色是消极、被动的。其中一种是，病人就像婴儿一样，主要是作为接受者存在。这种模式在临床中应用于有精神创伤、昏迷以及有精神错乱的病人身上。另一种家长主义就类似于家长与小孩的关系一样，以这种关系为模型，医生碰到的病人可能会跟医生合作，也可能不合作，因为小孩跟婴儿比起来要更具有主动性。③ 一般对家长主义的讨论都是以第二个版本为模型的。由此，我们也可以理解为什么在日常生活中，家长主义通常被描述为对人的自由行动的干预，而这种干预之所以正当，是因为它是为了其行动自由受到干预之人的利益（虽然这个理解很不全面）。因为，家长主义是基于家庭关系的一种隐喻，医疗家长主义即把医生—病人的关系比做父亲—小孩的关系，这种隐喻强调了医生的角色具有类似于父亲的一些特征，詹姆斯·丘卓斯（James F. Childress）把它归结为两条：一是父亲的动机，意图和行动被认为是有利于他们小孩的福利；二、父亲做出了所有或至少是一些关于小孩福利的决定，而不是让他们的小孩自己做出这些决定。④

许多关于家长主义的讨论主要关注这两点：一是对行动自由的干预；二是家长主义具有强制的意味。密尔也发展了这种观点，他的《论自由》主要探讨公民自由或者社会自由，也就是要探讨社会所能合法施

---

① 冯友兰：《中国哲学简史》，赵复三译，世界图书出版公司 2010 年版，第 21 页。

② 转引自郭春镇：《法律父爱主义及其对基本权利的限制》，法律出版社 2010 年版，第 9 页。

③ James F. Childress. *Who Should Decide? Paternalism in Health Care*. Oxford University Press，1985. p13.

④ James F. Childress. *Who Should Decide? Paternalism in Health Care*. Oxford University Press，1985. p4.

用于个人的权力的性质和限度。他认为:"人类之所以有理有权可以以个别地或者集体地对其中任何分子的行动自由进行干涉,唯一的目的只是自我防卫。这就是说,对于文明群体中的任一成员,所以能够施用一种权力以反其意志而不失为正当,唯一的目的只是要防止对他人的危害。若说为了那人自己的好处,不论是物质上的或者是精神上的好处,那不成为充足的理由。"① 比如,在医疗保健中,为了集体的利益而强制接种疫苗,对一些怀疑带有传染病毒的人隔离观察等。② 但是区别于诸如此类的理由,我们所说的家长主义主要诉诸于其愿望、选择或行为被违反的那些人的福利。

艾伦·布坎南（Allen Buchanan）认为通过上述两个特征去定义家长主义会使家长主义的意义过于狭窄,他举例说,如果一个政府对公众说谎或者拒绝向公众提供信息,并且这一政策之所以正当是因为它对公众本身有益,那么这种政策就可以被恰当地称为家长主义。这个意义上的家长主义一方面在政策与市民的行动自由之间可能有直接的关系,比如为了不向公众提供信息,政府的官员可能干预新闻业或出版社的工作人员发布新闻的自由,或者为了限制公众的某种行动自由要求新闻业或出版社的工作人员向他们误报消息。另一方面,在拒绝提供信息与对行动自由的实际干预之间的联系至多是间接意义上的,因为干预公众的信息自由不需要真的干预任何人行动的自由,它可能只是透露特定的信息,这可能阻止了公众知情的决定,但是没有干预他决定的自由。鉴于信息和行动之间的这种复杂性,艾伦·布坎南对家长主义的一般的定义进行了扩展:即家长主义是对人的行动自由和信息自由的干预,或者故意散布错误的信息,而干预或误报信息是正当的,因为它们是为了被干预的人的利益。③ 丘卓斯也认为在许多家长主义的例子中,行动的自由并没有受到威胁,也没有强制的意味。比如,一位护士欺骗一位在交通

---

① ［英］约翰·密尔《论自由》,程崇华译,商务印书馆 1996 年版,第 10 页。
② 由此也可以看到,在临床实践中违反某人的愿望、选择或行为有很多理由,家长主义只是其中一种。因此詹姆斯·丘卓斯认为对一种行为、政策或实践的证成很少是单纯建立在家长主义基础上的。
③ Allen Buchanan. "Medical Paternalism", in: *Philosophy and Public Affairs*, No. 4 (1978), p371.

第二章 中国传统医患信任问题剖析

事故中受伤的妇女,即,没有告诉这位妇女她的女儿在这次交通事故中去世的消息,因为这会使这位妇女更加沮丧,而不利于她身体的恢复。这是家长主义的做法,但是护士并没有违反妇女的行动自由,这位妇女也没有受到强制,因为往往在欺骗不起作用的时候才会用到强制。不过丘卓斯还是认为布坎南的定义仍然没有强调家长主义的关键成分,即:不承认病人的愿望和选择。他认为如果在病人要求医生不要向他提供关于他严重状况的某种信息的情况下,说医生是家长主义的是很奇怪的;如果专家承认了病人的愿望、选择以及行为,那就不是家长主义。所以丘卓斯认为,家长主义可以定义为:为了其他人自己的利益而拒绝接受或不承认他们自己的愿望、选择和行动。① 最后,他还提到,即使是积极的服务也可能是家长式的,如在接受者需要钱的时候,提供给他的却是食物。② 在布坎南的定义中确实没有把上述情况排除出去,不过通过理解他对家长主义的定义仍然会使我们获得更为具体的信息,因为他所强调的恰恰是,如今的家长主义,特别在西方之所以被看作是错误的,很多时候就是因为它总是包含着对病人在信息上的欺骗,尽管这种欺骗是善意的,还是违反了尊重病人自主的原则,但是就欺骗比起对直接不承认病人的愿望和选择来说可能不会造成直接的冲突,因此欺骗往往是实行家长主义的一种更有效的形式。

学界对家长主义的讨论一般分为弱的家长主义(weak paternalism)和强的家长主义(strong paternalism),这是根据病人为他自己做决定的能力做出的区分。因为病人做决定的能力或行为受到限制或阻碍才违反他的愿望或选择,是弱家长主义。比如病人拒绝维持生命的治疗,但际上他由于长期用药而丧失了做决定的能力,那么医生违背病人的愿望就被看作是弱家长主义。很少人否认弱家长主义在道德上的可接受性,它甚至并不被看作对病人意愿的真正的违背,反而是对病人的尊重。因此,一些哲学家坚持认为弱家长主义不是"家长主义",至少在道德的意义上如此。丘卓斯认为弱家长主义也是真正的家长主义,因为他认为

---

① James F. Childress. *Who Should Decide? Paternalism in Health Care*. Oxford University Press,1985. p4, p13.

② James F. Childress. *Who Should Decide? Paternalism in Health Care*. Oxford University Press,1985. p14.

很难去区分病人做决定时能力的缺陷,而强的家长主义有时也会通过将医生的价值判断转化为对病人的能力判断,假扮成弱的家长主义。① 强的家长主义也是为了病人的利益违反病人的愿望、选择或行为,即使是病人自主做决定的能力并没有被削弱。比如一位耶和华见证派的信徒需要输血才能挽救生命,但她在清醒时对医护人员说:我是耶和华见证派的信徒,千万不要给我输血。如果医生最终为了挽救她的生命给她输血,就是强家长主义。波普(Thaddeus Mason Pope)在其 Counting the Dragon's Teeth and Claws:The Definition of Hard Paternalism 一文中提出了确定强家长主义的四个逻辑上的充分必要条件:第一,管理人必须在主观上具有限制当事人自由的意图。这个动机条件使得我们能够区分慈善的君主与暴君。前者是为了当事人的利益(尽管这种利益或好处是由他自己定义的),后者绝不考虑当事人的利益(只是想使自己的理想得以实现)。第二,管理人限制当事人的自由,主要是因为他相信这一干预有助于提高当事人的福利。管理人必须基于善意的动机,或者增加当事人的福利,或者使其免于伤害。第三,管理人的善意动机必须独立于当事人当时的偏好;否则,管理人就是为当事人提供便利的人而非限制其自由者。第四,管理人必须或者(1)不管当事人是否实质自愿地从事被限制的行为的事实,或(2)故意地限制当事人的实质自愿行为;否则,管理人的限制就是弱家长主义式的。② 当病人明显有能力做出自主决定时,很难在道德上证成强家长主义。笔者的立场是接受弱家长主义,并把它纳入到尊重病人自主一章进行讨论。

根据当代对家长主义的理解,我们可以进一步反观中国传统医患关系的特征:中国传统的医患关系有其自身的复杂性,从整体上来看并不能说它完全是家长主义的,因为医生并不一定在医患关系中占主导地位,比如为宫廷培养出来的医生,主要是以仆人的身份为身居高位的达官显贵服务的,最极端的是"君有疾饮药,臣先尝之",并且那些达官显贵经常盛气凌人,自以为是,自作主张,不听从医生的治疗和医嘱。

---

① James F. Childress. *Who Should Decide? Paternalism in Health Care*. Oxford University Press,1985. p17.
② 转引自:郭春镇:《法律父爱主义及其对基本权利的限制》,法律出版社 2010 年版,第 15 页。

第二章 中国传统医患信任问题剖析

在这里，我们主要是针对普通民众来说（承担普通民众的医生主要是家传或师徒传授），但是即便是对普通民众来说的，传统的医患关系也不能说完全是家长主义的，对此我们需要做进一步说明，因为中国传统的医患关系实际上不是医生与孤立的病人的直接关系，而在更多的时候指的是医生与作为整体的家庭之间的互动关系。在当代这一点仍然十分突出，病人的医疗决策往往由整个家庭而不是病人自己做出的。拿对病人是否应该讲真话来说，在中国的实践中一直是，(1) 在医生提供信息的基础上，由家属判断真相是否对病人有利，(2) 家属有最终权威来决定是否告诉病人真相。① 这就可能出现这样两种情况：(a) 如果家庭成员不告诉病人诊断，病人一般也不会说他们有权知道真相，这时，即使是家属和病人之间的关系也不是当代所理解的家长主义式的，因为家属并没有干预病人的自由；(b) 而如果病人想知道真相，医生也会遵循家属的意见，如果家属不同意告诉病人真相，医生便与家属一起欺骗病人，这时无论就家属与病人的关系，还是就医患关系来说都是家长主义的；当然不管是中国家庭中的家长主义还是医疗中的家长主义，都是基于病人的最佳利益为其进行辩护的。还有一种情况更多的时候是发生在家庭迫于无奈（比如出于经济上的考虑），不能接受治疗的时候，这时医生与家属对病人的这种迫于无奈的欺骗一方面是为整个家庭考虑，一方面也是为了不伤害病人，根据上文对家长主义的解释，这种情况下对病人的欺骗是更多的是出于对其他人的利益的考虑，而不是完全对病人有利，不能算是纯粹的家长主义。

虽然在传统和谐家庭中，普遍的现象是病人不会主动要求知道真相，这一方面是因为家庭中的每个成员的生活都要依附于整个家庭，另一方面他们也相信家属为他们做出的决定是最好的。所以他们对家庭成员所做的一切决定以及为他们做的一切事情都习惯于服从，但即使是病人要求真相，告知的权利也在家属手中，病人最终也只能服从家属的决定，所以从本质上来说，家属和病人的关系是家长主义的。而就医生和家属的关系来说，服从医生是家庭成员的心理习惯，因为他们倾向于相信医生能够帮助他们做出恰当的决定，当然重要是，以传统方式进行接

---

① 范瑞平：《当代儒家生命伦理学》，北京大学出版社2011年版，第43—45页。

触的医患关系中医生更容易被看作是关心病人和家属的利益的,所以医生与家属之间的关系是不同于当代所理解的家长主义的。由此可见,传统医患关系更多的时候指的是医生和家属的关系,而医生和家属之间是一种构成比较简单的信任的关系,并且这种信任又是以熟人社会那种有着强烈的习俗性色彩的信任为背景的,正是这种信任使得传统医患之间虽然与当代所理解的家长主义有所不同(不同的关键点是病人家属习惯于"委托"医生做出决定,在这种意义上,不能说医生是家长主义的),但是如果情况稍微发生一点变化,比如,选择的可能性增多,医生的权威获得了制度上的保障,就完全可能导致家长主义的后果,而这种信任也就成为不合理的信任,如果不打破,反而会滋生医生不道德行为,这在近现代医疗中明显地表现了出来,并且成为当代医患信任危机的构成因素。

下面,我们具体来看一下传统医患之间建立起这种信任关系的基础。

二、传统的诊断方法与医患信任

中医是以我国特有的文化思想为背景得以发展的,中医的基本理论也深受中国哲学的影响,主要由阴阳学说、五行学说和经络学说构成。所以,就医生的知识结构来说,要求是相当全面的,一个好的医生要想技术专精,"必须上知天文,下知地理,中知人事"(《素问·著至教论》)。张仲景强调"勤求古训,博采众方",孙思邈主张医生要博览群书,并认为医学、史学、哲学、文学、天文、地理等,都要阅读,才能于医道无所滞碍。① 在这里,我们只以阴阳学说和五行学说在中医中的应用为例:

首先,古人在观察自然现象时发现一切事物都有正反两方面,变化就是由这两方面的对立产生的,于是创立了阴阳学说,认为阴阳乃生物之本。《易系辞》中说,阴阳对立统一的思想是通过"近取诸身,远取诸物"而产生的。近取诸身就是人们对自身周围的一些对立现象的认

---

① 周一谋编著:《历代名医论医德》,湖南科技出版社1982年版,第6—7页。

第二章　中国传统医患信任问题剖析

识，如男女、生死、上下、盛衰等；远取诸物比如天地、日月、昼夜、水火之间的相互对立。阴阳学说为正在形成和发展的中医所吸收，此后便形成了中医的指导思想，《内经》中说："阴阳天地之道也，万物之纲纪，变化之父母，生杀之始，神明之府也。"① 阴阳学说贯穿在中医理论的生理、病理、诊断和药物的各个方面。阴阳要平衡才能使人体保持健康，如果阴和阳的任何一方过于亢盛，使对方不能承受，并且不能对其进行制约，就会使人体的秩序遭到破坏，人体也就会因此出现疾病。但是同时，《内经》中又说："狐阳则不生，独阴则不长。"② 所以说，如果阴和阳有一方不存在，生命运动也会随之结束。

五行，即木、火、土、金、水。五行说始于战国，汉代的董仲舒对其进行了比较详细的论述，并在后来逐渐成为中医学的理论基础。"天地之气，合而为一，分为阴阳，判为四时，列为五行。"（《春秋繁露·五行相生》）这五者的关系是"相生相克"的，其中，相生的关系是：木生火，火生土，土生金，金生水，水生木。相克关系是：金克木，木克土，土克水，水克火，火克金。五行在中医上的运用，主要是按五行的属性，将自然界和人体组织在一定的情况下归纳起来，同时以相生相克的关系说明脏腑之间的相互关系。③ 就人体来说，不仅将肝、心、脾、肺、肾五脏的某一方面的生理功能的特性归属于五行，而且还联系到目、舌、口、鼻、耳的七窍，筋、脉、肉、皮毛、骨的五体和怒、喜、思、忧、恐的五志等等。除了上述的阴阳要平衡之外，五行也要平衡，比如木性条畅，肝气也应舒畅，郁则为病；木能克土，肝病可以犯脾；而水能生木，所以肝虚的病症，可以通过滋肾的方法来柔肝。④

就致病的因素来说，分为内因、外因、不内外因三种。外因以六淫为主，即风、寒、暑、湿、燥、火，这一般称为"六气"。六气本来属于正常的气候，也被称作"正气"，但是当人体的内外环境失调时，就会出现非时而有其气的情况，这就会产生"邪气"，如风邪、暑邪、湿邪；而内因以七情为主，即忧、思、喜、怒、悲、恐、惊。《内经》中

---

① 黄建平：《祖国医学方法论》，湖南人民出版社1982年版，第45页。
② 黄建平：《祖国医学方法论》，湖南人民出版社1982年版，第47页。
③ 秦伯未：《中医入门》，人民卫生出版社1959年版，第211页。
④ 秦伯未：《中医入门》，人民卫生出版社1959年版，第211页。

指出:"喜伤心,怒伤肝,思伤脾,忧伤肺,恐伤肾。"① 七情的变化由外界的刺激引起,因为刺激的强弱不同,每个人所表现出来的病症也不同,所以要仔细的观察才能辨清;其中不内外因是指意外损害,比如烫伤、被虫兽咬伤、摔伤、中毒等,但是不内外因与内因和外因也有关系,它们之间可以相互转化,比如外伤可能会引起破伤风。

按照中医的观点,当阴阳相对的平衡受到破坏,五行之间相生相克的关系失调后,人体有序稳定状态就遭到了扰乱,疾病就会发生。而自然环境,社会因素都对人体的生理和病理有着非常重要的影响,因此中医治病是从整体着眼的,并在此基础上发展出了独特的辨证论治和实践体系。最重要的是发展出了四种重要的诊断方法,即望、闻、问、切,并强调治病要联系自然环境、社会因素及人体本身的条件进行分析,并且是因时、因地、因人而异的。就四诊来说,望诊是观察病人的精神、气色、舌苔和全身各个部位的情况;闻诊一方面要用听觉听取病人的语言、呼吸、咳嗽和其他声音的高低、清浊等。另一方面用嗅觉辨别口气、病气和二便等气味。问诊是为了解病人的生活习惯、精神状态以及个人的过往病史,治疗经过和自觉症状。切诊以按脉为主,然后根据脉象来诊断病症,此外切诊也包括其他的触诊,比如触按胸腹手足以了解疾病的位置和病变的情况。② 四诊之间是密切结合的关系,只有对四诊的结果做出全面的考虑之后才能对病人的疾病做出判断并确定治疗方法,特别是碰到一些疑难病症的时候,更要求医生对病人各方面的情况有详细的了解,这样才能做出比较正确的判断。

中医注重整体的疾病观与望、闻、问、切的诊断方法使医生和病人可以近距离的接触,从总体上来说非常有助于增长医患之间的信任。因为在理想的情况下,中医的诊断要求医生:1. 要持严肃认真,对病人高度负责的态度。中医主要靠病人机体的反应来认识病因,而通过四诊去进行诊断并不是一件容易的事,就拿切脉来说,如果不能做出非常细致的区分,就会出现误诊,造成医疗事故。《内经·素问》中指出,病各不同形,各有所宜。"不知所是,不足以言诊。"(《至真要大论》)为

---

① 秦伯未:《中医入门》,人民卫生出版社 1959 年版,第 220—225 页。
② 秦伯未:《中医入门》,人民卫生出版社 1959 年版,第 223—239 页。

第二章　中国传统医患信任问题剖析

了避免各种失误发生，医生要本着对生命高度负责的态度，在诊疗过程中，不但要"谨察五脏六腑，一逆一从，阴阳、表里、雌雄之纪，藏之心意，合心于精"（《金匮真言论》），还要"观人勇怯骨肉皮肤"（《经脉别论》），注意个性、体质以及地域气候的各异，坚持因人、因地、因时、因病制宜的整体诊治原则。① 2.注重医患沟通，关心病人的情感。《素问》强调注意内伤七情等社会心理因素对人体的影响。指出，如果诊病不全面地注重这些精神因素，必然会造成过错。而要掌握患者的心理特点和精神状况并不是一件容易的事，医生要详细的、有耐心地询问病人的情况。同时，也正是因为七情的变化主要是由外界的刺激引起的，所以医生特别注意要在情感上关心病人。总之，与病人的密切接触与沟通恰恰是当代医疗，特别是在生物医学模式的影响下的医疗行为中所缺乏的，也是造成患者对医生不满的重要因素。在下一章中，我们会看到与此完全不同的当代的诊断方法是如何影响医生与患者之间的信任的。但是，限于古代的医疗水平，人们很难对医生的诊断技术有个客观的评估标准。虽然大多数情况下，对医生技术能力的信任的建立主要是靠舆论的传播，有很多病人去看医生都是慕名而去，但是对于庸医与江湖骗子还是很难从诊断方法上进行辨认，因为他们完全可以在诊断以及与病人的交谈过程做得很到位。所以病人对医生技术能力的信任在很多情况下带有一种盲目性，这就造成了一些人一旦患病就任凭庸医的摆布，用一些贵药、补药，反而对值得信任的医生却持不信任的态度。因此，在没有统一的行政管理的体制下，医生保持技上的能力，取得病人的信任，并与庸医区别开来，也主要依赖于个人的道德修养，由此看来，真正值得信任的医生是那些践行"医乃仁术"的伦理精神的医生。

三、医乃仁术的医学伦理观与医患信任

作为中国传统文化的有机组成部分，儒家伦理对传统的医学伦理有着极其重要的价值，自从儒家在西汉被定义为政府的正统意识形态之后，每个人都是通过对儒家典籍的学习来开始自己的职业生涯的，所以

---

① 何兆雄主编：《中国医德史》，上海医科大学出版社1987年版，第53页。

医患信任危机的当代阐释与回应

医儒同道被看作是古代医学的一大特点，比如，赵从古（960－1127）曾经说："儒知礼义，医知损益。礼义之不修，昧孔孟之教；损益之不分，害生民之生命。儒与医岂可轻哉！儒与医岂可分哉！"（《古今医统》，印于明嘉靖年间）① 明代的陈实功在《医家五戒十要》中的第一要中也主张"先知儒理，然后方知医理"②。就医患关系而言，我们着重挖掘"仁"这一儒家基本概念所产生的影响，因为一般认为是"仁"的教义塑造了中国医学伦理学的基调。

1."仁"的含义

"仁"在全书不到一万字的《论语》中出现了一百多次，有着非常丰富的内涵，但是学术界一直在争论孔子思想的核心到底是仁还是礼，我们在这里按照大多数学者的理解，把仁作为孔子的核心思想来讨论，认为仁是礼的精神实质，礼是仁的外在规范。一般认为孔子没有给出仁的确切定义，当他的弟子问仁时，孔子的回答都是因材施教的，所以每次说的只是仁的一个方面，比如忠恕、恭、宽、信、敏、惠等。张岱年先生认为孔子对"仁"的整个意思是给出了清楚界定的："子贡曰：如有博施于民，而能济众，何如？可谓仁乎？子曰：何事于仁，必也圣乎！尧舜其犹病诸！夫仁者，己欲立而立人，己欲达而达人。能近取譬，可谓仁之方也。"（《论语·雍也》）这句话意味着，在孔子看来，子贡说出来的是比仁更高的境界，却将其误认为仁，所以孔子才不得不说出仁的全面意思，即"己欲立而立人，己欲达而达人"。那么与施恩惠于天下的"圣人"的行为相比，"仁"是每一个人都可以实行的，因而也可以作为对一般人的普遍的要求，并成为调节人际关系的道德准则，而论语中其他对仁的表述，张岱年先生认为其含义都没有超出这两句话的范围。而其中的"能近取譬"正是为仁的方法，也就是由近推远，由己推人；己之所欲，亦为人谋之，己之所不欲，亦无加于人。③费孝通认为，推己及人也正是对前文提及的差序格局的譬喻。这一框架

---

① 转引自：邱仁宗，《医学专业的危机及其出路》，《中国医学伦理学》2006 年第 6 期，第 7 页。
② 周一谋编著，《历代名医论医德》，湖南科技出版社 1982 年版，第 225 页。
③ 张岱年：《中国哲学大纲》，中国社会科学出版社 1982 年版，第 256－257 页。

第二章 中国传统医患信任问题剖析

非常有助于我们理解仁,并进而理解医乃仁术的医学伦理观的具体含义,而结合中国传统中的差序格局又能帮助我们理解传统的医生应该如何对待病人。

首先,"仁"包含对爱的深刻理解,《论语·颜渊》篇中记载,樊迟问仁,孔子回答说"爱人",因此"仁者爱人",一个人必须对别人存有仁爱之心。仁,《说文》云:"从人从二。"本意就是指人与人之间的一种相亲相爱的关系。但在孔子那里,这种爱不是没有原则的爱,"惟仁者,能好人,能恶人"(《论语·里仁》),也就是说对于坏人,要表示厌恶。后来,孟子发挥了孔子关于仁的思想,认为人都是有所爱的,把他们的爱进行扩充,并且去爱他们不爱的人,就是仁。不过这种爱的基础是亲子之间的血缘关系,"亲亲仁也",所以在孟子那里仁虽然是无所不爱的,但实际上不能偏爱一切人,而是以亲贤为先。汉代董仲舒认为爱人就是仁的体现,即仁为爱,但是只是自爱还不是仁,要做到仁还要去爱他人。总之,仁所包含的这种爱不是契约之爱,也不是要求回报的爱。孝悌为人之本,这是人类最普遍、最自然的感情,其他的感情都是由此引申出去的,这种爱要求要有关心别人的真情实感。这一思想对传统的医学伦理学产生了极其深远的影响。

第二,按照孔子的理解,行仁不仅要立己而且要立人,而"立"就必须要遵循礼。"颜渊问仁,子曰:克己复礼为仁。一日克己复礼,天下归仁焉。为仁由己,而由人乎哉?颜渊曰:请问其目!子曰:非礼勿视,非礼勿听,非礼勿言,非礼勿动。"(《论语·颜渊》)这里包含了两层意思,一是要做到仁,就要使自己的行为符合礼的规范。但是在此孔子不是强调礼而否定仁,而是认为礼是仁的外在规范,仁是礼的精神实质,礼是通过仁来改造的。① 此外,因为仁不只是自立自达,还要立人达人,所以必须真诚实在的力行,"力行近乎仁",仁还包含不说虚话假话:"巧言令色,鲜矣仁!"(《论语·学而》)

第三,孔子认为只要一个人真心希望实践仁,仁德就会在每个人身上体现出来,也就是说求仁是由自己决定的,并不依靠他人,强调的是自律。"仁远乎哉?我欲仁,斯仁至矣"(《论语·述而》)。孟子则从心

---

① 张怀承:《中国哲学发展史》,湖南教育出版社 2005 版,第 25 页。

67

性方面来讲仁,认为仁是人所固有的恻隐同情之心的发展,"恻隐之心,人之端也",也就是说仁是先天就有的、是自然禀赋,"人皆有不忍人之心",以此心待物便是仁爱。

第四,仁是崇高的生活理想。只有达到仁的境界,生活才有意义有价值,"君子去仁,恶乎成名?君子无终食之间违仁,造次必于是,颠沛必于是。"(《论语·里仁》)另外仁的生活是一种快乐的生活:"苟志于仁矣,无恶也。"(《论语·里仁》)"仁者不忧。""仁者安仁"(《论语·子罕》)也就是说,具有仁德的人能够超出眼前的贫富贵贱和利害得失,能摆脱一般人的忧虑和烦恼,达到心灵的宁静。总之,在这里仁德是一种内在的道德价值,所以为了崇高的道德理想甚至可以牺牲生命,"志士仁人,无求生以害仁,有杀生以成仁"(《论语·卫灵公》)。

第五,仁包含着对别人的尊重和平等精神。"樊迟问仁,子曰:居处恭,执事敬,与人忠。"(《论语·子路》)"子贡问曰:有一言而可以终身行之者乎?子曰:其恕乎!己所不欲,勿施于于人。"(《论语·卫灵公》)行忠恕之道,将心比心,推己及人,都包含着对人的尊重。而平等精神反映在:孟子发展出"人人有贵于己者"的"良贵"和"天爵"的观念(见《告子上》),以及荀子认为"仁之所在无贫穷,仁之所亡(无)富贵"(《荀子·性恶》)①。这种平等观念对医学伦理有很大的影响,表现在很多名医治病不分贫富贵贱。

中国的文化主要是一种伦理文化,所以伦理学与政治学有着很强的联系,儒学的大部分思想都是建立在家长式的宗族体系的基础上,孔子梦想建立一个仁爱的社会,他教育的重点就是培养德行,陶冶性情,鼓励学生问道济事。孟子发展和改造了孔子的理论,企图用宗法观念维护封建的统治秩序,提出了"仁政"学说。"仁政"学说主张,统治国家的方式应该是以德服人,必须把"仁"、"义"放在第一位,"仁之实,事亲是也;义之实,从兄是也"(《离娄上》)。在孔子和孟子之后,对仁论述最清晰的就是汉代的董仲舒,董仲舒"罢黜儒家,独尊儒术",阐发了以"德治"为主的统治原则,为地主阶级专政涂上了仁义道德的色彩。这些都成为医学伦理学的理论及政治背景,"夫治民与自治,治彼

---

① 韦政通:《人文主义的力量》,何卓恩、王立新编,中华书局2011年版,第181页。

第二章 中国传统医患信任问题剖析

与治此，治小与治大，治国与治家，未有逆而能治之也，夫惟顺而已矣。顺者，非独阴阳脉论气之逆顺也，百姓人民皆人欲顺其志也"(《黄帝内经·灵枢·师传》)①。宋代范仲淹明确地说："不为良相，愿为良医。"医学实践被整合到了修身、齐家、治国和平天下的理想之中，不仅仅被看作是治疗疾病的技术，也是儒士们践履儒家生活的方式。

2. 医乃仁术作为医患信任的基础

仁作为儒家伦理学中的一个核心概念，对传统甚至是当代的医学伦理学都产生着不可估量的影响。古代的医生都用仁来定义医学的本质，把医学当作仁的事业，比如史支源说："医，仁术也。乃或术而不仁则医而贪，仁而无术则医而庸，庸与贪皆足以误人。"② 当然这里的贪只说出了缺乏仁的行医者的一个方面，不过表明了"医乃仁术"要求医者既要有精湛的医术，又要有仁爱之心。而一些著名的医家都认为没有精湛的技术，实际上也是不仁的，因为医学是关乎人命的事业，人的生命是最为宝贵的，"天覆地载，万物悉备，莫贵于人"(《内经·素问》)，所以学业不精的人去胡乱行医是对人的生命的不重视，会造成严重的后果。正如明代徐春甫所说："医学贵精，不精则害人匪细。"(《古今医统·庸医速报》)③《难经·十三难》指出："阳绝补阴，阴绝补阳，是谓实实虚虚，损不足，益有余，如此死者，医杀之耳。"④ 清代名医天士在临死之前告诫他的儿子说："医可为而不可为，必天资敏悟，读书万卷，而后可以济世。不然，鲜有不杀人者，是以药饵为刀刃也。吾死，子孙慎勿言医。"(《清史稿·叶桂传》)⑤ 而"仁"具有热爱生命的特质，"热爱生命的人，被生命和生长的程序所吸引，他改造或影响他人的方式是用爱，不是用惩罚，他所抱的伦理观是：有益于生命成长和发展的是善，有助于毁灭或死亡的是恶"⑥。按照韦政通的理解，正是被

---

① 何兆雄主编：《中国医德史》上海医科大学出版社1987年版，第57页。
② 转引自邱仁宗：《医学专业的危机及其出路》，《中国医学伦理学》2006年第6期，第6页。
③ 周一谋编著：《历代名医论医德》，湖南科学技术出版社1982年版，第206页。
④ 周一谋编著：《历代名医论医德》，湖南科学技术出版社1982年版，第38页。
⑤ 周一谋编著：《历代名医论医德》，湖南科学技术出版社1982年版，第251页。
⑥ 韦政通，《人文主义的力量》，中华书局2011年版，第179页。

生命程序所吸引，所以"仁者爱人"，仁与医学的目的有着内在的契合性，所以很多医家对学生的挑选十分严格，因为他们认为并不是所有的人都能掌握医术，只有仁人之心才能热爱医学事业，刻苦钻研，识其真要，所以"得其人乃传，非其人勿言"。那么医乃"仁"术在具体的医疗实践方面还有哪些表现呢？

首先，许多名医都以救人活命为己任，以仁爱救人作为医疗实践的准则，治病人不分贫富贵贱。孙思邈主张："见凡大医治病，必当安神定志，无欲无求，先发大慈恻隐之心，誓愿普救含灵之苦。若有疾厄来求救者，不得问其贵贱贫富、长幼妍媸、怨亲善友、华夷愚智，普同一等，皆如至亲之想。"（《千金要方·大医精诚》）① 北宋医家唐慎微，凡病家来请，"不以贵贱，有所召必往，寒暑雨雪不避"（《书证类本草后》）②。明代医家龚廷贤强调："勿重利，当存仁义，贫富虽殊，药施无二。"（《医家十要》）③ 明代陈实功在所著的《医家五戒十要》中说"凡病家大小贫富人等，请观者便可往之，勿得迟延厌弃"④。这里虽然包含了封建的等级思想，但完全体现了对医者"仁者爱人"的道德品质的要求。

第二、医生在为病人看病时还必须尊重病人，对病人有礼貌，讲人情。《师传篇》告诫医生，要"入国问俗，入家问讳，上堂问礼，临病人问所便"⑤。《大医精诚》中也提出了医生仪表举止的道德规范：应"望之俨然，宽裕汪汪，不皎不昧"，诊务中，"不得多语调笑，谈谑喧哗"。见到病人，"纵绮罗满目，勿左右顾盼，丝竹凑耳，无得有所娱，珍馐迭荐，食如无味"。之所以要这样，是因为"病人苦楚，不离斯须"，病家为此忧愁，"满堂不乐"。在这样的情况下，如果医生"安然自如，傲然自得"，是人所共耻的。⑥ 也就是说，医生要用礼的规范来约束自己，但重要的是要求医生同情关心病人的遭遇。

---

① 周一谋编著：《历代名医论医德》，湖南科学技术出版社1982年版，第99页。
② 何兆雄主编：《中国医德史》，上海医科大学出版社1987年版，第137页。
③ 周一谋编著：《历代名医论医德》，湖南科学技术出版社1982年版，第210页。
④ 周一谋编著：《历代名医论医德》，湖南科学技术出版社1982年版，第224页。
⑤ 何兆雄主编：《中国医德史》，上海医科大学出版社1987年版，第57页。
⑥ 何兆雄主编：《中国医德史》，上海医科大学出版社1987年版，第111页。

第二章　中国传统医患信任问题剖析

第三、儒医都非常注重自我培养。"我欲仁，斯仁至矣"，主要是说一些人不行仁不是因为他们没有能力，而是因为他们不想去行仁。而孟子认为人有善的内在本性，即所有的人都有同情感、羞耻感、尊重感以及是非感，这种潜在的道德意识经过后天的培养和发展得以形成。而医学与儒学的目标是一致的，所以在医学中强调的也是医生的道德修养，宋代一位医生指出："凡为医之道，必先正己，然后正物。正己者，谓能明理已尽术也。正物者，谓能用药已对病也……若不能正己，岂能正物？不能正物，岂能愈疾？"① 在我国古代，几乎没有一位名医不重视医德修养的。

"仁"是中国传统道德所追求的最高境界，医乃仁术的伦理要求也是非常高的，并不是所有的医生都能完全达到，但是我们不能否认，任何一个时期的医学伦理观的形成都要对当时社会现象做出回应。比如，从医家对医乃仁术的论述中，就可以直接窥见造成传统医患不信任的情况，突出地表现为每一个时代都有一些江湖骗子，以名医自居，利用医患之间知识上的不平等，骗取病人的钱财，所以《大医精诚》中强调，"医人不得恃己之长，专心经略财物"。特别是在明朝商品经济有了一定程度的发展后，医患之间的不信任更加突出，李中梓对当时医患关系的特点进行了分析，提出调整新关系的原则是"不失人情"，"不失人情"有三个方面：一是病人之情，他分析了当时病人的几种思想，其中就有病人不知信何医服何药，不讲症状与病史，为难医生。二是旁人之情，即社会舆论对医患关系的影响。三是医生之情，主要分析了在金钱的引诱下，容易引起的不正之风。其中有，便佞之风，即医生使用欺骗性的语言，迎合性的语言，诡辩性语言和恫吓性语言；阿谀之风，医生巴结病人，讨好僮仆，奔走钻营，企图借为富贵人家诊病而谋私利；欺诈之风，连字也不认识，冒充医生。打着祖传秘方的名义卖假药或无效药；孟浪之风，诊病，检药随便；贪幸之风，轻忽人物，药石乱投等②，这些行为都违反了医乃仁术的宗旨，造成患者对医生的不信任。

总之，透过传统医乃仁术的医学伦理观可见，在传统社会中，医生

---

①　何兆雄主编：《中国医德史》，上海医科大学出版社1987年版，第126页。
②　何兆雄主编：《中国医德史》，上海医科大学出版社1987年版，第179页。

学习医学的过程也应该是践行仁德、提升道德修养的过程。医乃仁术与西方所说的作为义务的有利原则不同，因为，践行"仁"的医家并不认为"仁"的实践是从外面强加给他们的，而是认为它与人性的完善具有本质的联系。但也并不是说，因为这种依赖于医生个人品质的行为不像义务那样是必须做的，所以是可为可不为的，并因此是不可靠的。恰恰相反，行仁不是没有规则，礼就是达到仁所需要的工具，它是相对稳定的，但是随着年代的推移，不合时宜的规则就会随着仁的内容的变化而发生变化，所以在当时的社会背景下，对于真正的儒医来说仁的约束力是非常强的。当然，并不是每一种"医乃仁术"之下的礼仪规范都起积极的作用，比如，要求医生为妇女诊病时，重则"就床隔帐诊之"，轻则"就门饰之"，并且受"身体发肤、受之父母，不敢毁伤"观念的影响，把尸体解剖看作是不仁的行为，从而加以禁止。这些既不利于医生对疾病的诊断，也不利于医学的发展。但是传统把医学看作"仁术"，把医生看作"仁人"的观点明确了当时不能被称作现代意义上的医学专业的"专业精神"，而且每个时期都不乏践行这种精神的名医，并获得了民众的高度认同。从传统医乃仁术的医学伦理观中反映出来的是，传统和谐的医患关系强调的是建立在德性基础之上的信任关系，实际上，在传统中，大部分行医者即使不能像很多名医那样经常对病人施以物质上的帮助，也会从整体上关爱和同情病人。

四、传统医患信任模式的局限

传统和谐的医患关系强调的是建立在德性基础上的信任关系。德性就是展现在人的行动当中的内在精神气质，我们可以通过行动者长期的行为倾向或行为习惯来加以把握，由此而建立起信任的关系，在熟人社会尤其如此，我们说，"路遥知马力，日久见人心"，说的就是这个意思，但是这种信任模式有其历史局限性，具体表现在：

第一，德性伦理自身面临的困难。弗兰肯纳曾经以模仿康德[①]的口吻说："没有品质的原则是软弱的，没有原则的品质是盲目的。"龚群、

---

① 康德的原话是："没有内容的思想是空洞的，没有概念的直观是盲目的。"

第二章　中国传统医患信任问题剖析

陈真在其所著的《当代西方伦理思想研究》中举例子说我们在道德教育史上，对于弗兰肯纳所说的"没有原则的品质是盲目的"有着很深的历史体验。我们曾经有过多样性的"道德典范"，包括"文革"期间的"高大全"的典范，打砸抢的"英雄典范"。因此，什么样的品质是真正的道德品质的问题，可能是首先需要界定的问题。① 在医学界，也不乏一些制造出丑闻的医师把自己标榜为具有良好道德品质的典范。再者，不同文化群体所列德目表的内容会有不同，比如古希腊伦理学中的四主德与儒家传统文化中以仁爱为核心的德性就有所不同。随着现代社会的发展，不同文化领域的人的交往越来越频繁，特别是工业社会本来就是一个开放的社会，由于这种开放，不同国家、不同民族的交往使每一个国家和民族都会遇到外来文化和价值观念，尽管每一个国家和民族都会努力在自己的民族文化的基础上对外来文化和价值观念加以吸收和改造，但是，开放性与流动性是密切联系在一起的，没有一个文化融合和价值观念改造的静态样本。所以，"在开放的条件下，任何一个国家和民族的文化和价值观念都会呈现出多元化的状态。在文化和价值观念多元化的条件下，人们可能会陷入一种迷惘的状态，以至于在选择行为标准方面变得极其近视，从而在生活和行动中显现出淡化理想、重视现实、一切从个人益出发的状况。"② 那么如何处理道德陌生人之间的关系？近代社会之所以会形成法律制度建构的路径，也许就是在这种状况下做出的一种选择。

第二，现代社会的复杂性与多样性使得伦理学关注的问题发生变化。在中国传统社会，以自给自足的小农经济为主的经济形态在历史上发展了几千年。这种自给自足的农耕形式主要是由血缘、亲缘关系建立起来的家庭、家族来完成的，因此人的社会关系大多是与生俱来的，一个人接近的是同一个亲属团体、同一个宗族、同一个村庄的人。这是一个熟人的社会，通过人情或通过对某人的道德品性的了解，彼此之间很容易建立起基本的信任关系。病人对医生的信任同样如此，医生服务的

---

① 龚群、陈真：《当代西方伦理思想研究》，北京大学出版社2013年版，第383页。
② 张康之：《寻找公共行政的伦理视角》，中国人民大学出版社2012年版，第228—229页。

半径小,对患者及其家族情况了如指掌,无论是躯体的呵护,还是心理疏导都处在泛亲情格局之中,但是这种信任很难超出血缘、地缘所限制的范围得以建立。特别是在现代社会,我们要认识到随着大规模的商业化、工业化和全球化,一方面以往维系人与人关系的力量,尤其是建立在血缘、地缘之上的旧的社会关系在不断地弱化;另一方面就家庭来说,在以资本作为现代文明的使者和异己力量的作用下,现代家庭也不再像传统家庭那样承担某些功能,如担任政治、经济的组织者。家庭(主要指几代同堂的大家庭)特别是宗族作为集体不再高于一切,相反,个人的权利、自由和自主开始受到关注。由此,两种重要的观念逐渐得以形成,一是平等观念,二是法的观念。[①] 在这一大背景下,医患关系也发生着变化,如果仍然用传统医患信任的特征去看待当下的医患矛盾,无益于问题的解决。反之,当代医患信任的建立需要有严肃的个体承诺以及制度承诺。

第三,生物医学高新技术在临床使用中产生的很多道德问题已经不能靠医生具有良好的品性就能够解决。20世纪60年代以后,肾透析、器官移植、ICU、人工呼吸机、产前诊断、人工流产等医疗技术开始被广泛使用。这些生物医学技术的进步使人们能够更有效地诊断、治疗和预防疾病,但也带来各种道德上的问题:过去我们不能做到的,甚至无法想象的事情现在由于医学技术的应用能够做到了,但我们都应该做吗?如果可以做,又应当怎样做?例如,人工呼吸机等生命支持系统的应用可以大大地延长病人的生命时间,但应不应该尽一切可能延续垂死病人的生命?如果应用生命支持系统仅仅是延长痛苦和死亡,那么撤出生命支持系统符合道德吗?显然这些问题不再是具有良好品性的医生所能解决的问题。最后,即使没有上述问题,虽然医学对社会进步贡献良多,但由于医疗的不确定性,人们对于医疗处置、药物及其副作用也开始出现质疑的声音,比如多少年来抗生素的滥用带来的后果,这凸显的如果不是对医学本身的不信任就是对医疗人员的不信任。

---

① 传统社会向现代社会的这一转变并不是说与传统完全割裂,从广泛的意义上来说,相对于个体主义倾向的文化(如美国、加拿大、西欧、澳大利亚、新西兰)围绕自主的个体建构社会经验,我国仍然是以集体主义文化来建构社会经验的,这种文化具有一种更加相互依赖的、以职责为基础的道德,但这并不意味着这种文化就会忽视个人的正当权利。

第二章　中国传统医患信任问题剖析

小　结

综观本章的分析我们可以大致描述一下传统医患信任的状况：传统的医患结构相对简单，利益关系并不复杂，而且在以熟人为特征的社会中有一种普遍的习俗型信任。这种信任本身又为医患信任提供了伦理环境，并且传统对待疾病的朴素的整体观以及与病人有直接接触的诊断方法，使医生和病人可以近距离接触，有利于医患信任的建立。最重要的是大多数医生都能从整体上同情、关心病人，站在当代的立场上，这被看作是医乃仁术的伦理精神在一般行医者身上的主要体现，所以传统医患关系主要被看作是建立在德性基础之上的信任关系。但是我们也必须认识到，由于受当时医疗发展水平的限制，也没有社会机制去控制医学作为一门专业去发展，人们也就没有客观的标准去衡量医生的技术能力，所以人们对医生技术能力的信任在很多情况下是盲目的，况且医生能从整体上同情、关心病人也有其历史条件的限制，它更多的是基于医疗选择的缺乏，与熟人社会中人们可以共享一套价值观念和信念体系。而当这些条件发生变化后，这种信任就会显示出它的局限性。

第三章 医患信任危机的当代阐释

如果说我们在上一章中侧重描述的是传统医患之间那种建立在德性基础之上的信任关系的和谐画面,那么我国当代的医患关系正处于非常糟糕的时期,可以说是"礼崩乐坏"。杜治政教授在一篇文章中从以下几个方面描述了当前医患关系所处的状况(2013年两会期间,全国人大代表、全国工程院院士钟南山也引用了该数据,该数据由中国医院协会发布):据统计,全国有73.33%的三甲医院出现过病人或家属用暴力对待医生和医院的事件,59.63%的医院发生过因病人对治疗不满纠集多人围攻医院、威胁院长人身安全的事件,76.67%的医院发生过病人在诊疗后拒绝出院和不交费用的情况,61.48%的医院有过在病人去世后,病人家属在院内摆设花圈、设灵堂等事件。其次是医药购销中的商业贿赂情况。据不完全统计,制药企业每年至少要拿出大约7.72亿元人民币贿赂医生。一些药厂以科研课题合作的名义对医院的专家进行赞助,然后由后者出具临床试验报告,甚至还有连试验都不做直接伪造数据和报告,并且能很快拿到批文的。由此可见,药品行业存在着严重的安全隐患。再次是医学试验中存在诱骗受试者以及不履行知情同意原则的现象。比如,上海东方医院与德国柏林心脏中心合作开展的移植人工心脏新技术,就被指是用于人体试验的,因为被植入体内的人工心脏经核实并未经国家注册。最后,一些正义的医务人员,如陈晓兰、肖启伟、张曙等因为揭发医院的内幕,引起医院内部人员的反对、围攻,最终被迫离开医院。[①] 整个医学领域中的种种不正常的情况反映出医患之

[①] 参见杜治政:《医学专业面临的危机:利益冲突——再论医学专业精神》,《医学与哲学》2007年第7期,第2页。

第三章　医患信任危机的当代阐释

间已经出现了严重的信任危机,病人不再相信医生像传统中那样坚持"医乃仁术"的专业伦理精神,把病人的健康放在首位,更不用说从整体上关心病人的利益了;甚至医疗技术的发展也是拿人的生命作为代价的,然而最终的目的却不是为了病人,而是为了获得更大的经济利益;更令人不安的是,优良的品德似乎也已经失去了它生长的环境,不但得不到保存反而还受到打压;同时,在医疗纠纷以及医闹行为剧增的社会背景下,一些没有被腐蚀的医生也不再信任患者,因此带着防御性的态度对病人进行诊断和治疗,并且在必要的时候也不愿意为病人冒丝毫风险。这让我们不得不对此进行理智、冷静的分析,到底是什么原因导致当前这种局面?应该提出什么样的解决方案?本章主要从社会和医学科学发展的维度对当代医患信任危机的产生进行分析,为医患信任的重建提供学理上以及现实上的依据。

一、医院科层体制与医生德性的隐退

在中国古代,除了政府的医疗机构之外,民间的行医一直是独立的,没有正式的组织,鸦片战争后,西医传入中国,并开始在中国建立医院。[①] 据统计,至 1905 年全国已有教会医院 166 处,诊所 241 间。[②] 教会医院的建立对中国医疗卫生事业的开展提供了借鉴,起到了非常积极的作用,此后,广泛的医疗任务逐渐由医院承担。1954 年 9 月,我国第一部宪法草案明确规定了保护人民群众健康的权利,确立劳动者有权享受休息、休养、治疗和福利设施。[③] 从建国初期开始,为了实现从为少数人服务转向为全体劳动人民服务的需要,全国县医院的机构和床位数不断增长,表明了劳动人民是医疗卫生工作主要的服务对象。[④] 总

[①] 在欧洲,医院源自中世纪基督教,在 19 世纪站上医疗科学与医学训练的顶峰。在 20 世纪初,医院不只成为研究与新科技的关键场所,以及外科照护的首选地点,也在医学专业结构中取得中枢地位。在接下来的一个世纪,随着医院成为现代高科技医疗的典型,其地位也获得巩固。(欧洲医院的成长参见 [英] 克尔·瓦丁顿:《欧洲医疗五百年卷二:医学与分化》,李尚仁译,左岸文化出版:远足文化发行 2014 年版,第 92—131 页。)
[②] 何兆雄主编:《中国医德史》,上海医科大学出版社 1987 年版,第 189 页。
[③] 何兆雄主编:《中国医德史》,上海医科大学出版社 1987 年版,第 301 页。
[④] 何兆雄主编:《中国医德史》,上海医科大学出版社 1987 年版,第 302 页。

之，医院的兴起，使中国的医疗保健体系开始发生转变，治疗活动也完全被植于了社会制度与机构的背景之下。① 现在，社会各阶层的病人都能够期望在医院得到基本的医疗保健，都有理由期望疾病在医院得到治疗。综合医院除了承担医疗保健的任务外，也是要承担相应的高等医学院校教学和科研任务的区域性医疗机构。这就使当代医患信任与传统医患信相比更加复杂，一方面，人民群众的健康作为一种权利受到了法律的保护；另一方面，"社会促使医疗专业的形成，而且也为了社会的健康福利，不断地支持它们持续存在，并为社会提供服务，那么医疗专业内的成员就要对他所服务的人和整个社会自然相应地负有责任"。② 由此可见，这种责任的承担已经不像传统中那样完全是出于医生个人或医疗团体对患者的道德上的承诺，专业与作为整体的专业精神的重要性突显出来，并深刻地影响着医患之间的人际信任。然而，专业技术的发展与应用，以及专业精神的形成离不开具体的制度所提供的环境，因为毕竟医疗人员利用医院和以医院为基础的实践所伸张的专业知识不同于普通民众对疾病的理解，这使他们可以确保影响力并提升专业地位，医患关系的重构导致权力更可能转变为对医疗人员更为有利。因此，我们最终不得不考虑制度对医患信任的影响，而首先，科层制是制度对医患信任产生影响的一种主要途径。

近代以来，人类社会中各种各样的社会活动都是通过组织进行的，任何组织中的工作都需要控制和协调，所以我们不可忽视医院科层制的管理形式对医患关系带来的影响。马戎对"科层制"这一概念进行了澄清，"Bureaucracy"在中国被翻译为"官僚制"，对于"官僚制"人们都持一种否定的态度，这受到十月革命前后原苏联对这一组织形式持否定态度的影响。列宁认为官僚制（即科层制）是资产阶级实行统治的基

---

① 历史上一直存在医患不信任问题，但是主要是从改革开放以后才突显出来。在上一章中我们主要介绍了古代医患信任问题，因为我们至今把儒家的"医乃仁术"看作是我们的医学伦理精神。在此对近代医患信任稍作说明，近代医学虽然吸收了西医理论，但是从伦理精神上来说仍然是对传统伦理精神的继承。加上在革命中成长起来的医生，社会责任感很强，践行"救死扶伤，实行革命人道主义"的理想，所以这一时期的医患关系可以看作是以人道主义为中心的医学实践的基础上的信任关系。

② 许志伟：《医患关系的本质：医生的专业视角及其伦理意蕴》，《医学与哲学》2005年第2期，第5页。

第三章 医患信任危机的当代阐释

本组织形式,而且它仅仅适合于资产阶级的统治,而社会主义是要粉碎资产阶级国家的官僚的。列宁在《国家与革命中》写道:"我们政治组织和工会组织内的负责人被资本主义环境腐蚀了(确切些说,有被腐蚀的趋势),有变为官僚的趋势,也就是说,有变为脱离群众、站在群众头上的特权者的趋势。这就是官僚制的实质……"实际上,在西方社会科学中 Bureaucracy 是作为一个中性的词汇被使用的,就是用于表示一种行政和生产管理的组织形式。因此,不能把"科层制"与"官僚制"混为一谈。[①]"科层制"是现代资本主义国家在行政和生产管理中广泛实行的一种组织形式,它所包含的内容不仅涉及机构设置的原理,更重要的是机构内部人与人关系的行为规范。[②] 而正是我国对"官僚制"进行批判的传统对我国医学的发展产生了很大的负面影响,邱仁宗教授对此做过介绍。新中国成立以后,一方面,大学里史无前例地培养了不同专业的专家;另一方面又有着去专业化的倾向。中国共产党的领导需要这些专家帮助建立社会主义中国,但是又不想让这些人有着与西方的专家相似的地位。因为那个时期党对知识分子阶级属性的认定是存在两重性的,一方面认为知识分子属于工人阶级或劳动人民的一部分;另一方面又从世界观问题出发认为知识分子是资产阶级的。这种认识的两重性,有时交织在一起,有时则是某一方面占据明显的主导地位。那个时期,专家在他们自己领域中的是没有自主性的,每一个机构都是由党完全领导的。脑力劳动和其他劳动之间的收入没有区别,并且要求脑力劳动者去接受一段时间的体力劳动,而且毛泽东认为苏联成为修正主义国家的原因之一就是给予了专家太多的特权——即所谓的社会阶层的高收入。中国领导人发起的文化大革命试图暴露腐败、清除不应有的官僚现象,许多专家受到迫害,工作和教学都受到了很大的冲击,为了进一步取消脑力劳动者和体力劳动之间的收入差距,百万脑力劳动者被剥夺了从事专业活动的机会,被赶到乡下或工厂作为工人或农民接受再教育。因此,不难理解为什么政府会认为完成正规学业的医学院学生脱离了普

[①] [美]布劳、梅椰:《现代社会中的科层制》,马戎、时宪明、邱泽奇译,学林出版社2001年版,译者序言。

[②] [美]布劳、梅椰:《现代社会中的科层制》,马戎、时宪明、邱泽奇译,学林出版社2001版,译者序言第3页。

通群众的生活,受到了靠行医谋求个人名利的资产阶级思想的严重腐化,因此不能为病人无私的服务了。成千上万的医生被迫离开自己的工作岗位,被下放到农村与农民一起在人民公社劳动。这就产生了这样一群医生,被称作"赤脚医生",他们一边行医一边参加农业劳动。他们行医不收钱,而且待遇也和其他的农民一样。① 实际上当时的情况是,虽然在理论上批判"官僚主义",但执政党的科层组织比资本主义国家政党的科层化更为严重。

马克思·韦伯认为随着社会经济的发展,社会组织会越来越复杂,对工作效率的要求也会越来越高,工作分工比较细的科层制的发展是不可避免的,"韦伯认为理想的科层制应该满足以下几个方面的要求:(1)在职能专业化的基础上进行劳动分工,按权力自上而下排列成有着严格规定的等级层次结构体系。每一个下级机关都在上一级机关的控制和监督之下,同时,由下到上又有着申诉和表示不满的权利。(2)有明确划分责任权的规章制度。按系统的劳动分工确定机构和人员的职责领域。为了履行这些职责,提供必要的权力,与权力相伴随的是明确规定的必要的强制性手段,应用权力的条件也予以详细的规定。(3)指导一个机关行为的规则包括技术性规则和行为准则两个方面。为了合理地应用这些规则,必须对有关人员进行专门的训练和培训。(4)系统化的工作程序与公私分明的界限。管理行为都依据一套严格、系统而明确的规则,管理当局的成员与组织的财产要明确分离,办公场所与居住场所也要分开。(5)严格地公事公办。非个性化的机构被赋予了特殊的权利与义务,它们是组织而不是职位占有者的财产。任何任职者都不能滥用其正式的职权,必须接受有关准则的指导,但合法权利能以各种不同的方式来行使。(6)对官员,注重知识和能力。每个机构都通过竞争性选择来招聘人员,根据技术以及非个性的标准确定职位候选人,基于资历、成就或两者兼而有之进行晋升。"② 根据韦伯对科层制的特征进行的描述,

---

① Ren-Zong Qiu. "The Fiduciary Relationship between Professionals and Clients: A Chinese Perspective", in Edmund D. Pellegrino, Robert M. Veatch, John P. Langan. *Ethics, Trust, and Professions: Philosophical and Cultural Aspects*. Georgetwon University Press Washington, D. C., 1991. p252.

② 张康之:《寻找公共行政的伦理视角》,中国人民大学出版社 2012 年版,第 72 页。

第三章　医患信任危机的当代阐释

格尔思（Gerth, H. H.）和米尔斯（C. W. Mills）认为可以将其归结为以下几点：1. 根据法律或行政的规则，组织内部的各单位及个人都有固定不变、明确规定的工作范围；2. 存在一个等级制的权力体系，上级监督下级的工作；3. 通过书面文件来施行严格的现代化管理；4. 组织雇佣经过专业培训的职员，这些人懂得规章制度并在工作中不掺杂个人感情因素；5. 职员们的工作时间是有限定的，但工作要求他们贡献出全部能力；6. 职员们的位置由上级官员任命，他们把组织内的工作看作是自己的终身事业，他们在工作中得到晋升，在退休后有可靠的保障。① 这些特征是韦伯所描述的科层制在最佳状态下所表现出来的理想特征。彼得·布劳和马歇尔·梅耶把科层组织的这些基本特征概括为专业化、权力等级、规章制度和非人格化。其中，劳动分工和专职化促进了专业化，但专门的工作必须通过组织的等级制进行协作。非人格的规则和规章通过在决策中排除个人的偏见使协作得到加强。岗位激励政策促使职员愉快地从事自己的工作。② 虽然韦伯也提出了科层制的一些负功能，如科层制倾向于垄断信息，科层制一旦建立就是社会结构中最难被摧毁的部分，科层制会导致行为的专断，但是总的来说，他对科层的讨论是一种理想类型，在现实生活中很难达到，所以他的理论无论是在理论上还是在现实应用上都招致许多批评。但这并不意味着对科层制的讨论是没有意义的，并且我们要认识到科层从其产生之日起就有其结构上的负面因素。我们在此仅关注"科层制"的管理形式在我国的医院的现实应用中对医患信任带来的消极影响。

医院作为一种社会组织，是以科层制的管理形式来运行的。它依靠等级制度来运作，并且遵守一系列正式的规章制度。因为我国正处于体制改革的时期，组织机构的设置以及相关政策都存在很多问题，医院科层制在运作的过程中也日趋复杂。总的来说，如果要使医院这个社会组织的功能得以有效的发挥，医院的科层体系必须按照大家都接受的，在当代医学知识和技术能达到的条件下，并在医院资源容许的情况下，以

---

① [美] 布劳、梅椰：《现代社会中的科层制》，马戎、时宪明、邱泽奇译，学林出版社 2001 年版，译者序言第 5 页。

② [美] 布劳、梅椰：《现代社会中的科层制》，马戎、时宪明、邱泽奇译，学林出版社 2001 年版，第 20 页。

为病人服务的宗旨得以建立。但是即使是在理想的情况下,科层管理的具体操作也会带来负面影响,可能会以下方式表现出来:

一、科层制的形式主义对医患关系的影响。因为科层制的内部成员,都是按照组织严格的规章制度来办事的,这对医生的自主性进行了很大的限制。极端的例子发生在文化大革命时期,一位教育部的前任领导患心肌梗塞,但是不能进入为高级干部指定的医院进行治疗,因为他被贴上了走资产阶级道路的标签,最后这位领导因为没有得到治疗死亡。① 当然,这是在不合理的形式制度下发生的情况。但是,如果制度是合理的,也仍然会出现问题。"著名社会学家 R. K. 默顿在关于科层化对官员的性格的研究中发现,当人们专心注意各种规章和程序时,他们将忽视这些规章和程序当初建立起来的理由,而将遵守规定变成其目的,呆板地遵从已经建立起来的规定,容易令人无法了解和应付新的情况和问题,而变得毫无弹性,组织的目标和效率反而可能因此丧失。"② 这就是韦伯所说的情况,即形式上的合理性不能保证实质上的合理性。比如,在医院的科层运作中,有些医院为了监督医生的用药行为、防止大处方现象,在医院内部执行"医药比"的管理制度,即要求医生开药必须与所做出的治疗相结合,不能盲目用药。这样,医生给患者用药之前必须通过相应的检查来证实自己的判断,不能不检查就用药。虽然医院的初衷是好的,但是执行中的弊端也暴露了出来。在访谈中,医生表示:"有些科室没有那么复杂的检查,顶多来个患者做个心电图,查个血常规,你要是要求医药比,我只能说尽量完成,比如患者心脏不好,那我就做个心超吧,要是没有医药比我可能就不做了。"③ 另外一个典型的案例就是 2007 年发生在北京朝阳医院的"丈夫拒签导致一尸两命"的案例。如果我们不考虑这个案例的其他复杂因素,医院按照制度的规

---

① Ren-Zong Qiu. "The Fiduciary Relationship between Professionals and Clients: A Chinese Perspective", in Edmund D. Pellegrino, Robert M. Veatch, John P. Langan. *Ethics, Trust, and the Professions: Philosophical and Cultural Aspects*. Georgetown University Press, 1991. p253.

② 转引自郭长禄:《现代科层制的功能分析及其中国问题》,《辽宁税务高等专科学校学报》2005 年第 6 期,第 12 页。

③ 卫生部统计信息中心编:《中国医患关系调查研究:第四次国家卫生服务调查专题研究报告(二)》,中国协和医科大学出版社 2010 年版,第 179 页。

第三章 医患信任危机的当代阐释

定取得知情同意的过程并没有错,并且此项制度设置的初衷是好的,它本来是为了在常规的情景下,对病人加以保护。但是因为医院的工作对象是作为"人"的病人,关系的是病人的生命,所以人们认为在类似的紧急情况中,如果获取知情同意会对病人造成不可逆转的伤害,医院还让医生呆板的按照制度的规定来处理问题就显得不合理,关于这一案例在本文的第五章中还会详细讨论。由此可见,规章制度即使不使医生变得冷漠,也会使他谨小慎微,不能发挥他的主动性,从而压制他的道德情感,更何况与传统的行医模式相比,医生在制度这道屏障的保护之下对待病人的态度确实要恶劣的多。

二、医务人员被根据他们的专业安置在有着细致区分的、不同的功能部门,而每个部门以及每位医生又只能执行在特定范围内的职能,这使他们在自己的专业活动中把自己孤立起来,所以对患者也只能负起一部分的责任。比如,管床医生、主治医生、其他进行化验检查的医生以及护理人员等,他们在科层制中的职责和任务是不同的,所有医务人员的责任在这种功能分割中自然而然地就被碎片化了,过去由一名大夫解决的问题在现代医院中就要转为分科诊断,分项治疗,医院组织内部的沟通协调常常会产生问题,患者不仅要学习适应医院组织化运转的规则,同时也要面对在医院中可能遇到的各种分科沟通协调的问题,医生们不能像传统医生那样从整体上衡量病人的情况,并表达对病人的关心,使发生矛盾的几率增多。① 同时,这与传统的个体行医模式完全不同的多对一的行医模式使医生与患者之间的距离不再接近,并且削弱了医患双方的情感交流。

三、医院本来被看作公益性单位,它的目标是保障和促进社会人群的健康,提高全社会的医疗保健水平,当然这里也会有社会利益、集体利益和个人利益之间的冲突有待公正合理的加以解决。但是,如果在医院的科层目标中加入不合理利益的考虑,就可能会引起病人对医生以及医院动机的质疑,特别是在医院维持运营,以及参与市场竞争的商业化的目标如果没有伦理的设定的情况下,很容易掩盖其公益性的本质。这

---

① 卫生部统计信息中心编:《中国医患关系调查研究:第四次国家卫生服务调查专题研究报告(二)》,中国协和医科大学出版社 2010 年版,第 188 页。

正是医疗市场服务化的今天,正在发生的现象。比如,很多医院都规定以门诊量为主要指标对科室及医护人员进行工作业绩的考核,如果达不到标准,医院可以通过奖金、职称晋升甚至聘任等机制对医生进行惩罚。这种情况下,医院显然是把经济利益而不是病人利益放在首位,在这种体制下的医生的首要目标也是想办法完成各项指标,只要他不违反规章制度,具有什么样的德性就显得无关紧要了。

　　除了上述医院科层制管理对医患关系产生的影响外,医院的组织也使病人产生了非人性化的感受,这不一定是医院工作人员的目的,而是组织管理必然会产生的结果,因为医院的工作组织促使病人接受医院日常的规章制度。科(Coe,1978)认为医院方面的三个基本机制在很大程度上使病人处在非人性化的地位。这三个基本机制是:(1)剥夺病人原有的社会身份;(2)对资源的控制;(3)限制病人的活动。科解释说,当病人初到医院接受治疗时,他们带有特定的身份,这代表了他们的态度、信仰、价值观、自我概念和社会地位,这些都是自我呈现的方式的基础。当医生按照制度使病人脱离过去个人生活的自我表现的时候,就发生了剥夺。病人自己的衣服被拿走,换上一套睡衣,穿睡衣作为病号服的简单事实就让人们把他们界定为病人,而且只能在医院内得到认可的范围里活动。病人的个人价值属性被医院拿走了,并由工作人员妥善保存。探视制度不仅控制病人会见探视者的时间,而且约束着那些前来探视的人。此外,工作人员监督着病人的饮食,决定病人睡觉或醒来的时间,实质上是控制着病人在医院中的一般社会生活行为。科认为住院服务的另一个特征,即对资源的控制,指的不只是病人所用的物质材料,如被服等,也包括对病人治疗状况的信息的控制。除非医生决定告诉病人,病人通常不知道他们的疾病诊断或实验室检查结果和X光检查的结论。非人性化的第三个特征是,在大多数医院里,病人是不允许随便离开病房的,因为医院认为,医院要对医院内的病人随时随地地"负责"。[①] 科所说的这三种导致病人感到非人性化的机制在我国也完全适用,本人体验比较突出的是医院每天会给住院病人做很多检查,但医生不会告诉病人每次检查的目的、内容与结果,如果病人不要求复

---

① [美]科克汉姆:《医学社会学》,杨辉等译,华夏出版社2000年版,第239页。

制病历，甚至不知道他做过哪些检查。总之，进入医院带来的一大后果之一是，病人自主性的降低。

综上所述，医院的科层制管理及医院的组织模式使病人处于与传统的行医模式下完全不同的情境中，虽然病人不会关心医院科层运作，但是却受科层目标的影响，而主要的影响就是，它不可避免地造成医生的"德性"在某种程度上的隐退。这种隐退也可以被看作是制度性隐退，在利益冲突没有爆发出来的情况下，它并没有消失，而是因为受到制度的影响，使得德性的资源无法在医疗实践当中释放出来，认识到这一点对患者树立对医生的合理期望来说是非常重要的。德性在制度影响下的隐退使体现在个体医生身上的专业精神少了传统医生那种对病人直接的同情与关爱，再加上医院组织对病人造成的进一步的非人格化感受，使病人处在一个与传统完全不同的情境中，他们对医院的环境是陌生的，对医疗理论是陌生的，对医院科层运作也是陌生的，他们不能像传统那样基于医生的德性去对未来的行动进行预测，在这种情况下，安全和风险问题就突显出来，影响着信任关系的建立。

二、医学模式的发展与医患关系的物化

医学模式指的是人类的医学观，即人们对人体及健康和疾病的总体认识。① 人们在不同的时代以及不同的文化及宗教信仰中有着不同的疾病观。人们一般认为医学模式在人类历史上的发展大致经历这样几个阶段：一、神灵主义的医学模式，这种医学模式存在于奴隶社会之前的远古时期，人们认为患病是鬼怪作乱或祖先幽灵作祟所引起的，治疗也就通常是由巫医、萨满通过驱鬼祛邪来进行，在这种模式下，如果病人不能恢复健康也不会把原因归咎于"医生"。第二个阶段被称为自然哲学的医学模式。在这个阶段，人们不再从超自然的世界里去寻找疾病的原因，而是在对病人进行直观的经验观察的基础上通过思辨的推理去理解健康与疾病，对健康和疾病的阐述具有朴素的自然哲学观和自发的辩证

---

① 张大庆：《中国近代疾病社会史（1912—1937）》，山东教育出版社 2006 年版，第 47 页。

观,中医是这种医学模式的典型。就这个时期的诊断方法来说,医生和病人有直接的接触,医患之间的关系比较亲密,信任也较容易建立。在西方近代自然哲学与科学发展的推动下产生了第三种医学模式,即生物医学模式。这种模式的标志是"实验医学"的出现①,人体的秘密被一个个发现。生物医学模式认为每一种疾病都可以用机体器官、组织和细胞的生物学异常来说明,可以确定出生物或物理、化学的特定原因,这使得医学观发生了质的变化,也随之产生了医患关系的新特点。在后来的医学发展中,这种模式不管是从它研究方法的局限性来说,还是从它对医患关系所产生的负面影响来说,也就是说不管从技术层面还是从伦理层面都受到了诸多批评,并且在此基础上又提出了其他的模式,即第四种生物—心理—社会医学模式。这种模式由美国罗彻斯特大学内科学教授恩格尔于1977年首次提出,它是一种既从生物学方面,又从心理和社会方面看待人类健康和疾病的医学模式,它的伦理意蕴是使近代机械主义还原论的生物医学上升到系统化、整体化和回归人文关怀的现代医学。这种医学模式提出的背景是,随着现代社会的发展,疾病谱发生了十分明显的变化,引起死亡的主要疾病已经不是传染病,而是脑血管病、心脏疾病、恶性肿瘤等。大量研究表明,这些疾病除了跟理化和生物因素有关外,生活上的不良习惯、生存环境的污染与生态平衡的破坏,以及社会竞争给人们带来的精神上的压力都是致病的主要因素,所以,对人体的健康和疾病的认识要提高到一个新的高度。世界卫生组织提出的健康观也体现了这种医学模式的核心观念,即健康不仅是没有疾病或不受伤害,而且还是生理、心理和社会幸福的完好状态。

生物—心理—社会医学模式适应医学发展的需要,打破了生物医学模式仅从生物学角度考察疾病的片面性,克服了生物医学模式只重视手术和药物治疗、忽略心理调整和社会预防的重要性。这种医学观必然会

---

① 比如,17世纪解剖学中的实验作法反映出经验主义的知识探究模式,哈维(W. Harvey,1578—1657)提出血液循环理论,他认为血液循环是可以观察到的事实,并认为这是解剖学者研究的领域。"牛顿的数学和笛卡尔的身心二元论哲学被整合到医学中。他们形塑了医学机械论,以及将身体构想为机器或手表的哲学概念,这又激励了测量生理现象的兴趣。"([英]克尔·瓦丁顿:《欧洲医疗五百年 卷二医学与分化》,李尚仁译,左岸文化事业有限公司2014年版,第183页。)

第三章　医患信任危机的当代阐释

给诊断和治疗带来全方位的影响,推进向"整体人"的回归,但是据调查发现①,在我国,无论是医学教育还是现实的医疗实践仍然停留在生物医学模式的阶段,因此也不能解决生物医学模式所带来的问题。况且现代临床诊断学也是在这种医学模式的推动下得以发展,并使医生能够有效地、比较准确地判断疾病的部位和性质,确定合适的治疗方案。所以我们在这里仍然有必要讨论一下这种医学模式下的诊断方式的去人格化特征。

1. 生物医学模式背后的"病人"

在传统的医学中,病人一直是——实际上在任何时代的医学中,也应该是要得到关注的中心,因为如果没有病人,也就不需要医学,而生物医学模式使医生把重点转向疾病的实验研究,并仅仅关心治疗病人躯体的疾病,而开始忽略病人。法国哲学家、医生拉美特利(LaMettrie,1709—1751)在《人是机器》一书中提出,疾病就是身体机器的某个部件的损坏或失灵,医生的任务就是修理人体的机器,这样使病人的本质是什么这一以前不成问题的问题成为问题。为此,我们需要考察一下现代医学产生的理论基础。

现代医学是以近代科学思维的方法为基础发展起来的,而理解世界的机械图式是近代科学体现出来的哲学精神。近代法国哲学家、物理学家、生理学家笛卡尔的身心二元论观点,被认为是把人的身体看作机器的传统来源,他的这一理论把"灵魂"、"心灵"、"上帝的意志"等前科学的假设从自然物中驱逐出去不但没有对当时的自然科学造成妨碍,反而还有利于科学的发展。早期自然科学的范式是牛顿力学,它只承认推动与被推动的因果链,它想象世界的模型是机械模型,世界被想象为一架大机器,自然物被想象为有形而无灵魂的零件,人的感觉运动也被想象为外物刺激感官,推动神经和心灵的机械运动,因此,牛顿建立的经典力学体系构造的以机械为特征的自然图景也使医生们认为人类的生命现象也是一种机械运动的形式。直到现在,医学知识和实践的标准模式

---

① 相观调查的发现,可以参考卫生部统计信息中心编:《中国医患关系调查研究:第四次国家卫生服务调查专题研究报告(二)》,中国协和医科大学出版社 2010 年版,第 189 页。

也仅仅是牛顿的机械世界观的延伸和应用,比如遗传学和控制论。① 在这种机械的世界观的影响下,人的身体作为机器变成了科学的对象,并且身体的各个部分是相互分离的,而且是可替换的。这样,身体就由不同解剖学的体系组成,比如呼吸系统或心脏血管系统。这些系统又由不同的器官组成,如肺和心脏,由肌肉、神经和胰腺组织构成。最后,这些组织由不同种类的细胞构成,这些细胞又由分子构成。由于这种机械的、科学的身体遵循着物理和化学的原理,所以它们的生存环境不必纳入考虑。此外,与生物医学模式的疾病观相适应,现代的诊断技术也得以发展,为病人的疾病状况提供了客观的诊断数据与资料,确实这些技术对医生诊断与治疗疾病来说大有助益,比如,从早期的听诊器和显微镜到今天的人工心肺、透析机的发展,同时,这些技术也在外科手术上创造了一些奇迹,但是也不可避免的带来了一些负面的影响。

正如詹姆斯·马库姆(James A. Marcum)所指出的,这种机械化的后果对于病人的身体来说有这样几个方面的影响:首先是身体的碎片化,即把身体分成单独的几部分。确实,到了20世纪60年代后期,由于对传染病的控制,人们就已经认识到,健康问题不只是单一的致病因素引起的,所以医生们越来越感到应该回到"整体的人"去处理健康的问题,特别是关注社会和心理因素对一个人是否患病的影响,而且这些因素还会影响到症状的形式、持续的时间和强度。再者,这种分离的方法是有其自身的局限性的,它并不能真实地反映局部病理变化与整体病情之间的规律性联系。例如,许多女性月经失调如功能性子宫出血、闭经等疾病,是在神经—体液学说发展起来以后,才明白它常是大脑皮层、丘脑下部、垂体前叶和卵巢之间的功能联系紊乱,造成子宫内膜周期性变化失常的结果。然而,如果仅从子宫内膜局部考察是不能认识这些疾病的本质,因而也不能有效地治疗这些疾病的。② 马库姆所说的第二后果是身体的标准化,即有一个一般的身体可以用来把病人身体的临床数据与之进行对比,医生的工作就是重塑病人的身体以使其符合医学

---

① James A. Marcum. *Humanizing Modern Medicine: An Introductory Philosophy of Medicine.* Springer, 2008. p50.

② 黄建平:《祖国医学方法论》,湖南人民出版社1982年版,第31页。

第三章 医患信任危机的当代阐释

团体认为是正常的身体。马库姆提到通常这种用来比较的一般的身体都是男人的身体,只是到了最近才以女人的身体作为患病妇女进行对比的标准。第三,是身体的透明化。医学的技术,特别是成像技术使医生能够窥见病人身体的内部,然而这种技术的使用会为医生和病人带来伦理上的麻烦。所以说,现代的诊断水平能够使医生掌握病人的很多私人信息,如果不对这些信息保密,可能会影响到病人的生活。机械化的第四个,也是对病人来说最麻烦的后果是,身体疏远出去,也就是说这种技术使得病人的身体与自我和生活环境以及其他人疏远开来。病人的身体不再是病人自己的,反而成为医学专家根据他们对病人身体的理解去对它们进行控制,而他们对病人身体的理解常常是与生活环境相脱离的,所以病人失去了自我与生活的环境。①

总之,分离性是生物医学模式的核心,在这种模式下,医生不会把病人作为"人"来看待,因为对病人疾病的诊断也只相信用来为病人作检查的机器所输出的数据,而不是病人自己对患病经历进行的解释,医生成为机器的奴仆。这种技术的专业化以及在医学中的应用提高了诊治疾病的效率,也确实使病人受益,但是却使现代医学遭受着一定程度上的迷失,因为"医生对病情的描述多少会趋向一种客观的疾病病史逻辑式的表达,记载在病例表上;而病人则是按照主体病痛体验模式在经验生命者的生活世界,他的意向性焦点不可能把生病经验当作科学的事例,生病对他而言,是一个影响到全面生活的事件,病人可能会从个人生平的各个层面与生病经验做意义上的关联"②。近几十年也看到医生、生命伦理学家及其他相关各方在讨论医疗决策问题时关注到病人的"生活质量",这也被看作是成功的治疗应该要达到的目的。而诸如个人社会关系所能保持的状态、承担并完成工作的能力、实现理想和抱负的能力等"主观"项目无疑是构成"生活质量"的重要因素,要对这些项目有一个准确的评估,就需要医生在诊断、治疗、预后过程中关注病人的生活体验,比如在病人看来,生病状态对他的当下与未来生活世界将造

---

① Marcum 的观点参见:James A. Marcum. *Humanizing Modern Medicine:An Introductory Philosophy of Medicine*. Springer,2008. p51.
② 龚卓军:《生病诠释现象学——从生病经验的诠释到医病关系的伦理基础》,《文化研究月报》第 19 期,第 8—9 页。

成什么样的影响,他的自我完整性和社会关系会受到什么样的威胁等。如果医生不考虑生病对病人意味着什么,治疗就很难达到提高病人生活质量的目的,特别对一些慢性病或癌症患者更是如此。S.K.图斯姆,作为一个患多发硬化症已20多年的人对此深有感触。他说:医学护理和医学教育(一个中心点就是几乎按照疾病的生物医学模式来理解病患)的重点集中朝向急性病护理的方向,与其一致的是强调高技术的治疗和功能的完全恢复。这种中心对于生活在慢性或晚期病患中的那些人来说有深刻的含义。如果医学的最终目标被构想为完全地恢复健康,那么,那些患有慢性疾病的痛苦似乎是难以控制的,而且对于那些患有不能治疗的病患的人医学只能给予微不足道的帮助。① 因为在S.K.图斯姆看来,对于慢性病患来说,疾病是一个人生存方式的内在要素,生活的一个永久特征。要想使慢性病患者完全康复是不可能的,更切合实际的目标是病人如何在患病的情况下生活得更好。"这种医学的观念甚至阻碍了对慢性病患的最好意的努力。"②

2. 生物医学模式对我国医患关系的影响

生物医学模式的传入是中国医学发展史上的一次大转型,即使是传统的中医也吸收了这种医学模式的一些因素,早在20世纪20年代施今墨就提出"中医科学化,中药工业化"的口号,企图引进西医的自然科学的实验方法,特别是借助现代的医疗技术辅助诊断,如开始使用听诊器、体温表、血压计,30年代便在诊所增设化验室。③ 当代中医的诊断更加离不开先进的仪器的辅助。因此,中国当代的医患关系展现出完全不同于传统医患关系的新特点:

第一、医患之间知识上的不平等加剧。随着实验医学的发展,医学越来越显示出其专业的高度技术化,分科越来越细,并且专业的排外性也在显著增加,所以不同科室的医生之间的知识结构也不尽相同,耳鼻喉科的医生不懂怎么处理心脑血管病人是很正常的现象;如果有哪位医

---

① [美]图斯姆:《病患的意义——医生和病人不同观点的现象学探讨》(代序),邱鸿钟、陈蓉霞、李剑等译,青岛出版社1999年版。
② 同上。
③ 何兆雄主编:《中国医德史》,上海医科大学出版社1987版,第217页。

第三章 医患信任危机的当代阐释

生声称他具有医学所有领域中的知识和技能,将受到质疑。对于外行的病人来说,知识上的差距就更大了,当病人走进医院时,他完全进入了另一个世界,医生说的专业术语病人听不懂,使用诊疗器械的原理病人弄不清,开出的药物可能要看很长时间的说明书才知道是治什么病的,这都使得病人比以前更加处于易受伤害的地位。

第二、诊断、治疗方法使医患关系物化。医生过于依赖现代的医疗技术,被动地等待化验结果,只相信仪器输出的数据,而不管病人患病的经历。霍华德·利文撒尔(1975)认为,大多数关于非人性化的报告普遍引用病人被当成物体或物品的体验。① 如果机器对病人的诊断结果相同,就会理所当然地使用相同的药物进行治疗,而忽视了不同病人的体质会有不同,以及每个病人患病的经历都是不一样的。这种物化的关系使得医患之间的沟通也成为多余,因此医疗科技在诊断和治疗疾病方面的进步使医生有时会缺乏认识病人困境的能力,缺少了对病人的疾病产生同情的程序,这样会导致医生对于生命的敬畏观念的淡薄,忽视医生对患者的关心、尊重以及病人心理和情绪上的反应。比如一位医学生描述道:在临床培训阶段,当我发现我的老师让我听6个病人的心音,而我花在每个病人身上的时间只有5分钟的时候,我没有关注到我没有与病人打交道,因为我只想学会如何辨别各种不同的心音。(Hass&Shaffir,1977:71)② 实际上这种医学模式的物化趋势,也形成了它对疾病与健康的理解。在哲学上,自然主义者支持的是生物医学模式的观点,他们把疾病和健康看作是描述性的概念,它们是用来定义人的客观的和实际的状况的,因此这些概念对于个人或社会的价值观来说是中立的。然而根据规范主义的观点,这些概念取决于个人和社会的价值观。通过对这些价值观的反思,规范主义者经常使用诸如"患病"和"福祉"这样的术语去定义一个人主观的或构成性的状态。生物医学模式采取一种还原的方法,认为任何疾病都可以根据某种物质状态去定义,甚至精神的或行为的疾病也可以还原成脑的生物化学和生理运行,因此,它的原因能够通过科学研究和临床诊断发现。卡塞尔(Cassell)

---

① [美]科克汉姆:《医学社会学》,杨辉等译,华夏出版社2000年版,第239页。
② [美]科克汉姆:《医学社会学》,杨辉等译,华夏出版社2000年版,第188页。

认为医生不应该仅处理作为客观实体的疾病，而是应该处理患病的人："医生研究的目标，作为实体的疾病，并不具体存在于现实中，而仅仅是没有独立存在的抽象物。医师能处理的唯一的事情是（对医学科学来说是自相矛盾的）患病的人。"① 最后，现代的医生越来越依赖现代的医疗技术帮助诊断，而他们甚至不必弄懂那些仪器的原理，这会导致在资源短缺或应急的情况下医生不能根据自己与病人接触的经验对病人进行诊断。

第三、现代医学的发展使病人对现代的医疗技术抱有过高的期望。特别是近20年来现代生物技术在基因诊断、基因治疗、基因预防、克隆和干细胞治疗以及人类辅助生殖技术等方面取得飞速发展，这些都对人的生活进行着重构，从而也使医学的力量获得了社会的关注，并提高了它的威望。病人对变化神速的现代技术充满信心，认为医学科学的发展能够解决所有的问题，对医生产生过高的期望。但同时，因为中国是唯一坚持传统医学与西医并重的国家，人们对传统医学伦理有着高度的民族认同，虽然在进行西方的医学实践的过程中，也必然要采用与此一致的道德标准，但还是不能避免患者对传统医德和现代医疗技术都有着过高的期待。然而我们也已经看到，西医的诊断方法本身就影响了医患之间的距离，实际上，即使医生与病人仍然保持着密切的关系，传统的医德也不足以解决病人所面临的问题。因为现代医学的发展不仅能更有效地诊断、治疗疾病，而且还能操纵生死，这本该给人类带来更大的幸福，然而却为临床实践增加了许多新的可能性。而有些可能性对任何一个有理性的人来说都可能构成选择上的困境，如果认识不到这一点就会产生了一种张力，可能发生的情况是，如果医生达不到病人想要的效果，病人就会认为那是医生的失职或怀疑医生的技术能力；同时，医生对待病人的态度可能也不被人所理解，比如当医生把选择权交给病人的时候，结果是医生们有些正当的行为也被认为是不适当的以及不可接受的。

我们可以直接把上述分析与关于医患信任的讨论联系起来。我们说

---

① 转引自 James A. Marcum. *Humanizing Modern Medicine*: *An Introductory Philosophy of Medicine*. Springer，2008. p64.

医患信任的实质在于彼此寄予的期望，对于病人来说一是期望医生有合格的技术能力，二是期望他们能对病人的利益有道德上的关注。现在的问题是：1. 医学模式的发展加剧了医患之间不对称地位的同时，也带来的医患关系的物化，对于医生来说，医患关系不再是人与人的关系，而是人与"物"的关系，医生更多的是关心病人的"疾病"，而不是从道德上关心作为"人"的病人。然而这与作为"人"的病人的期望是相违背的，但是只要在医生起码做到"不伤害"，而病人又不会对当下的医学观以及医生的技术产生怀疑的情况下，还不足以引起信任危机。但是因为 2. 一方面，病人对医生的技术能力有着过高的期望，所以，如果医生不能达到病人期望的效果，就认为是医生的无能或失职，这会引发对医生的不信任。如果说这种不信任是不合理的，那么另一方面，医患之间利益冲突的突显，增长了医生主动伤害病人的可能性。再加上现实情况中很多医疗差错或事故确实是由于医生的无能或失职造成的，所以与传统相比，在当代人们面对的是社会各方面风险的增长，已经完全不能再凭借过去所熟悉的交往方式做出合理的预期，在这种情况下就会产生信任危机。下一节我们着重对当代医患利益冲突的突显进行考察。

三、医疗服务市场化与利益冲突的突显

1. 我国为什么要实行医疗改革

我国在整个经济发展水平相当低的计划经济时期，通过有效的制度性安排，用占 GDP3%左右的卫生投入，大体上满足了几乎所有社会成员的基本的医疗卫生服务需求，国民健康水平也随之得以迅速的提高，不少国民综合健康指标还达到了中等收入国家的水平，成绩十分显著，被一些国际机构评价为发展中国家医疗卫生工作的典范。[①] 那么为什么我们还要进行医疗改革，在医疗服务中引入市场的机制呢？现在许多学者都认为正是医疗服务的市场化使医生过分关注个人利益，腐蚀了医学

---

① 葛延风、贡森等：《中国医改：问题·根源·出路》，中国发展出版社2007年版，第2页。

行业的专业精神,破坏了原有医患之间的信任关系。因此要重建医患之间的信任,我们首先就有必要了解我国为什么要实行医疗改革。①

实际上,任何一个历史时期的医疗卫生事业的发展都要与本国的政治和经济的发展水平相适应。新中国成立后,在我国经济发展水平低下,医疗卫生资源短缺的情况下,中央政府提出了新中国卫生工作的四大方针:面向工农兵,预防为主,团结中西医,卫生工作与群众运动相结合。通过执行预防为主的方针,政府积极开展疾病控制和预防保健工作,在公共卫生方面取得了瞩目的成绩;在城市形成了市、区两级医院和街道门诊三级医疗服务体系,在农村形成了县、乡、村,集医疗、预防功能于一体的三级医疗预防保健网络,提高了医疗服务的可及性;政府逐渐建立了三种医疗保健计划:一是由国家财政直接拨款,专门为政府机构的员工提供的医疗保健服务;二是由国企和公司提供资金,为其员工提供了医疗保健服务;三是集体所有制的村庄为农民提供以赤脚医生为主的医疗服务,其资金建立在以农民支付的保险金额和政府小额补助的基础之上。到 20 世纪 70 年代早期,大部分中国人都已经被纳入这三种公共医疗保健体系之中。② 总之,在计划经济的体制下,政府通过严格的计划管理方式,以及带有政治动员性质的爱国卫生运动逐步建立起了一个基本覆盖城乡居民,效率较高的公共卫生和医疗服务体系。而当时医院科层管理的目标是忠于病人利益的,所取得的成就也就得益于对这一目标的不懈追求,同时也保持了医务人员专业精神的相对完整性。

尽管计划经济体制下我国的医疗卫生事业取得了显著成绩,但还是不能避免这种体制带来的弊端。(1)政府虽然强调中西医结合,主要集中于成本低、效益好的常见病和多发病的治疗上,但缺医少药的现象还是很严重。(2)医疗服务总体水平低。国家包办一切,总体投入和专业技术教育赶不上医疗卫生事业和群众医疗卫生需求的迅速发展,医疗卫

---

① 2005 年 7 月,国务院发展研究中心公布了一份关于中国医疗保健改革的报告,认为从总体上来说改革是不成功的。报告还认为,问题的根源在于政府医疗投入的减少和将市场体制引入了医疗保健领域。范瑞平:《当代儒家生命伦理学》,北京大学出版社 2011 年版,第 265 页。

② 范瑞平:《当代儒家生命伦理学》,北京大学出版社 2011 年版,第 262 页。

第三章 医患信任危机的当代阐释

生服务只能维持低水平的运行;采取高度集中和指令性的计划管理方式,所有制结构为单一的公有制,机构、人员由财政供养,不进行成本效益核算,医疗服务机构和医务人员缺乏积极性和创造性,也不讲求服务效率。(3)资源浪费问题严重。由于对患者没有有效的约束,公费医疗的制度也造成了医疗卫生资源的严重浪费。① 在 80 年代由计划经济向市场经济过渡引起的整个社会运行体制的变革下,传统医疗卫生体制生存与发展的基础也不存在,医疗卫生体制必须进行改革,但是就其改革的角色来说,是被动的,主要是服务于经济体制改革的目标,而没有考虑到医疗卫生事业自身的规律。

拿医疗保障来说,80 年代中国农村经济由集体经济过渡到了家庭联产承包责任制经济,导致了合作医疗体系的解体。没有了集体经济的支持,农村地区的疾病经济负担由农民个人或家庭自行负责,以前"集体"内的成员之间事实上存在的那种相互保障关系也随之解体。同时,市场经济的改革把竞争引入了国企,国企的职工也不能再依靠国家来负担医疗保健费用,而许多企业也无法担负日益增长的医疗成本,许多城镇居民也只能自己负担,只有为政府雇员设立的公费医疗保健体系没有什么变动。② 与此同时,政府卫生支出比重也大幅下降,"改革开放以来,中国经济的年均增长率一直保持在 7% 以上,但财政收入占 GDP 的比重,却从改革初期的 28% 左右,下降到 20 世纪 90 年代初的 14%以下。虽然 1994 年的税制改革扭转了财政收入比重下降的趋势,但直到 2000 年,财政收入占 GDP 的比重也仅恢复到 15% 左右。在这种情况下,尽管政府卫生支出占财政收入的比重没有明显降低,但由于财政收入占 GDP 的比重偏低,2000 年政府卫生支出占 GDP 比重,依然没有恢复到改革初期 0.85% 的水平。与此同时,卫生总费用占 GDP 的比重,却从 3% 左右上升到 2000 年的 5.37%。因此政府卫生支出占卫生总费用的比重,便从改革开放初期 36%,下降到 2000 年的 15% 左右。卫生费用增加的部分,自然是老百姓掏腰包"③。

---

① 宋其超:《医改取向及相关政策》,中国社会出版社 2009 年版,第 60 页。
② 范瑞平:《当代儒家生命伦理学》,北京大学出版社 2011 年版,第 263 页。
③ 葛延风、贡森等:《中国医改:问题·根源·出路》,中国发展出版社 2007 年版,第 29 页。

政府用于卫生事业费用的减少，也使得公立的医疗机构没有了稳定的开支来源。90年代以后，中国大部分地区，政府拨给公立医院的费用连支付医院最基本的运转都不够，其中也包括不能支付医务人员的基本工资。因此，绝大多数的公立医疗卫生机构，不得不在国家相关政策的鼓励下通过各种营利性活动来维持自己的运转。2013年两会期间，全国人大代表、工程院院士钟南山指出，政府对公立医院投入严重不足，医院为了保证运行和医生收入就通过药品差价扩大病床数量，建立分院，接诊更多常见病患者，甚至增加检查项目，开大处方，分解手术和麻醉程序，以及把医生的奖金与业务指标挂钩等办法增加收入。所以说，在市场化的早期，医院以"营利"为目标的行为也是一种被迫的适应性行为，然而随着经济利益诱导作用的不断强化，又在监管机制缺失的情况下，"营利"则逐步演变为医疗机构及医务人员的主动行为，因为他们发现这样做，可以给自己带来更多的收入。整个医疗服务体系就是在这样的背景下全面走上了商业化、市场化的道路①，病人的利益只能变成次要的考虑。可见，在这种情况下，医疗科层的总体目标的设定必然会逐渐地偏离社会公益性的方向，以至于导致改革开放以来卫生总费用逐年攀升。因为通过市场运作增加医院收入，最有效的手段是采用高价药品和高档仪器检查等手段，也就是"以药养医"，导致医疗卫生服务的总体水平不断下降。正如钟院士指出，全世界的医生是靠技术吃饭的，而中国的医生是靠卖药、用设备、开检查来生存的。这个公信力当然是受到质疑，这与其说是医生的道德缺陷，还不如说是医院的公益性体制严重歪曲造成的。因此，最终应该深化医疗体制改革来解决医患之间的矛盾，政府应加大对公立医院的投入，让其回归其公益性。

1998年，国家颁发了关于建立城镇职工基本医疗保险制度，这一医保计划要求雇主和雇员同时出资来建立医疗账户和重大疾病医疗保险的统筹基金。但2003年第三次国家卫生服务调查结果显示，目前有44.8%的城镇人口和79.1%的农村人口没有任何医疗保障，基本上靠自费看病，患病群众承受着生理、心理和经济三项负担。这一年，政府

---

① 葛延风、贡森等：《中国医改：问题·根源·出路》，中国发展出版社2007年版，第30页。

第三章 医患信任危机的当代阐释

开始为农民建立新型合作医疗保健体系,逐步向实现 2010 年"人人享有卫生保健"的目标前进。根据房莉杰对相关问题所作的研究,截止 2007 年底,全国 2859 个县中已有 2451 个县(区、市)推行新农合制度,参合农民 7.3 亿人,参合率 86.2%。就筹资而言,新农合实行政府和农民共同筹资的方式,农民以家庭为单位参加。最初是政府每人补助 20 元,个人交 10 元;2006 年政府的筹资标准提高到每人 40 元,个人筹资标准不变;从 2008 年开始,政府的筹资标准进一步提高到 80 元,个人提高到 20 元。其次就补偿方案来说,新农合主要以大病补偿为主,为了扩大收益面,同时设立了家庭门诊账户。具体而言,如果参合农民生病住院,可以得到 30—80% 的补偿;如果参合农民只是在门诊看病,则可以用家庭门诊账户里的钱抵消医药费,直到自家门诊账户上的钱用完为止。① 房莉杰进一步对新农合制度进行了成本收益的分析。首先,从成本情况来看,2006 年中国农民人均纯收入 3580 元,即使一些贫困地区的农民人均纯收入也已超过 2000 元,这样每人每年 10 元的参合成本对农民来说微不足道。其次,从受益的情况来看,虽然生病住院的人只是少数,大部分农民在制度实施 4 年来并未受益,但是他们都认识到一旦较大的疾病风险降临,新农合制度可以起到一定保障作用。而且由于政府筹资占大头,农民如果生病住院,一次的费用补偿往往会超过他们过去所交参合金的总和。但是农民对医院和医生的信任情况仍然不乐观,房莉杰提到一是作为新农合主要定点医疗机构的乡镇卫生院的医疗条件太差,农民无法从新农合中得到实惠;二是就医总费用提高了,很多农民提到"原来 100 块钱可以看好的病,现在要 200 块钱才行"②。确实,普通民众对新农合制度的实施一般都持有积极的态度,但是据复旦大学牵头的健康风险预警治理协同创新中心公布的数据显示:从 1991 年到 2013 年,我国人均医疗费用增长率为 17.49%。在现有的政策环境下,预计 2015 年我国人均医疗费用的年度增长率为 14.33—18.24%,明显高于 2013 年我国人均 GDP8.97% 的粗增长率。这样就

---

① 房莉杰:《制度信任的形成过程——以新型农村合作医疗制度为例》,《社会学研究》2009 年第 2 期,第 139—141 页。
② 房莉杰:《制度信任的形成过程——以新型农村合作医疗制度为例》,《社会学研究》2009 年第 2 期,第 143 页。

可以理解为什么我国建立了"全民医保",医保覆盖率达到95%却发现扣除医疗报销部分之后,仍然要支付很高的医疗费用。① 当然,除此之外,农民依然对医生不信任还有其他的因素。早在2005年7月国务院发展研究中心课题组在一在份研究报告中提出"中国医疗卫生体制改革从总体上说是不成功的"。该报告认为,医疗卫生体制改革的不成功主要表现为"医疗服务的公平性下降"和"卫生效率和公平问题根源主要不在于缺少公共资金,而在于缺少社会公正的价值观和有效的政府管理"。如果不解决医疗服务市场化过程中的一些错误政策所导致的腐败问题,仍然不能从根本上解决医患之间的矛盾,所以中国的医疗体制改革任重而道远,而这又需要伦理学界在我国卫生政策制定和医疗制度的设计中承担起重要的责任。

2. 医疗服务市场化条件下的利益冲突

利益是伦理学讨论的核心概念。在柏拉图的《理想国》中,苏格拉与特拉需玛科斯(Thrasymachus)的对话就提出了一个最基本的问题,为什么一个人会有很好的理由在考虑自身利益的同时,也去尊重其他人的利益?哲学家纷纷对这一问题做出回应。但什么是利益?一般的价值论者对此持有不同的见解。托马斯·斯坎伦(Thomas M. Scanlon)在《价值、欲望与生活质量》一文中主要讨论了这样一个问题:什么使一种生活对过这种生活的人而言是好的生活。他以德里克·帕菲特提出的快乐主义理论、欲望满足理论及客观清单理论这三种答案作为讨论的起点。快乐主义理论是最简单的价值理论,它把快乐看作是唯一内在善的,痛苦是唯一内在恶的,因此要促进快乐避免痛苦。这个理论面临很多困难,比如,诺齐克(Nozikc)让我们想象一台可以控制大脑的机器,它可以为我们提供一系列快乐的经验,如"正在写一部很棒的小说,或正在交一位朋友,或正在读一本很有趣的书"。但为了使这台机器起作用,就要把一个人的脑袋和这台机器连在一起。显然,一般人不会认为将一个人的大脑永远与这样一台机器连在一起是符合这个人的利

---

① 周凯、王烨捷:《复旦大学报告:人均医疗费增速远超GDP》,中国青年报,http://www.phirda.com/specialinfo.aspx?id=11067

第三章 医患信任危机的当代阐释

益的。再来看欲望满足理论（the Desire-Fulfillment Theory）对个人利益的解释，欲望满足理论认为一个人生活中的善等于得到他想要得到的。但是由于一个人最想要的可能根本就无法实现，所以一种修正是把欲望限制在与自己的生活相关的范围内。尽管如此，他想要的东西仍然可能并不构成他的个人利益，比如吸毒者想吸毒。快乐主义理论和欲望满足理论关于个人利益的定义可以称作内在主义的定义。外在主义的定义即客观清单理论（the Objective List Theory），客观清单理论列出一个清单，认为所列事物对我们要么是好的要么是坏的，不管我们是不是想要促进这些好的事物或避免这些坏的事物。帕菲特在讨论这一理论时列出了这样一些善的事物：道德善、合理的行为、个人能力的发展、有子女并做好父母、知识、对真正美的意识。不过一般人们会认为行动者的健康、自由、知识、理智、福祉等是应该列入清单中的内容。客观清单理论的困难在于如何说明一种事物是内在善的，而另一种事物是内在恶的，难道是靠某种道德直觉去区分吗？另外客观清单理论也很难解释行动的动机问题，我们需要说明即使某些事物是某人真正利益所在，但是如果它们不是他本人觉察到的利益，是不是就能强迫他去追求这些事物？正如伯纳德·威廉姆斯举事说，尽管对罗滨逊来说不酗酒是他真正的利益所在，但这并没有立即给任何人（不管是你、医生或者国家）以权利去阻止他酗酒。由此可见，从价值论上看，不同的理论持有不同的利益观，每一种观点都面临诸多困难，对此本文将在第五章作进一步澄清，因为在临床实践中，对利益的不同理解暗示着不同的决策模式。但是，这三种价值理论无益于我们对利益冲突的讨论，它们只能使问题变得更为复杂。本文主要借助斯蒂芬·拉山（Stephen R. Latham）对利益及利益冲突的特征分析来帮助我们理解医疗服务市场化条件下医患之间的利益冲突，看其是如何损害医务人员为病人利益服务的专业精神的。

利益冲突是医疗实践中不可消除的，但是一方面不是所有利益冲突都会对病人及公众造成伤害；另一方面，很多能对病人及公众造成伤害的利益冲突是可以受到限制的。毫无疑问，"利益冲突"包含着冲突着的利益，再回到什么是"利益"的问题，与价值论者不同，斯蒂芬从不同的角度对此做了一个基本的分析。他认为，利益显然是动机的来源，即做某事符合我们的利益，就给我们提供了去做那件事的动机。正如上文中所提到的客观清单理论无法解释行动者的动机问题，似乎斯蒂芬仍然需要回答做什么事符合我们真正的利益，如果我们没有认识到自己的真正利益，如何会有追求那些符合我们真正利益的事物的动机。不过，他的理解使得利益一词的含义比起客观清单理论来说更具主观性，也就是说与个体的价值观更具相关性。斯蒂芬认为当代的社会理论工作者——经济学家、政治理论工作者、社会学家——把"利益"看作任何动机的来源，这样的使用使"利益"一词意义不太明确。艾瑞德（Erde）也是从这个意义上去分析医疗中的利益冲突，他把"利益"比作所有动机的来源，不管是道德的、深思熟虑的还是情感的。斯蒂芬认为这样会造成很多事件都可算作是利益冲突，而他认为赫希曼（Hirschman）对"利益"这一术语的解释非常重要。赫希曼认为"利益"一词是从17世纪晚期到18世纪兴起的，可以从抑制激情的角度去理解它的意义。这一对"利益"的理解，使它即不同于理性又不同于激情，因为理性不能激发人的行动，而激情又过太猛烈、太具毁灭性并且是不可预测的。而"利益"具有理性和激情两者的优点，它可以通过使激情受制于理性的长远的计算，又因为与激情的联系而激发行为。斯蒂芬举例说，一位国君有对荣誉和权力的激情，这可能使他行事冲动，并带来破坏性的后果，但是他为了留名史册或巩固他的地位的利益则会使他在经过深思熟虑之后才会行动。由此可见，对"利益"的讨论不仅指向一般人所理解的金钱，还指向安逸、权力、荣誉等，它们也都是激情的对象，但是能够通过把它们转变成利益而得到抑制，以至于对它们的追求具有更少的破坏性、更多的可预测性、甚至对社会更有利。

对"利益"特征的上述描述很符合我们处理医疗利益冲突的常识。我们一般不会把诸如医生对患者实施性侵犯这样的极端行为作为利益冲突的问题去处理，按照斯蒂芬的理解，医生的这种行为不是由于他对自我利益的追求所导致，而是由于他的自我控制的失败，也就是说这种问题根源于激情而不是对利益的考虑。

利益冲突包含着冲突着的利益，但并不是每一种"冲突的利益"都能够引起利益冲突，我们仍以斯蒂芬所举的例子来看这一问题。虽然斯蒂芬对这些例子的分析只是诉诸人们对利益冲突的日常理解，但这种分析是有意义的，因为我们对很多问题的关注经常是从日常的道德或道德

第三章 医患信任危机的当代阐释

经验开始的。

首先，斯蒂芬以某种商品的买者和卖者之间的利益为例，卖者的利益是尽可能以最高的价格把商品卖出去，而买者的利益是尽可能以最低价格买进商品。但是尽管买卖双方的利益是冲突的，我们也不会说买者或卖者有着利益冲突。由此看来，除了有冲突着的利益存在，"利益冲突"还必须是一个人同时被驱使去做两种冲突着的事情。在上述例子中，尽管买者和卖者的动机是彼此冲突的，但这个冲突是他们之间的冲突，而不是在他们中任何一个人的冲突。

再来看，如果去享受生活与积累财富同时是某一个人利益，这个人就有着冲突着的利益，即有动机驱使他去工作，又有动机驱使他去放松，但我们仍然不会说他有"利益冲突"。利益冲突不仅要求那一个行动者自己有冲突着的动机，而且行动者对利益的考虑必须是多于他一个人的。

接下来，如果一个雇员同时被两个上级领导分派给他两件相互排斥的工作，这个雇员就被驱使去做两件冲突着的事，每一种都是一个不同人的利益，但是在这种情况中，他也没有"利益冲突"。看起来，一个人要有利益冲突，那么这个人必须同时被驱使去做冲突着的事情，每一件事都是不同人的利益，并且冲突着的利益的其中一个必须是他自己的。

最后一个例子：一个好心人想要给他的一个非常贫穷的朋友以经济上的帮助，但又想用这笔钱来养老。这个人有同时驱使他去做两种冲突着的事情，其中之一是他自己的利益，另外一个是别人的利益。但是我们还是不会说他有着"利益冲突"，这是因为他朋友的利益并没有与他的利益进入冲突，他没有义务去给他的朋友以经济上的帮助，他有这个考虑只是一种赠予。但如果他之前承诺过要帮助他的朋友就不一样了，他就处于利益冲突之中。人们经常会以各种方式承担追求他人利益的义务，这些义务有时是法律明确规定的，有时是通过承诺或签署合约自愿承担的，并且有时是传统使人们进入到这样一种关系之中，比如父母对孩子的义务，专家对门外汉的义务等。①

---

① 斯蒂芬的观点，参见：Stephen R. Latham. "conflict of interest in medical practice" in Davis, Michael. *Conflict of interest in the profession*. Oxford university press, 2001. p279-288.

综上所述，如果一个人由自我利益驱使去做某件事，而这件事又与追求另外一个人的利益的义务不一致，那么这个人就有利益冲突。因此一位医生在有义务去提升病人（有时也不一定是病人）利益的义务时，又由自我利益驱使他去做与此义务不一致的事时，这位医生就有利益冲突。把病人的利益放在首位一直被看作是医学的专业精神，不过鉴于利益这一概念的复杂性，正如上文所分析，在这里我们首先把病人的利益作为概称性的、统合性的概念来理解。也就是说，它大致指的是病人的福祉，在下两章中还会对医生应该如何以及在什么样的程度上关注病人的利益进行讨论，以便澄清什么样的冲突是利益冲突从而会影响到医患之间的信任。

我国学者邱仁宗教授也对利益冲突进行了分析，这一分析与斯蒂芬的理解总体来看较为一致，但本文认为还不足以全面的说明问题。邱仁宗教授首先援引了戴维斯（Davis）与迈克尔（Michael）的概念："利益冲突是一种境况，在这种境况下一个人的某种利益具有干扰他代表另一个人做出合适判断的趋势。"① 他进一步认为这个定义预设了："（1）利益冲突是一种境况，不是一种行动。作为境况，不一定是非法的，或不道德的/不合伦理的，关键是如何处理利益冲突。（2）处于利益冲突境况的人与另一个人处于一种独特的关系中，即信托关系之中，在这种信托关系中委托人将他的有关利益交托受托人照管，因为他对所涉及的专业领域，缺乏必要的专业知识和技能，而受托人则具备这些，因此委托人的利益得到保障依赖于受托人的专业判断。（3）受托人除了他要照管的委托人的利益外，他还有其他方面的利益，包括他自身的个人利益。（4）除需要照管的委托人的利益外，与受托人有关的利益，包括个人利益，具有干扰受托人为维护委托人利益而合适做出判断的趋向或倾向。"②

关于上述定义，也许在我们日常的用法中，利益冲突并不一定指的是处于明确的信托关系中的境况。正如上文所提及的，人们经常会以各种方式承担追求他人利益的义务，这些义务有时是法律明确规定的，有

---

① 邱仁宗：《利益冲突》，《医学与哲学》2001年第12期，第22页。
② 邱仁宗：《利益冲突》，《医学与哲学》2001年第12期，第22页。

第三章 医患信任危机的当代阐释

时是通过承诺或签署合约自愿承担的,而有时是传统使人们进入这样一种关系之中。不过我们主要是为了理解医疗领域的利益冲突,所以这个定义对我们来说是非常有帮助的,比如香港大学李嘉诚医学院许志伟教授就把医患关系定位为信托关系。另外,这里还需要作几点澄清:(1)在这个概念中,"利益"是价值上的落脚点,鉴于利益是个很复杂的概念,它泛指各种各样的好处,所以说到个人的利益,可能指的是权力、名誉、财富;也可能指的是知识、美德这些通常被人们看作具有内在价值的东西,因为这些也是个人利益的构成部分;也可能指的就是单纯的快乐。所以医疗领域的利益冲突的构成也很复杂。(2)上述定义中把利益冲突看作是一个人的某种利益具有干扰他代表另一个人做出合适判断的趋势,但是在医疗中,病人不只要求医生做出合适的判断,而且要有合适的行为,因为大多数的情况下医生并不是不能对病人的利益做出合适的判断,只不过由于对个人利益的考虑而最终没有对病人有合适的行为,所以本文认为利益冲突用一个人的某种利益具有干扰他代表另一个人做出合适判断的趋势并不能得到完整的说明。当然,还有一种情况,即做出合适的判断要受到医生价值观的影响,医生认为是病人的最佳利益,但病人认为不是,这时也会发生冲突,但不是医生个人利益与为病人利益服务的冲突,因而也不是我们在这里所说的利益冲突。

利益冲突对医患信任的影响是非常直接的。(1)患者对医生的合理信任是建立在患者对医生的合理期望的基础上,这个期望之所以是合理的,也意味着它是医生应该对病人做出的合适的行为,这可以归属于医生的义务。如果医生的个人利益使他不能尽到这个义务,患者就不会再对医生置以信任。(2)医生的某种个人利益是否合理也非常重要,如果医生的合理利益与对他应该关心的病人的合理利益发生冲突,就会造成一种难以解决的困境,而这种困境是我们生活的一部分,很多时候是不可避免的。最极端的是对医生是否为了病人的合理利益而冒生命危险,甚至牺牲自己生命的讨论。当双方的合理利益发生冲突后,医生不能满足病人的利益一般不会影响到患者对医生的信任。但是如果医生不合理的个人利益与为病人的利益服务发生了冲突,而医生没有满足病人的利益,就会造成患者对医生的不信任。下面,我们要讨论的是医疗服务市场化造成的利益冲突,而这时的利益冲突主要指医生不合理的利益与病人合理利益之间的冲突。所以我们还可以把医疗服务市场化的情况下的利益冲突定义为:在医疗服务市场化的条件下,医患之间的利益冲突主要指的是一种境况,在这种境况下医生的某种不合理的个人利益具有干扰他对病人做出合适行为的趋势。

市场进入医疗服务行业带来了许多积极的成果也付出了沉重的代价。美国哈佛研究生院及医学院终身教授阿瑟·克莱曼(Arthur Kleinman)同中国一位有亲身体验的内科医生交谈后所记叙的事情从整体上反映出了医疗服务市场化之下的利益冲突所带来的危害:

"市场经济也改变了病人与医生关系的权力天平,确切地说,是改变了整个医学界的观念。权威的儒家模式正在向商业消费模式过渡,前者给医生以首要地位;后者却助长病人可以要求最新的药物、最昂贵的诊断和治疗的权力。医院的领导迫切要求临床医生迎合病人对高科技的要求,他们认为这是他们对付经济责任的手段。于是他们鼓励不良的医药行为,譬如要求医生给病人做不必要的高价检查,有潜在危险的测试等;在治疗方面,他们要医生滥开药方,用昂贵的药;他们也要求外科医生做差不多的事。由于媒体大肆宣传生物医学的奇迹,病人和他们的家属对此趋之若鹜。在严医生看来,这是系统的滥用专业的权威,也是对尚缺乏的资源的误导和误用。

医学界风气的变化,不仅鼓励了无效和浪费的医学行为,而且怂恿了大规模的腐败。有名气的医生拥有太多的病人,所以,新的病人只有送上适当的礼物,才能让他们看病,这常常是在这些医生身旁放一纸包或一信封现金;外科医生在手术前后都要收这样的礼物。严医生哀叹道:'钱决定一切。对包括新来的党支部书记在内的医院管理者来说,钱是衡量他们成功与否的标志;对医生和护士来说,要在市场经济的环境中生活,钱是万万不可少的。……'"①

我们来具体分析一下,上述这种现象产生的原因。20世纪80年代后国家相继出台了一系列改革医疗服务机构的政策,相当一部分医院虽然在组织性质上仍然是公立的机构,仍然可以获得财政的部分支持,又

---

① [美]克莱曼:《道德的重量:在无常和危机前》,方筱丽译,上海译文出版社2008年版,第96—97页。

第三章 医患信任危机的当代阐释

免去税收,但可以实行自主管理,自主经营,也可以自主支配财务。所以,医疗机构已经成为医疗服务市场的积极参与者,又因为对经济工作的过分关注,所以追求利润的最大化成为主要目标,这种行为直接影响到医院的医疗设施、服务项目和价格的设置,这就使医院科层制偏离了它本来的目标,或者说在现实中发生了异化,它的"人本"目的被颠覆了。正如邱仁宗教授指出,我国的卫生改革一开始就是以减轻政府负担、营造医院补偿渠道为目的或为其中一个主要目的,而缺乏科学的目标设定。他在这里所说的科学的目标设定指的是在伦理考虑的基础上制订的目标,因为只有基于伦理的考虑,我们才能知道卫生改革中哪些是作为义务必需的、应该做的,哪里是可做可不做的,以及哪些是必不可做的。① 实际上,这些都要在医务人员以为病人利益服务为主的专业精神中体现出来,然而,在缺乏伦理考虑的情况下,医院把追求利润而不是病人的利益作为首要目标。为了增加收入,医院为科室制定了一系列"经济指标",把医生的收入与医院的收入直接挂钩,实行的是"以药养医"和"科室包干"的政策,这就是上述引文中所说的医生负担的经济责任。② 这种科层目标对专业目标的背离必然直接导致医患之间的利益冲突,而且已经框定了对待这种冲突的方式,即在现实中:医生不得不通过多做医疗检查,开大处方,过度治疗,重复治疗等可能的手段来增加科室收入(最高人民法院针对医疗纠纷颁布的"举证倒置"的司法解释,不仅不会起到缓和作用,反而更加导致防御性医疗的消极后果)。这是因为,作为科层体制中的成员的医务工作者,如果不履行科层的功能就会影响到组织整体的利益,也正因为如此才会出现揭露医院黑幕的

---

① 邱仁宗:《论卫生改革中的改革》,《医学与哲学》2005年第9期,第4页。
② 关注中国城市医疗保健费用高昂问题的研究者发现,某些药品的滥用是问题的原因之一(World Bank, 1997),调查过程中发现了以下情况:1. 迫于财政预算的压力,中国政府确实减少了对医院的补贴;2. 于是医院被迫依赖于覆盖政府公务员和企业雇员的保险基金及患者个人的支付;3. 保险补偿的费用目录使得提供高科技成像服务和最新的医药品极为有利可图;4. 基于中医的行医传统,医院直接按照医生的处方向患者售药。医院也提供一大部分的门诊服务;5. 为了使医生们安心工作,医院已经开始根据医生的处方给医院带来的收益给医生补偿。结果带来收益最大的药品的处方率飞速上升。参见[美]罗伯逊等:《通向正确的卫生改革之路:提高卫生改革绩效和公平性的指南》,任明辉等译,北京大学医学出版社2009年版,第31页。

医生遭到上司的打击与同事排挤的情况。然而，即使不揭露医院黑幕，保持"德性"的医生也是少数的，因为这里还有一种医患利益冲突是存在的，即就医生个人来说，就算他不为增加医院的收入或者也不是怕医院的收入影响他自己的收入，他也可以利用患者的易受伤害性主动去剥削他们，并且可以通过这样的方式获得更多的收入。比较极端的例子是2010年7月深圳的一名产妇因为没有给助产士足够的红包，在生产完后产妇的肛门被助产士缝上。据笔者了解，有些医院的主刀医生、麻醉师、病人虽然会在手术前被安排到一个办公室就手术的一系列问题进行一次阳光对话，并在获取病人及其家属的知情同意后马上进入手术。但由于病人家属不放心，担心医生因处置不当而让原有病情恶化，甚至引发新的疾病，仍然会按事先打听到的行情找机会给主刀医生及麻醉师分别送上红包。主刀医生和麻醉师也会在谈话之后分头走出办公室为病人家属创造机会。在手术完成之后，也会有医院的相关人员到病房询问病人，对手术是否满意，是否给医生送红包等，只要手术顺利，病人及其家属一般不会如实反映情况。利益冲突导致的诸如此类的现象已经严重损害了患者以及社会对医生的信任，而当不信任成为一种普遍现象的时候，也从一个侧面反映出医务人员对医学作为一门专业的整体的专业精神的破坏。

到目前为止我们所说的利益冲突主要是指医院或医生的经济利益与为病人利益服务的冲突。正如我们所说，利益这个概念是复杂的，对于医患利益冲突来说，也同样存在非经济利益造成的冲突，比如医生为了取得某项科学研究的成果的情况，这种情况下，冲突经常在医学试验中以欺骗受试者的行为表现出来，例如，早在19世纪的欧洲，反疫苗运动者就把医师形容为屠夫、谋杀犯。总而言之，在医疗服务市场化条件下，医生在医疗中的个人利益的取向日益增加。如果按照麦金泰尔的观点来理解，这种利益指的是医生实践活动中的外在利益。"所谓外在利益，就是在一定的社会条件下，人们通过任何一种形式的实践（并非某种特定的实践）可获得的权势、地位和金钱。外在利益的获得总是某种个人的财物或占有物，如金钱或地位等。它的特征是，某人的所得越多，就意味着其他人的所得更少。外在利益在本质上是竞争的对象，在

第三章 医患信任危机的当代阐释

竞争中,既有胜利者,也有失败者。"① 当然这并不是说医生不能从他的医务劳动中获取他应当获得的合理的利益,而是说医疗保健正日益成为获取利润的手段,医学作为一门专业而生存与发展的本质被扭曲了。如果按照麦金泰尔的观点,任何一种实践活动都会有它本身内在所具有的利益,而如果不是从事这种实践活动本身,是不能获得这种利益的,那么,这种利益就是内在利益。内在利益是在追求这种实践活动本身的卓越的过程当中获得的,比如下棋可以取得外在利益,即外在的名誉、地位和金钱;另一方面也可以获得下棋这种活动的内在利益,因为下棋有下棋自身的乐趣。就医疗实践来说,医生可以获得金钱等外在利益,但也可以在治病救人的医疗实践当中体会到它的内在好处。而目前的情况是,大多数医生只用外在利益衡量医疗实践的价值。

同时应该注意到,医疗服务市场化也带来了患者方面的变化,医疗费用的增加,医疗技术为患者提供的诸多可能性,使一些病人越来越把自己看作"消费者",表现为他们对高质量医疗服务需求的增长,即花钱买到最好的服务。在西方,利奥·G.里德20世纪60年代就已经建立起病人是"消费者"而不是病人的概念;医生被看作是"卫生服务提供者",所以出现了新型的提供者—消费者关系,它与病人永远是被动的旧有医患关系的直接对立②,而中国这种医患关系的提法是在实行市场经济之后才出现的。然而对于中国大部分普通民众来说,尽管病人权利呼声的高涨也是与消费者权利运动紧密相关的,但这主要还是出于这样一种考虑,即在医疗服务市场化使医患利益冲突突显的条件下,面对医生所体现出来的越来越商业化的精神特质,病人认为出于对他们自身利益的保护,最好的办法就是使用对消费者权益的制度上的保障来保证自己得到最好的结果,所以把医患关系看作是提供者—消费者的关系在某种程度上可以说是对当前利益冲突的一种理性的回应。然而这种医患关系模式是建立在一种暗含了给予和接受的互惠关系的契约的基础之上的,而契约关系不但不能满足医患关系的要求,反而还会进一步破坏医务人员的专业精神。正如许志伟教授所认为的,契约关系对与作为一门

---

① 龚群:《麦金泰尔的德性伦理观》,《伦理学研究》2007年第4期,第81页。
② [美]科克汉姆:《医学社会学》,杨辉等译,华夏出版社2000年版,第205页。

专业的医学来说在道德上是不可接受的,因为这种关系假设医生对社会和病人没有任何义务,反而还鼓励医生去相信他们之所以成为医生仅仅是因为他们有较高的智商,而他们对病人所做的专业上的承诺也只是出自他们个人的仁慈和利他的美德,这与专业活动应该被看作是专家对社会和公民的义务(因为是社会允许专业的存在,并为专业人员提供专业教育,实践和专家的身份)是相反的。[1]

总之,当代医患关系已经完全不同于传统建立在医生德性基础之上的信任关系,医务人员应该具有的专业精神也受到严重的挑战,要想使患者重新获得一种安全感,需要重新建构一套富有实效的医学伦理规范,并使医生能自觉得去遵守这套伦理规范,否则人们面对新的环境只能无所适从,从而陷入普遍的怀疑与焦虑之中。

四、解决医患信任危机的基本路径

传统医患关系中,德性发挥作用的一个重要的因素是流动性相对较弱,因而在一个人员居住相对稳定的环境中,对于没有医德的医生的行为进行谴责就构成了一种有效地约束。然而,流动性一旦增强,小规模的熟人社会群体被打破,德性的约束力就会迅速下降,乃至瓦解。建立在德性基础上的传统的信任模式也不可能自动地转移到基于社会分工、职业多样化和平等观念越来越强的复杂的现代社会。事实是:人们逐渐把遵守和服从某些有助于维护和促进社会稳定和社会和谐的规则看作是道德生活的最低要求。这样,道德评价的基本关注就从"应该成为一个什么样的人"这个问题转向"应该履行什么样的行动"。这不仅是西方道德哲学关注的焦点为什么不再是人的品格特征而是行为和规则,也是我国在社会转型过程中必然发生的变化。现代道德已经被看作是维护社会生活的最低要求,因此这些要求就被认为是每个人都必须严格服从的,而且,在满足这个条件的情况下,每个人都可以去自由地追求他理性地认同的生活观念。但是,日常生活世界的转型并没有清楚的界线,

---

[1] EC Hui. "The Contractual Model of the Patient-Physician Relationship and the Demise of Medical Professionalism", in: Hong Kong Med J, No. 5, 2005. p68.

第三章 医患信任危机的当代阐释

往往要经历一个长时间的不成熟阶段,才可能确立起一套相对稳定的交往方式。期间,因为建立原有信任模式的基础已经改变,比如在这种大环境下,具体到影响传统医患信任模式的因素,如我们在上文所分析的,医院科层制的运行模式造成医生德性的隐退,现代医学模式的发展使医患关系物化的趋势,以及医疗服务市场化条件下利益冲突的突显,使得人们面对的医疗风险突然增加,就会在医患之间弥漫起信任危机。既然德性为此提供丰富精神资源的基础已经动摇,我们就有必要找到解决医患信任危机的基本路径。

费孝通在《礼治秩序》一文中也提到乡土社会是礼治社会,礼并不是靠一个外在的权力来推行的,而是从教化中养成了个人的敬畏之感,使人服膺;人服礼是主动的。但是在一个变迁很快的社会,传统的效力是无法保证的。不管一种生活的方法在过去是怎样有效,如果环境一变,谁也不能再依着法子去应付新的问题了。所应付的问题如果要由团体合作的时候,就得大家接受个同意的办法,要保证大家在规定的办法下合作应付共同问题,就得有个力量来控制各个人了。[①]他认为这个控制各个人的力量其实就是法律。也就是相对于乡土社会的"礼治"而言的"法治"。不过,具体到当代医患信任危机的应对,回到两个基点更有利于我们的讨论,即以尊重个体权利为基础的信任和对整个社会制度的信任。

首先,现代社会不同于传统社会,它是以凸显个体权利为特征的公民社会,每位公民的权益、需求、意愿与价值都要得到前所未有的尊重。任何一种与每位公民相涉的社会行为方案的设计与实施,都要以对作为当事人的每位公民的自主意识的认可为前提[②],这是当代医患关系所处的大背景。而具体到病人的权利也有其提出的过程。病人权利问题是在西方民权运动、女权运动和消费者权益运动中提出来的,尊重病人自主又是在这样的背景下加以实践的。在这里通过分析我们也可以看到,医学分科越来越细、医院科层体制的建立以及医疗服务的市场化,改变了传统的行医模式。传统医患关系是基于德性基础上的信任,而现

---

① 费孝通:《乡土中国 生育制度》,北京大学出版社 1998 年版,第 52 页。
② 甘绍平:《人权伦理学》,中国发展出版社 2009 年版,第 93 页。

代病人越来越把自己看作"消费者":"①作为医疗消费者的病人,他们拥有的许多利益都可以合适地称为权利,它们不会因为病人进入了与医务人员或医疗单位发生的关系而自动消失;②许多医务人员和医疗单位认识不到这些权利的存在,不能提供适当的保护或维护,有时还常常限制这些权利的行使。这样,提出病人权利的问题也就十分自然了。"①尽管笔者认为把病人看作消费者不是一种正确的态度,但这种行为倾向仍然提示我们为了避免与病人陌生的医务人员和医疗单位滥用权力,或换句话说,为了避免医生在行医过程中可能导致的"背信弃义"的风险,应该使医生与病人之间的权利与义务更加明确,必要的时候采取道德和法律的惩戒减少医患之间行为的不可预见性。另外,我国生物医学研究和医疗技术大踏步地前进,也使这样工作成为必要,因为很多生命伦理问题迫切需要人们在道德两难中做出抉择。早在1986年发生在陕西汉中的国内第一例安乐死案件,就已经是具有代表性的事件了。当然,不可否认,我国在这一方面已经取得了很大的进展,主要是体现尊重病人自主原则的知情同意的应用,这一问题的利弊我们留待下文分析。

第二,对制度的信任在现代医患关系中起着举足轻重的作用。东南大学高兆明教授在其对《信任危机的现代性解释》一文中借用吉登斯的观点区分了当面—在场承诺与非当面—在场承诺。当面—在场承诺所表达的是熟人社会的有限交往关系,非当面—在场承诺表达的则是超越熟人社会的普遍交往关系。文中指出,在现代社会中,为什么人们会对非当面—在场承诺予以信任?凭何信任?对此的回答必须回到现代性社会本身的特殊存在交往方式。现代性社会是在平等的自由权利与高度发达的信息化背景下被组织起来的社会,社会的基本交往关系一方面以制度化的方式存在着;另一方面又以社会强制这一特殊的制度化方式对承诺加以监督、制约、实施。在这种制度结构下,承诺具有制度的权威性、严肃性。人们对非当面承诺的信任,实质上是对于现代性制度本身的信任。对抽象体系的信任,在根本上是对这个抽象所代表的那种制度及其

---

① 邱仁宗、卓小勤、冯建妹:《病人的权利》,北京医科大学、中国协和医科大学联合出版社1996年版,第12页。

第三章　医患信任危机的当代阐释

承诺的信任。如果一个社会出现了普遍的信任危机，那么，首要的不是个体品质的问题，而是由各种现实制度体制运作过程中事实上所表达出的制度性承诺出了问题，这是一种制度性信任危机。① 比如，以前我们从不知道在某医院各科室工作的有哪些医生，但生病后会找从未谋面的医生看病，甚至答应由那位医生做手术。只有建立起一个人们通过日常生活经验感觉到值得信任的抽象系统，才有可能在全社会确立起普遍的相互承诺及其合理预期的信任关系。目前不能忽视制度性的原因导致医患之间的不信任，比如我国医疗体制与政策的失误，直接创造了一个特殊的医疗服务环境，引起医患之间的潜在的利益冲突。当医务人员经不起引诱直接落入利益冲突的陷阱时，医务人员对病人应有的诚信便受到破坏，病人因此也失去对医务人员的信任与依赖，从而直接造成医患之间的冲突和纠纷。

当然，强调对制度信任的建立，并不是说道德的向度不重要。因为，没有道德支撑的制度只能是僵化的，在灵活具体的操作层面，就无法使制度的公平正义真正得以体现，反而可能制造出不公正。特别是，制度总是有待完善的，如果得不到道德的反思与支持，它的作用极其有限，因此制度的设计在多大程度上能够体现出医务人员处理问题的灵活性，并满足病人的普遍要求和共同愿望也是我们要考虑的问题。

小　结

本章主要从三个方面对当代医患信任危机进行了阐释，即医院科层制与医生德性的隐退，现代医学模式的发展与医患关系的物化，以及医疗服务市场化条件下的利益冲突的突显。在分析的过程中，我们也可以看到，这三个方面对医患信任的影响没有清晰的界限，它们的作用是交互的，比如医院科层制也造成了病人的非人格化感受，而医患关系的物化必然使医生的德性褪色，医疗服务的市场化直接影响医院科层的目标。当然，影响医患信任的还有其他因素，但是我们还是可以根据上述三个主要方面大致勾画一下当代医患交往主要面临的风险：1. 医生德

---

① 高兆明：《信任危机的现代性解释》，《学术研究》2002 第 4 期，第 13 页。

性的制度性隐退加入利益冲突的考虑,使医生在行为动机上的可靠性大打折扣;2.医生对待病人的非人格化加入利益冲突的考虑,使处于易受伤害地位的病人所估算的风险的可接受程度与信任的建立不能达到平衡。3.医院在科层运作中以营利为目标的价值取向,使医学作为一门专业得以生存与发展的专业精神遭到了前所未有的破坏。

这三种主要风险的存在,加上正在发生的医患冲突事件的事实,表明病人传统中以医生个人的道德修养为依托的信任已经没有存在的根基;同时人们在日常生活中时时可以感受到的一系列医患信任危机的经验事实,使得人们觉得传统医患之间交往时的那种稳定的安全感如今已经被每一次交往中的不确定性所代替。"除非一个社会在日常生活世界建立起一种稳固的交往方式与行为规范,并在实践中证明这种交往方式与行为规范可以给人们的行为及其结果带来可预期性,可以给人们带来安全感,否则,这个社会总是会弥漫着某种不信任的情绪。"①

---

① 高兆明:《信任危机的现代性解释》,《学术研究》2002年第4期,第6页。

第四章 尊重自主原则的
提出与医患信任

  针对当前医患信任危机的一种典型的解决方案来自于生命伦理学中所提出的尊重自主原则。到此，我们应该系统地回顾一下我国从传统到现代医患关系发生的变化了：与西方国家略有不同，在传统中，西方医学伦理学的核心内容是，医生受专业誓言的约束并以病人的最佳利益行动；在中国，"医乃仁术"虽然也强调医生为病人的最佳利益行动，但不是从外面强加给医生的，而是要从个人的道德修养上下功夫，再加上传统诊断方法使医生可以和病人有密切的接触，所以中国传统医患关系是建立在德性基础之上的、亲密的信任关系。到了近代，医疗技术的发展带来了非人性化，又有科层和制度的安排把医生和病人联系在一起，这些都使得传统医生所具有的德性的力量不能得到释放，而加入利益的考虑后，传统形成的人格美德维系的医患信任关系也就从根本上被动摇了，站在当代的立场上看，那种信任也就成了不合理的信任，因为它是基于任何选择的缺乏，与人们不能在合理的置信与错误置信之间进行很好的区分的基础上建立起来的（如我们在第二章中所分析的那样，在传统中病人对医生技术能力的信任是带有盲目性的）。实际上，在西方，也正是这种类型的信任导致了纳粹医生为精神病人伪造死亡证明，为谋杀的许多病人伪造病例等让人不寒而栗的事件的发生。总之，传统中认为医生会把病人的利益放在首位的想法日益变得幼稚，所以在当代，信任的一个更加充分的条件是要求病人与医生站在一个更加平等的起点上，通过一些制度的束缚去限制医生的行为，由对德性的强调转为对规则的强调。这与西方道德哲学的在历史中发生的转向很类似，当代道德哲学把关注的焦点放到了"如何行动"的问题上，道德理论也倾向于为行动者指定如何行动的决策程序。而在医疗实践中,医学伦理学家们也把焦点放在了一些指导医生如何能够做出正确行动的原则上,认为只有这样才能保证医生把病人的利益放在首位。安提·贝尔(Annette Bair)曾指出,当代道德哲学关注的是道德上对称的关系,关注的是那些被认为有大致相同的权力去确定规则,并对违反规则的人进行惩罚的那些人之间的相当冷酷的关系所具有的道德性。那也就不会让人奇怪,为什么所关注的任何信任的主要形式都是对政府或党派根据他们自愿达成的协议去做他们同意去做的事的信任。也就是说,在当代道德哲学中,只有这种强调理性导向的,出于自愿而被接受的对称的信任关系才是道德的、稳定的。在医疗实践中,这种对称主要指的是医患双方权利的对称,而不是医生与患者地位及所掌握知识的对称,在这个意义上,尊重病人自主原则被看作是建立医患信任的前提条件,知情同意是其在制度上的主要表现,它意味着,病人将得到很好的告知,他们的知情权和决定权将得到保护,而不是一味的依赖于医生,以免医生们把滥用信任的机会习俗化。

尊重自主被看作是建立医患信任的前提条件,病人是否满意被看作是衡量医疗实践的重要指标。然而尊重病人自主这一概念及其与医患信任的关系还需要我们认真的对待,否则正如埃德蒙·佩里格瑞诺(Edmund Pellegrino)所说,对自主的强调造成了与传统医患关系模式完全不同的几种医患关系模式的出现,如把医患关系看作是消费者关系或协商契约关系,并且,越来越多的医生接受这样的模式。在消费者关系中,医疗保健被看作是商品或服务,消费者根据自己对疗程的花费、利益、风险等进行评估,然后到市场上购买。医生的工作是提供可靠的信息,也许会提出建议,但病人的价值观才是主导性的;在协商契约的模式中,医生和病人提前讨论他们那些与健康相关的以及与一般的道德相关的价值观。正如在消费者模式中一样,医生和病人都是自主参与契约的人,但是在协商的模式中,契约的详细内容在任何医疗关系开始之前都要进行深入细致的审思。另外,关系的本质只有契约方才能决定。根据这一观点,医生和病人可能追求任何他们想要的程序,只要那是他们相互同意的。① 的确,这两种

---

① Edmund D. Pellegrino, David C. Thomasma. *The Virtues in Medical Practice*. Oxford University Press, 1993. p56.

第四章 尊重自主原则的提出与医患信任

模式非常典型的是基于不信任而不是信任提出的,赞同这种关系模式的人恰恰是想通过它来限制医生的行为,增加信任度,然而这种想法是危险的,也是靠不住的。很简单,当临床情况没有在双方预料的情况之中发生变化时,就不能保证医生对病人的有利倾向,更何况,它们也没有考虑到病人自主能力有限的情况,医生和病人不是洛克式的有平等的协议力量的自由行动者,更不用说把医生看作提供服务,赚取利润的商人,本来就与医学作为一门专业的本质是相违背的。因此,这种通过自主去进行辩护的医患关系模式反而既不能保证对自主的尊重,也不能增加医患之间的信任。

本章试图以生命伦理学中自主原则的提出为背景,并结合关于"自主"的哲学理论,辨识自主概念在临床生命伦理学中应用时的含义,以便为下一章探讨尊重病人自主原则与医患信任的关系打下基础,同时也引入了我们之前提出的问题,即期望医生如何关心病人的最佳利益是合理的。

自从美国成立的保护生物医学和行为受试者委员会于 1978 年发表贝尔蒙特报告开始,尊重自主概念日益成为当代生命伦理学中的重要概念。此后,各国纷纷将尊重自主原则作为生命伦理学中的一项基本原则加以讨论并实践,其领域涉及堕胎、生育控制、器官移植、安乐死等问题。我国在规范人们的生命科学、临床和公共卫生实践的伦理准则和法律中也体现出对尊重自主原则的强调。在过去几十年里,没有哪个单一的概念象自主一样在生命伦理学的发展中占如此重要的地位。许多生命伦理学家的许多时间和精力都用来阐述不同的自主概念,所以对自主这个词的理解是有歧义的,不同的理论对它有不同的看法,而采取哪一种自主的概念会直接影响到医疗实践中一些具体事务的操作。但不可否认的是伴随着这一原则的提出,医学实践,特别是在西方,离开了医生是病人最佳利益的法官这一家长主义的传统,更加强调对病人权利的认识和尊重,我们首先来具体看一下这一原则提出的背景及其含义。

一、关于康德的"自主"理论

"自主"源于希腊字 autos 与 nomos,其最早的解释与应用较偏向于法律和政治的层面，具有自我管理的含义，后来逐渐扩展到哲学与心理层面。当代学者对自主的论述众说纷纭，吉隆（Gillon）认为自主可以分为思想自主、意愿自主及行动自主三大层面，但不管怎样，在为某种版本的自主性做过辩护的哲学家当中，大多数都承认自己的研究与某些启蒙思想家，尤其是康德的探索有相似之处，而生命伦理学领域的有些学者也会通过康德的理论为尊重病人自主的原则进行辩护。因此从康德的自主入手，是我们了解生命伦理学中自主概念的一个很好的开端。

康德的道德哲学旨在确立起具有普遍必然性的道德法则，但这样的法则不是来自于宗教或生活和历史的传统，而是来自于一个具有意志自主的存在者的自我立法。因此，自主在康德的道德哲学中是一个核心概念，它主要指的是意志的自主，是一切道德法则的唯一原则。康德认为，具有意志自主的存在者，是可以自我立法的，而不是服从已经制定或他人制定的法则。在此，笔者主要是根据康德在《道德形而上学之基础》一书中所做的论证来帮助我们理解他所提出的自主的含义。

康德在《道德形而上学之基础》中，清除掉一切感性和经验的成分，首先考察了一种纯粹的意志，即善良意志。他认为善良意志具有内在的善，其他任何事物只能依赖善良意志才能成为善的。康德举到一些例子，如理智、机敏、判断等心智能力；勇敢、果决、刚毅等气质特性在缺乏善的意志而被加以运用的情况下，都会变成极坏或者非常危险的东西；权力、财富、荣誉、健康及完全的福祉和对自己状况的满足，如果缺乏善的意志矫正它们对心灵的影响，也会使人变得自负和傲慢。确实，如果一个贼具备很强的理智、机敏、判断力等心智能力，会更有利于他行窃。而一个一心追求权力与财富的医生更会对病人造成伤害。那么善良意志是怎么来的呢？康德认为，"理性被作为实践能力，即作为应当影响意志的能力被分配给我们，它的目的并不是为了幸福，而真正的使命必然是产生一个绝非作为其他目的的手段，这就是其自身即善的意志。"① 康德认为本能的目标是追求幸福，理性是在本能之上主宰我们意志的能力。在这里，善良意志不外乎就是实践理性。

紧接着，康德又通过义务的概念说明善良意志是通过"出于义务而

---

① ［德］康德：《道德形而上学之基础》，李明辉译，联经出版社1990年版，第13页。

第四章 尊重自主原则的提出与医患信任

行动"的行为突显出来的。在他看来,出于义务的行动排除了道德主体的任何偏好、兴趣和利益欲求的影响,因而才具有道德价值。这里,义务这个概念已经预设了道德法则,出于义务行动也是出于对道德法则的"敬畏"的一个行为之必然性。康德认为只有法则本身才是敬畏的对象,并且也是一项命令,这项命令不能存在于经验中,否则它就是有条件的,而义务应该有无条件的必然性,它适用于一切有理性者,也是所有人类意志的一项法则,因此我们只能完全先天地探究一项定言令式的可能性,他用绝对命令来说明这一定言令式。

道德法则的第一种表述形式,即可普遍化公式:仅依据你能同时意愿它成为一项普遍法则的那项格律而行动。这条令式也可以表述为:如此行动,仿佛你的行为的格律会因你的意志而成为普遍的自然法则。之后,康德通过预设一切有理性的行动都是有目的的行动提出了道德法则的另一种表述。他认为意志所做的一切自我决定都要有一个目的作为其客观根据,接着他区分了主观目的和客观目的。他认为主观目的的价值依赖于人的欲求,只有相对的价值,因此并不对每个有理性者都有效,因此,主观目的只是假言令式的根据。那么定言令式的根据只能是对每个有理性者同样有效的目的,这样的目的就是客观目的。由此看来,客观目的本身应该具有无条件的价值,否则它仍然"无法提供对一切有理性者、而且也对每个意欲均有效且必然的普遍法则,亦即实践法则。"①那么这个作为实践法则的根据的、具有绝对价值的客观目的是什么呢?康德说:"人及——总而言之——每个有理性者均作为目的自身,不仅作为供某个意志随意使用的工具而存在;而在其一切行为(无论它们系针对自己,还是针对其他有理性者)中,他必须始终同时被视为目的。"② 这就提出了绝对命令的又一种表述,人性公式:如此行动,即无论在你的人格还是在其他每个人的人格中的人,你始终同时当作目的,决不只当作工具来使用。

康德提出的可普遍化公式指出在客观方面,一切实践法则制定的根据在于使规则成为一项法则(必要时为自然法则)的普遍性的形式;人

---
① [德]康德:《道德形而上学之基础》,李明辉译,联经出版社1990年版,第51页。
② [德]康德:《道德形而上学之基础》,李明辉译,联经出版社1990年版,第51页。

性化公式指出在主观方面,其根据在于理性存在者本身这一目的。这里有一个矛盾,每一个有理性者在遵守可普遍化公式的时候是把自己当作工具的,那又怎么才能把他自身当作目的来实现呢?康德的解决办法是诉诸"意志自律",即作为一个制定普遍法则的意志的每个有理性者的意志。在这里,人不仅是守法者,也是立法者。与此相反,如果一项命令来自于社会主流的意见、宗教信仰或我们自己的欲望,这在康德看来就是他律。

至此,我们可以对比一下:康德所说的自主指的是意志的自主,它不能简单地理解成自我决定和自我控制,而主要指理性的"自我立法",并且与道德有必然联系;同时,一切作为动机的兴趣之混杂是排除于立法的权威之外的。在康德看来,决定一切价值的立法本身必然具有一项尊严,亦即无条件的、无可比拟的价值;唯有"敬畏"一词可恰当地表达一个有理性者对这项尊严必须作的评价。因此,自律是人类及每个有理性者的尊严之根据。①

生命伦理学中所说的自主与康德的自主概念相去甚远,首先我们不可能要求病人的选择构成道德上普遍的道德法则。另外,康德在探求具有普遍必然性的道德法则时,坚决反对把快乐、幸福作为意志的动力,强调要排除感性的利益杂质。但在生命伦理学中,病人的自主决定恰恰是根据这些因素做出的,它强调的只是选择必须真正是病人自己的,他必须不是因为受到操纵、恐吓、洗脑或限制才做出这些选择的。康德赋予道德的本质是尊严,由这种尊严带来的是主观上的崇敬之心。顺便提及一下,在当代哲学家中认为尊严的内容不过是出自"自律性"这一价值的观点很常见。比如迈克尔·罗森在《尊严:历史和意义》一书中考察了哲学家们对尊严概念的理解,提到:2002 年,哲学家露丝·麦克林(Ruth Macklin)在《不列颠医学杂志》上发表了一篇文章,文章的题目基本上能够概括它的内容:"尊严是一个无用的概念。它就是意味着尊重人,或者尊重他们的自律性,不会有更多的内容了。"……和叔本华一样,对麦克林来说,尊严这个概念,最好的情况也不过是个累赘——任何有关它的内容只不过是出自另一个价值:自律性。……詹姆斯·格里

---

① [德] 康德:《道德形而上学之基础》,李明辉译,联经出版社 1990 年版,第 61 页。

第四章 尊重自主原则的提出与医患信任

芬（James Griffin）这样写道："自律性是理性代理能力中的主要组成部分，而理性代理力组成的是，哲学家们用不太必要的模棱两可经常指称的、所谓的一个人的'尊严'。"似乎可以确定的是，已故的乔尔·范伯格（Joel Feinberg）也持这样的观点："尊重人可能就是尊重他们的权利，这样两者无法脱离对方而存在；而所谓'人的尊严'可能仅仅是可辨认的、伸张主张的能力。那么，尊重一个人，或者认为他拥有人的尊严，就仅仅意味我们认为他是主张的潜在提出者。"①

由此可以看到康德关于自律性及尊严之间的联系的观点在当代哲学中所起到的关键的历史作用，但也因为当代哲学家对自律性的理解与康德不同，因此尊严的用法也是需要进一步厘清的。总之，生命伦理学中对病人自主的"尊重"指的是对病人自我决定权或他的选择权的尊重。认为他们有权利根据自己的利益、偏好、价值观以及生活计划等做出理性的选择。

二、生命伦理学中尊重自主原则的提出

至少在希伯克拉底时代，伦理问题就成为西方医学的一个组成部分，但是一直以来都强调医生的专业义务和特权，即医生被看作是义务的承担者及治疗的决策者，病人自主及病人作为具有道德能力的行动者一直发展到帕西瓦尔（Percival）的伦理学，美国医学会（AMA）的早期规范以及世界医学协会（the World Medical Association）中都无从体现。而在当代，生命伦理学中的尊重自主原则被提出后虽然已受到广泛批评，但它仍然被看作处理问题的一条最重要的原则，我们可以看到只要涉及对人类受试者及病人保护政策的伦理议题，都把讨论焦点放在加强个体自主的价值上。为什么尊重自主原则会获得如此崇高的地位呢？是否有其自身的结构和文化因素作支撑呢？它与医患信任有什么关系呢？

生命伦理学中对自主的强调从实践上说，来自于对研究或临床滥用

---

① ［英］迈克尔·罗森：《尊严：历史和意义》，石可译，法律出版社 2014 年版，第 4—5 页。

[如"二战"中纳粹和日本人对战俘惨无人道的人体实验,美国塔斯基(Tuskegee)梅毒实验,柳条湖(Willowbrook)肝炎研究等]的回应。[1] 1974年7月12日美国国家研究法生效,建立了国家保护生物医学和行为研究受试者委员会,委员会于1978年4月18日发表了贝尔蒙特报告,该报告不是确定一系列规则去决定关于人类研究的道德本质,而是关注于伦理原则。理由是道德"规则经常不足以解决复杂情况中的问题;而且时常会发生冲突,并且经常是难以理解并难以应用的。而明朗的伦理原则将会提供一个基础,根据这一基础,可以形成、批评或理解具体的规则",为了达到那个目的,委员会确定了三个"基本的伦理原则",其中之一就是"尊重人"的原则。这一原则包括受试者应该被看作自主的行动者,并且那些自主能力受到削弱的人应该受到保护以不被滥用。根据委员会的观点,"自主的人,是能够关于个人的目标进行慎思,并在这一慎思的指导下行动的人",那么,对人的尊重就是尊重人的自主,并且不去强迫个人违背他自己的最佳利益去行动,这是有利于增进信任的。委员会除了提出基本的原则之外,还罗列并讨论了把这些原则应用于研究中去的要求,其中一个要求是"知情同意"的要求。这一要求对"尊重人"这一伦理原则的应用来说是关键的,因为只有自由的和不受强迫的行动者才能选择参与生物医学研究,委员会把这一要求分成三个部分:第一是关于实验协议和它的风险的信息;第二是受试者对信息的理解;最后是参加研究的受试者要自愿的给出有效的同意。[2] 贝尔蒙特报告提出的,包括"尊重人"的原则,和原则得以应用的具体要求的影响非常广泛,除了行为和医学研究,也影响到生命伦理学和临床实践。两位生命伦理学家,汤姆·比彻姆(Tom Beauchamp)和詹姆斯·丘卓斯(James Childress)受到的影响最大,比彻姆也是贝尔蒙特报告最后版本的负责人,之后两位生命伦理学家所著的《生命医学伦理原则》一书成为生命伦理学中原则主义的奠基之作,其中对尊重自主原则进行了更加系统的阐述。

---

[1] 美国由于揭露了 Tusgegee 医院的梅毒研究、纽约柳溪医院的肝炎研究等丑闻,推动政府成立了贝尔蒙特工作组进行调查研究,最后在报告中提出了尊重人、有利、公正三原则。

[2] James A. Marcum. *Humanizing Modern Medicine: An Introductory Philosophy of Medicine*. Springer, 2008. p229—232.

第四章 尊重自主原则的提出与医患信任

值得注意的是，比彻姆和丘卓斯只是试图提出一系列平衡的原则，即四原则——自主、不伤害、有利和公正。在他们看来，自主原则并没有比其他原则更具优先性，尽管在特殊的情境中会比其他原则更加具有适用性。他们在《生命医学伦理原则》一书中写道："尽管我们讨论生物医学伦理原则是从尊重自主原则开始的，但这样的叙述顺序并不意味着尊重自主原则优先于其他所有伦理原则。一种误导性的批评意见认为，尊重自主原则是凌驾于其他所有伦理原则之上的。我们坚决否认这一点。"① 由此，原则主义受到的批评之一就是说它在任何发生冲突的个殊情境中，或者在由不同的群体持有不同价值观的情况下，并没有提供能够在原则之间进行选择的方法。尽管受到这些批评，原则主义仍然很快被作为解决生命伦理学问题的标准方法，成为评估和判决生命伦理困境的程式化的原则，而在实践应用中，尊重自主原则又占主导地位。我们要关心的是，比彻姆和丘卓斯认为他们提出的四个基本原则具有同等的道德权重，应该根据不同情况的要求进行不同的运用。但自主原则如何在后来的实践应用中占据主导地位呢？生命伦理学家沃尔佩（Pual Root Wolpe）以美国的情况为主从以下几个方面对此问题进行了分析。②

首先他认为自主原则之所以较其他原则更占主导地位有其内在因素。这与医学本身的发展是一致的。拿不伤害原则来说，这一原则在希伯克拉底的医学伦理学中一直是占主导地位的，或者说这一原则几乎被作为医学实践的基础。然而，随着医学科学的发展，什么是"不伤害"已经很难界定，伤害一直是医学治疗的过程中所不可避免的，但是在现代的生物医学中，其风险越来越大。以治疗本身带来的副作用为例：化疗会杀死正常的人体细胞使病人的身体更加虚弱，此外还导致脱发甚至不育；治疗精神病的药物可能会给病人带来延迟发作的运动性障碍；手术可能出现一系列后遗症。总之，疾病造成的伤害与治疗造成的伤害在

---

① ［美］比彻姆、邱卓思：《生命伦理学原则》，李伦等译，北京大学出版社 2014 年版，第 58 页。

② 参见：Paul Root Wolpe. "The Triumph of Autonomy in American Bioethics: A Sociological View" in Devries R, Subedi J, eds. *Bioethics and society: sociological investigations of the enterprise of bioethics*. Englewood Cliff, NJ: Prentice Hall, 1998. p44—46.

病人的心目中是没有截然区分的，在一定条件下，这也会转化为患者不信任医生的一个重要因素，因此，在现代的医疗过程中，做出什么样的医疗决定显然非常重要。

有利原则也面临着同样的困难。有利原则要求为个殊的病人提供最佳治疗，但是什么是病人的最佳利益？在病人遭受着难以忍受的痛苦的时候，帮助他死亡是他的最佳利益，还是尽管遭受着痛苦，仍然想办法让他活下去是他的最佳利益？哪一种做法是有利原则所要求的呢？在日常的临床实践中，有利和自主最容易产生直接的冲突，如今有利更容易被说成是家长主义的作风，有很多学者就认为，如果不能让病人清楚、自主的表达有利对他来说意味着什么，就不可能真正做到对病人有利，因此，不尊重自主的"有利"在道德上也是不允许的。

最后一条原则，公正原则更容易违反自主，比如在追求公正的医疗分配当中，可能会限制病人自主的选择，但是这个问题更适合在政府制订医疗保健政策的层面对话，而不是放到临床医学的微观程序中去讨论。在美国，即使是在政策的层面去讨论公正与自主的问题，美国的文化也日渐倾向于尊重自主，比如之前克林顿的医疗保健计划受挫就是因为反对者们担心削弱个体自主。

由此可见，自主原则之所以在应用中占主导地位，是因为它较之其他原则更具有可操作性，即使我们同意不伤害、有利或公正原则，它们的应用也很复杂，而且它们的意义在任何特殊的情境中都比自主原则更能引起争论。沃尔佩认为，因为尊重自主可以指导一种更为清楚的行为方式，一旦我们同意让病人决定是重要的，那么如何在临床情境中找出应用尊重自主原则的方式就成为一个技术性的问题了。这是尊重自主原则能够在处理实践问题中占主导地位的结构性因素。

那么，再来看自主原则之所以与时代相契合的政治文化背景，生命伦理学中对自主原则的强调在美国最为明显，1984年，罗伯特·维奇（Robert Veatch）在《自主的当代胜利》一文中指出，自主是对父权主义的现代回应。1990年，埃德蒙·佩里格瑞诺（Edmund Pellegrino）认为自主优于传统"有利"这一基本价值，是在希伯克拉底传统的历史中最根本的重新定向，并宣称这是不可逆转的。对自主原则在实践中的可行性，不能脱离美国在20世纪五六十年代追求自主权利运动的特有

第四章 尊重自主原则的提出与医患信任

的政治文化背景。进入现代社会后，对个体的尊重支配了美国的整个政治生活领域，具体表现为市民权利的扩张，消费者权益运动（起始于60年代对低劣食物的抗议，也逐渐影响到社会医疗服务制度），女性主义政治的诞生（把人们的注意力引向对女病人的关心，使生育控制和人工流产问题及家庭和人口政策问题成为公众讨论的话题），以及同性恋在性方面的自由选择、堕胎权利的扩展等等。美国的《权利法案》、《独立宣言》以及普通法都强调自主和自我决定。医学作为社会生活的一部分必然会受到影响，一些学者如陶伯（Tauber）和乔治·安纳斯（George Annas）认为生命伦理学所反应的正是这种法律的精神特质。①这就使对病人自主的强调在医学之外有了它成长的背景，特别是尊重自主是一种更加中立的权利语言，因此在制定规则与政策方面也更具可行性。实际上需要补充的是，病人权利运动也成为民权运动的一部分。"20世纪上半叶，随着医学专业化的发展，美国的医生日益专家化，并在社会和经济地位方面得到明显提高，在生活态度和生活方式等方面也表现出与普通病人的显著差异。因而，在致力于使受压迫者和少数民族成员获得同等机会和平等待遇的民权运动中，医疗行业被认为是既得利益集团，可能并不真正仁慈地对待穷人和少数民族成员。同时，医生在传统医患关系中的家长主义作风也被认为是对个人自由权利的限制，受到了人们的批评。"②总之，这种转变虽然在美国最为明显，但是孕育这一重大变化的社会政治和文化力量在世界上的几乎每一个国家都产生了类似的改变，如今在社会政治和文化方面，日益增长的道德多元主义，由媒体带来的公共教育的扩张，对生活所有方面的权威的运行的普遍不信任成为大部分国家的特征。这种政治文化背景再加上上文中提到的，医学本身也经历着具有重大意义的变革，技术带来的医学力量的前所未有的扩展（比如堕胎、人工授精、克隆等医学技术），为人们的选择提供了许多新的可能性，甚至重构着人们的社会生活，同时也增大了对人体受试者以及临床滥用的危险，使人们对医学技术的应用产生了普

---

① Alfred I. Tauber. "Historical and Philosophical Reflections on Patient Autonomy", in: Health Care Analysis, No. 9（2001）. p300.
② 王正平主编：《应用伦理学》，上海人民出版社2013年版，第217页。

医患信任危机的当代阐释与回应

遍的怀疑,这些因素共同推动了传统医患关系向以自主为基础的医患关系的转变,也正是从这一背景来看,我们说生命伦理学界对自主性的当代研究可以作为化解医患信任危机的一种重要途径。

三、生命伦理实践中的病人自主与尊重

首先再回到比彻姆和丘卓斯,二位学者提出四原则的路径既不是从伦理学的高阶理论演绎来的,也不是从个殊的临床情境中归纳得出的,而是对一些普遍的伦理原则的应用。因为原则主义认为尽管不同的理论之间会有争议,但是他们在原则的层次上是可以达到一致的,那么对于自主原则来说,一般认为它结合了康德的意志自主以及密尔对行动自由的关切。然而,由上述尊重自主原则提出并在实践中得以突显的背景来看,具体应用于临床实践中的自主概念并不是哲学中的自主概念在具体情境中的直接应用。通过分析,我们就可以发现其中的区别所在。

从哲学理论上来看,显然康德的自主作为临床生命伦理学中自主概念的模型并不合适。这主要体现在以下几个方面:

第一,虽然在临床实践中,"自主"的核心概念仍然是自我管理、自我决定与自我控制,但与康德不同的是,其他的因素被考虑到自主的概念中来,认为自我决定是病人根据自己的利益、偏好、价值观以及生活计划等做出的理性选择。具体来说,这里不同在于,在康德那里,理性的、自主的人选择的法则是普遍的道德法则,他要问的问题是"我应该做什么",而病人的利益、偏好、价值观及生活计划在康德那里可以被归为幸福的名下。根据康德的理解,幸福是个极不确定的概念,尽管每个人都希望得到幸福,却没有办法确定地说出他到底希望什么。这是因为:"属于幸福的概念的要素均是经验的,也就是说,必须来自经验;但幸福的理念仍然需要一个绝对的整体,亦即在我目前的状况及一切未来的状况中的最大福祉。如今,最有见识且又最有能力、但却有限的存有者,不可能对于他在这方面真正想要的东西形成一个确定的概念。"[①]总之,康德在价值上是主观主义者,只承认道德价值的客观性,而在生

---

① [德]康德:《道德形而上学之基础》,李明辉译,联经出版社1990年版,第39页。

第四章 尊重自主原则的提出与医患信任

命伦理学中,恰恰要把这些康德看似不确定的东西考虑进来,并且作为做出医疗决定的一个非常重要的指标,因此在这里引起关心的问题是:"我真正想要的是什么?什么是我的最佳利益?"①

第二、在生命伦理学中所说的理性选择虽然要求行动者具备自我反思的能力,但已与康德原初意义上的自我立法的能力大不相同。上文已经提及,理性在康德那里并不是为了追求幸福,而是为了产生一个善的意志,按照道德法则去行动。而从生命伦理的实践上看,不可能要求病人的选择构成普遍的道德法则,我们甚至并不需要在任何时候都从道德的角度对病人的自主进行考量(当然病人的自主的决定与他人或者家庭或者整个社群的利益相冲突时除外)。病人的理性反思只是为了达到病人的最佳利益,或者只是为了突出他拥有自己做出选择的权利,都是从工具价值的意义上来说的。因此用康德的理论来解释临床生命伦理学中"自主"的涵义要求过强。

如果临床实践中的自主与康德所说的"自主"有本质区别,那么,康德首次把自主理解为人类尊严的一种必要表达方式也与临床生命伦理学中所要求的对自主的尊重有着根本的不同。在康德看来,自主或者说理性的自我立法能力使人具有尊严,而这一尊严能够在我们心中激发起敬畏和崇敬。在《实践理性批判》的结论中,康德写道:"有两样东西,人们越是经常持久地对之凝神思索,它们就越是使内心充满常新而日增的惊奇和敬畏:我头上的星空和我心中的道德律。"② 因此按照康德的观点,在生命伦理学中,仅仅是根据病人的欲望为病人提供治疗并不是对病人尊严的尊重。同时,对医生来说,即使他不违背自己基于科学证据之上的判断并为病人提供病人想要的治疗,这也不是自主的行动,或者说也不是作为一个有尊严的专家去行动,因为不管怎么说医生在这种

---

① 当代对自主的理解,更接近康德对"什么是启蒙"给出的答案:"启蒙是人之超脱于他自己招致的未成年状态。未成年状态是无他人的指导即无法使用自己知性的那种无能。如果未成年状态的原因不在于缺乏知性,而在于缺乏不靠他人的指导去使用知性的决心和勇气,这种未成年状态便是自己招致的。勇于求知吧!因此,鼓起勇气使用你自己的知性吧!这便是启蒙的格言。"(参见康德:《康德历史哲学论文集》,李明辉译,联经出版社2007年版,第27页。)可见,启蒙是要塑造一种独立、反思的精神状态,以达到思想的自主性。
② [德]康德:《实践理性批判》,邓晓芒译、杨祖陶校,人民出版社2003年版,第220页。

情况下,仅仅是作为其病人的欲望的代表。初看起来,如果按照当代大多数哲学家对自主及尊重的理解,就不会太偏离我们日常的做法,但是在特殊情况下仍不能忽视:身体能够感受痛苦,感情和理性一样可以塑造我们的身份,我们正是因为我们对其他人的感觉,我们对某事的惧怕成为我们所是。此外,我们还应该注意到,当我们对待有能力的病人时,自主和尊严的概念所指涉的是同一领域,但是当我们谈到重病患者、无能力的病人或者死亡的人,我们仍然使用尊严的概念,即使自主的概念已不适用。所以生命伦理学中的自主概念要比康德所说的自主内容更丰富,尊严的概念也比自主概念的运用更广泛。

总之,从整体上看,当代的理论家们对"自主"的研究更关心的是选择的"真实性",即无论一个人选择遵循什么准则都必须真正是这个人自己做出的,这种理念更接近于密尔的自由观。密尔在《论自由》中致力于划清个人与社会之间的权利界限,强调个人的行为只要不涉及他人的利害就不应该受到限制。但是,完全把这种观点应用到临床生命伦理学中会使医患关系变得模糊,因为生命伦理学中的自主虽然是在当代自由的政治框架下运作的,但是在临床中用政治上的自由理论去解释它的涵义是不充分的,除非病人的自主决定犯了法律或道德上的错误。因为自主概念的核心是自主的人,在密尔那里这是对有行为能力的成人而言的。比彻姆和丘卓斯对自主的理解也来自于密尔,他们认为自主的人"不仅要慎思计划和选择这样的计划,而且还要能够基于这样的慎思行动"①,但是病人一般都是界于有自主能力与没有自主能力之间的,这使尊重病人自主的概念呈现出其复杂性。

我们还是首先假设,病人有自主能力的情况,来看一下尊重自主原则在生命伦理学中的含义。尊重自主原则具体到临床生命伦理学中,就成为医生无论对病人施以何种措施都应对病人做出真实全面的说明,由病人自主地做出决定,一旦决定做出,在原则上就必须给予尊重。对于缺乏自主能力的人,他的自主权要由代理人行使。

作为"自主"的核心概念的自我管理与自我决定在临床实践中的实

---

① James A. Marcum. *Humanizing Modern Medicine: An Introductory Philosophy of Medicine*. Springer,2008. p234.

第四章 尊重自主原则的提出与医患信任

施在原则上可以有效地控制专家对权威的滥用,并在病人与专家不对称的地位之间寻求一定程度上的平衡,反对传统医学伦理学中的家长主义,确保病人可以在治疗选择中做出选择,接受或拒绝治疗,保护个人的价值观以及个人的完整性,同时也为自己的行为承担一定的责任,从而有利于增进医患信任。一般认为,对病人自主的尊重的本质就是不干预,并要求病人具有这样几种能力:

(a) 充分的理解能力,即病人利用医生所提供的信息做出自我决定的先决条件;

(b) 独立性,即要求病人做出决定时既不受外部条件的限制也不受内部条件的限制;

(c) 理性决定的能力,即要求病人可以进行理性的推理,可以在各种选择之间权衡利弊,做出合乎理性的决定,除非一个人可以做出理性的决定,否则就不能确定他决定的对与错,更不用说作为道德群体中的一位负责任的成员了。

尊重自主原则在临床实践中导出的主要道德原则仍然是知情同意,即认为根据自主原则,取得自主病人正当的同意是道德上的义务,这是作为一个自主的人所具有的权利。如果病人没有自主能力,也应该取得病人的监护人或代理人的同意,代理人可以是亲属、朋友、法律监护人等,但是代理人不能与病人有情感或利益上的冲突。

我们再来看一下生命伦理学中的"自主"概念受到的批评。奥尼尔认为:在生命伦理学中,特别是在医学伦理学中,自主最经常的是被作为个体人的一种特征来理解。它一般被理解成"独立",至少是独立做决定和行动的能力。[1] 在奥尼尔看来,独立的人是以自我为中心的、自私的、缺乏同伴感情以及与其他人的团结的,因此会滋生不信任的文化。不过本文认为首先,正如德沃金所说,虽然不排除独立的人会做出自私的决定,但也不排除独立的人可以是利他的。[2] 另外,这种批评针对生殖技术,基因技术等高新技术的应用要更为有力,因为在这种情况

---

[1] Onora O'Neill. *Autonomy and Trust in Bioethics*. Cambridge University Press, 2002. p23.

[2] Gerald Dworkin. "Review: Can You Trust Autonomy?", in: *The Hasting Center Report*, No. 2 (2003). p33.

下，很多人并不是我们在本书中所讨论的医患关系中所包含的患者，因此也不与我们所说的患者具有相同的特征。比如，奥尼尔主要就是通过"生殖自主"为例来说明通过"独立"来理解生命伦理学中的自主模式不足以说明"病人"自主在伦理学中的重要性的（如不负责任的父母要求使用生殖技术的情况），因此，他认为需要重新建构一个更加强的自主的概念来说明这一点，而他仍然诉诸康德的自主，这就使个人的自主具有了道德的内容。但是，临床生命伦理学中所说的自主不需要康德意义上那么强的理解。

此外，对自主最常见的批评还来自家庭主义、女性主义和社群主义，他们同样把自主理解为独立做出自我决定，并认为这体现了一种狭隘的"原子主义"精神，缺乏从社会、关系的维度去辨别个人的身份。实际上，这些批评针对的是把自主理解成完全个人主义的选择，这离不开20世纪60年代以来西方自由主义中自我实现的个人主义思潮的有力发展所产生的影响。虽然我们也不能忽视，在临床中病人所做的医疗决定也可能会与其他人的利益相冲突，比如一位患乳癌的妇女很可能会基于自己的考虑拒绝乳房切除手术，如果这危及她的生命，就会给家人带来伤害。但是针对这种医疗实践的情况去对"自主作为个人独立的做出选择"进行批评不够有力，因为，如果把这种伤害作为对自主原则的限制，那病人会在很多情况下不能进行自我选择。因此，笔者所持有的观点是：在临床实践中，病人的自主决定可能会带来道德上的错误，或明显地犯了道德上的错误。因为我们共同生活在一个资源有限的世界中，病人的自主决定有时会侵犯到他人或家庭或整个社群的利益。在这种情况下，对病人的自主进行限制是可以得到辩护的，因为病人作为生活在社会群体中的"人"，有些一般义务总是不能被免除的，但是这种情况的发生不必然就是把自主理解成"独立的做出决定和行动"引起的，更何况情感上的伤害不是道德错误，不足以构成推翻尊重自主原则的理由。

四、中国语境中的自主

对自主性的追求已成为20世纪下半叶临床生命伦理学中的深刻动

第四章 尊重自主原则的提出与医患信任

机,各国纷纷把尊重自主原则作为生命伦理学中的一项基本原则加以讨论并实践,我国在规范人们的生命科学、临床和公共卫生实践的伦理准则和法律中也体现出对尊重自主原则的强调。① 临床实践中对这一原则的重视表现为患者有:

1. 了解自己病情的权利。《执业医师法》规定:医师应当如实向患者或者其家属介绍病情;《医疗事故处理条例》规定:在医疗活动中,医疗机构及其医务人员应当将患者的病情、医疗措施、医疗风险等如实告诉患者,及时解答其咨询,但是,应当避免对患者产生不利后果;《艾滋病防治条例》规定:对确诊的艾滋病病毒感染者和艾滋病病人,医疗卫生机构的工作人员应当将其感染或者发病的事实告知本人;本人为无行为能力的人或者限制行为能力的人,应当告知其监护人;

2. 获得自己病历的权利。《医疗事故处理条例》规定:患者有权复印或者复制其门诊病历、住院志、体温单、医嘱单、化验单(检验报告)、医学影像检查资料、特殊检查同意书、手术同意书、手术及麻醉记录单、病理资料、护理记录以及国务院卫生行政部门规定的其他病历资料;

3. 接受特殊治疗措施时的要式同意权(签字)。《执业医师法》规定:医师进行实验性临床医疗,应当经医院批准并征得患者本人或者其家属的同意;《医疗机构管理条例》中规定:医疗机构施行手术、特殊检查或特殊治疗时,必须征得患者同意,并应当取得其家属或者关系人同意并签字;无法取得患者意见时,应当取得家属或者关系人同意并签字;《医疗机构临床用血管理办法》规定:医师给患者实行输血治疗前,应向患者或其家属告知输血的目的、可能发生的输血反应和经血液途径感染疾病的可能性,由医患双方共同签署用血志愿书或输血治疗同意书;

4. 尊重患者的隐私。《执业医师法》和《护士条例》均规定保护患者的隐私;《中华人民共和国传染病防治法实施办法》、《人体器官移植

---

① 这些法律法规包括:《医疗机构管理条例》、《执业医师法》、《护士条例》、《医疗事故管理条例》、《母婴保健法》以及《医疗机构临床用血管理办法》、《传染病防治法》等。

条例》、《人类辅助生殖技术管理办法》中均规定对患者个人资料的保密。①

另外，中国国家卫生部与中医药管理局还联合发布了《关于实行病人选择医生促进医疗机构内部改革的意见》，受到病人的欢迎，虽然病人选择医生是一种管理措施，但这些规定都体现出了对病人自主的尊重。

我们在从上述法规中看到我国在对病人自主尊重强调的同时也看到中国语境中的自主与西方的自主概念之间的区别。在医疗实践方面，中国的医生更多的是尊重病人家属而不直接是病人的自主。比如在获得知情同意书的签字时，不只需要征得患者本人的同意，也应当获取家属和关系人的同意并签字。上面提到的《医疗事故处理条例》中规定：在医疗活动中，医疗机构及其医务人员应当将患者的病情、医疗措施、医疗风险等如实告知患者，及时解答及咨询，但是，应当避免对患者产生不利后果。

范瑞平在《当代儒家生命伦理学》中对比了以自我决定为导向的西方的自主性原则与以家庭决定为导向的东亚的自主性原则。他通过三个内容来揭示自主的原则在临床实践应用中的最小本质：②

（1）依据该原则谁有最终的权威来做出决定？
（2）决定的基础是什么？
（3）该原则所支持的主要价值是什么？

范瑞平认为，东亚不同于西方的首先是家庭而不是个人在临床决定中有最终的权威，因为儒家道德要求一个人必须把家庭看作一个不同于社会其他部分的主体；其次，东亚自主原则支持的是客观的善观念，只要病人的意愿与客观的善观念不相符，就不会被遵从，而不像西方自主原则那样默认一种主观主义的善的观念；最后他认为，在东亚，自主原则所支持的是和谐的依赖，在临床情况下，病人有权要求并得到家人和医生的特殊关爱，而在西方，最重要的价值仍是个人独立。

---

① 上述法律法规的规定参考卫生部统计信息中心编：《第四次国家卫生服务调查专题研究报告》（二），中国协和医科大学出版社 2008 年版，第 210—212 页。
② 范瑞平：《当代儒家生命伦理学》，北京大学出版社 2011 年版，第 32 页。

第四章 尊重自主原则的提出与医患信任

确实,在中国的文化背景下,病人的自主往往跟家庭其他成员的自主性联系在一起,在传统中如果家庭成员不告诉病人诊断结果,很少病人会说他们有权知道信息,事实上很多病人也不愿意知道。在很多情况下,如果一定要让病人自己做出决定,反而会为病人增加负担,病人同时也会觉得自己被家庭抛弃了。因此,社会接受医生对病人,特别是身患绝症的病人保密这种保护性的医疗措施。正是中国这种家庭主义的观念使中国尊重自主原则的应用变得更加复杂。在做医疗决定的过程中,如果病人和家属都是理性的,出现这几种情况都是可能的:

(1)当病人跟家属的意见一致,但与医生的意见不一致时,医生一般会尊重病人及其家属的意见。

(2)当病人跟家属的意见不一致,但家属与医生的意见一致时,最后的决定有待于家属和病人商量的结果。如果家属觉得病人的意见没那么容易改变,可能会哄骗病人接受治疗,医生一般也不会反对。

(3)当病人跟家属的意见不一致,而病人跟医生的意见一致时,要看病人的独立情况而定(主要是经济上的独立),但是在很多时候,因为医生怕家属闹事,所以出于自我保护,也不敢轻易的做出决定。

尽管在中国医疗实践中存在上述几种情况,但是我们还是可以对每一种可能性的合理性表示质疑。从现实性来看,我国家庭主义观念的形成有其特有的经济、政治基础。随着社会的发展,中国的家庭也正发生着变化,个人也变得越来越独立。很多时候,病人都是在没有家属陪同的情况下去看病的,而且他们都愿意自己做出决定。所以范瑞平所说的客观的善的观念,如果不是指传统中人们在熟人社会所共有的风俗、习惯的基础上所形成的共同的价值观的话,那么就还有待澄清,而他所理解的作为西方自主原则的基础的主观主义善的观念是否也过于狭窄,我们还会在下一章中对相关概念做进一步说明。

总之,在讨论中国语境中的自主时,即要认识到其文化背景所带来的复杂性以及人们对它的认同,也要对其合理性进行反思。总体而言,尊重自主原则指导的是医方与患方的关系,它的对立面是医疗家长主义,而不是家庭主义,所以中国文化的特殊性并不影响我们对尊重自主原则的一般意义上的讨论。

小　结

尊重自主原则的提出可以说是临床生命伦理学中最具重大意义的突破，它使病人在医患关系中的角色发生了根本性的转变，可以作为化解医患信任危机的一种重要途径。但是生命伦理学界关于这一原则的本质却缺乏一致的看法。本章以生命伦理学中尊重自主原则的提出为背景，对临床生命伦理学中所使用的尊重与自主概念加以辨识，特别是将其与康德的"自主"概念进行对比，因为很多时候人们都是以康德的自主理论为基础为生命伦理学中的尊重自主原则进行辩护的，从而澄清这两者之间的本质区别，并指出尊重自主应用于临床生命伦理学中的含义。同时，本章也说明了尊重自主原则在中国语境中的复杂性，以便为下一章进一步探讨尊重自主原则与医患信任的关系打下基础。

第五章 尊重自主原则的适用界限

一、尊重病人自主原则的制度保证与医患信任
——以知情同意为例

上一章提及生命伦理学中对自主原则的强调从实践上说,来自于对研究或临床滥用的回应。从这个意义上来说,尊重自主原则也是为了回应当时医疗机构或医生对患者信任的滥用。1991 年发表《床边的陌生人》的作者、美国哥伦比亚大学戴维·罗斯曼(David Rothman)认为,从实践上来说,医学在第二次世界大战后的每一次进展都把医生、医院与病人、社群的距离拉开了,这打断了人们之间的联系,恶化了信任的关系。[①]

拿我国的医疗实践来说,传统中行医是在熟悉的环境中进行的,医患双方建立起来的是以德性为基础的有机的信任,而随着医院科层体制的建立,传统的信任模式被打破,自然会需要建立起新的信任模式,沃尔佩把这种信任模式叫做程序性信任,而尊重自主原则的提出正适应了这一需求。从上一章对我国医疗法律法规的相关规定的介绍来看,其中对尊重自主原则应用的最重要的一个措施是现代医学中把知情同意作为制度来发展。知情同意是现代的程序性的信任,这个程序涉及医生要让病人信任权威的专业信息,如所使用治疗方法的风险、程序、问题的本

---

① Paul Root Wolpe. "The Triumph of Autonomy in American Bioethics: A Sociological View", in Devries R, Subedi J, eds. *Bioethics and society: sociological investigations of the enterprise of bioethics*. Englewood Cliff, NJ: Prentice Hall, 1998. p50.

质等；也涉及病人即使认识到风险，也会允许医生侵入他的身体对其进行治疗。当非正式的信任腐蚀之后，这种程序性的信任就日益显得必要。这种知情同意的程序首先是在人体实验领域得到完整的表述，在西方，19世纪的医学研究主要是医生在他们的诊所对自己的病人或对同事的病人进行，在标准的治疗和实验性治疗之间没有理论和实践的区别。随着流行病学的发展，研究者们开始在孤儿院、军队、精神病院寻找受试者，也就是说到了20世纪中叶，已经不是使用临床情境中的个体病人作为受试者，而开始使用大量的匿名人士作为受试者。他们不大可能知道研究者是谁，研究者通常不了解病人，人际间的信任也缺乏基础。1947年纽伦堡法典中的一条原则表明，医学实验中病人的同意必须是自愿的、有能力的、知情的并且是可理解的。而知情同意原则应用在临床医学中，直到1957年萨尔格对勒兰德·斯坦福一案，也就是在纽伦堡法典后10年，才被第一次写入法律。是Salgo最后把临床中的病人同意从以有利为基础（在没有病人同意对病人进行"伤害"的情况下进行手术）转向以自主为基础（病人有权利通过知情的、可理解的同意做出自我决定）。该案中，一位医生对50岁的患者萨尔格实施胸部大动脉造影术，从其背部向大动脉注射了造影剂，导致患者下肢永久性瘫痪。这一检查方法在当时非常先进，这一并发症发生的几率也非常小，但医学对此并不是处于未知状态。患者抱怨医生没有将这一风险告诉他，医生也承认自己没有告知患者这一风险。在该案中，美国加州上诉法院布瑞法官认为，如果医生未能将患者就所建议的治疗方案做出明智的同意所依赖的、必需的任何事实告知患者的话，他就违反了对患者的义务，并应承担法律责任。该案判决使"知情同意"成为一个法律上的概念。

在美国，尽管一些医疗改革者呼吁要通过改革医疗教育，让医生以病人为中心行医，以改变医患之间的信任关系，但是信任是结构性的产物，不仅仅是注意沟通技巧就能带来的。也就是说，在当代信任的基础已经发生了变化，其障碍不能仅仅靠"人性化"的教育去改变了。而试图在不能把信任置于医生个体的情况下，通过知情同意制度的确立，保护病人个人的权利、自由和自主，从理论上来说可以为那些冒信任风险的病人提供一种支持和保证，也为违反信任的医生设置障碍，并通过惩

第五章 尊重自主原则的适用界限

罚对实际上违反病人信任的医生的行为进行纠正。但是，这一制度的确立本身在实际的医疗情境中到底是否可以总是很好的弥补对医生个体的不信任呢？下面我们具体来分析一下这一制度的实施面临的困境，以及对医患信任产生的影响，并力图最后提出解决策略。

首先，我们来看一下知情同意在理论和实践中面临的困境：关于知情同意要件的分析有一些不同的形式，但是这些对我们最终的讨论来说没有实质性的影响，我们在此采用比彻姆和丘卓斯的理解，比彻姆和丘卓斯把知情同意分为信息和同意两个关键部分。1. 知情同意中信息的部分包括信息的提供以及病人对信息的理解。信息的提供是指应该提供任何有理性的人认为对做出判断的过程来说是重要的信息，剩余的信息应该在询问病人想要知道其他什么信息的过程中提供给病人，并且要真实的回答病人所问的任何问题。其中重要的信息包括，比如关于手术程序，可选择的程序，以及它们各自的风险等信息；病人对信息的理解是指病人合理、充分地理解医疗信息的能力。2. 知情同意中同意的部分指，自愿的同意与同意的能力。自愿的同意包括，选择自己目标的能力，如果提供的选择范围比较宽，要能够在几种目标之间进行选择，而不受其他人和机构的过分影响或压迫；同意的能力是关于赞同的理性能力，即如果一个人能够基于合理的理由做出决定，那么这个人就是有能力的。① 从上述比彻姆和丘卓斯对知情同意的说明来看，它的实现会对医生和患者双方都提出很高的要求，比如，对于具有不同特点的病人来说到底哪些信息是重要的信息？作为不具备专业知识的病人在与医生交谈的过程中，是否真正知道他想要的信息对他的决定是否有帮助？基于个人不同的年龄、知识背景和受教育程度，能力的标准的界限定在哪里？一方面由医学本身所具有的不确定性；另一方面因为医学涉及人的生死，所以人们，特别是病人家属，不仅关心医生的品质的好坏与行为的正确性，而且往往根据治疗后果去判断最后的决策是否正确。如果他们觉得据后果来看他们做了错误的决定，知情同意书很可能不会维持他们对医生的信任，他们可能会认为是医生没有做到充分的告知，或忽视

---

① James A. Marcum. *Humanizing Modern Medicine*: *An Introductory Philosophy of Medicine*. Springer, 2008. p235.

了病人缺乏专业知识，所以本来就不应该让病人自己做决定。

对于这些困难，奥尼尔的观点很具有说服力。他认为，从理论上来看，知情同意总是要先由医生给出治疗建议的一种或另外一种描述，所以对于病人的同意来说，它只是一种命题态度，它的对象不是一种程序或治疗，而是对描述被意向程序或治疗的这一种或另一种命题。所以，同意就像其它的认知态度一样，把命题作为它们的对象，它是不透明的。其中一种情况是，同意一个命题，可能不会看到比这个命题所包含的特殊描述更多的东西。这样就不会把自己看作是对与被同意命题同等的其它命题或密切相关的命题的同意，或对被同意的命题来说是必需的命题的同意；另一种情况是，病人也不会认识到所同意命题的标准和可预见的后果。在第一种情况中，我可能同意以委婉的方式得以描述的医疗程序，但是并不认为自己会对同一种医疗程序的更加直率的描述方式表示同意。在第二种情况中，我可能同意化疗，但是当结果发现化疗会使人更加虚弱的时候，可能才会真正宣称我从来不同意任何产生这种效果的治疗——即使是那种效果被当作治疗的正常反应被仔细的描述过了。奥尼尔把这种情况称作指示不明（referential opacity）和没有领会后果（failure to grasp the consequences）。除此之外，知情同意还有实践上的局限，这种局限即使是病人有着成熟的能力也是不可避免的。这是由医疗信息的复杂性和专家时间的短缺，或者因为我们大多数人在生病的时候并不能完全的理解并吸收信息造成的。实际上就算是正常人也存在理性不及的现象。奥尼尔说我们至多希望病人能够在合理的、诚实的提供信息的基础上，而不是对意向性治疗的根本不完全解释的基础上给出同意，但即使是这样，知情同意的要求对病人和医生来说也是相当高的。①

知情同意所面临的理论和实践上的困难对医患信任的影响是至关重要的，在制度化的情况下，它们其中的每一个环节都会在一定的条件下转化为种种破坏信任的力量，特别是在加入利益冲突之后，病人对医生执行知情同意的动机便会产生怀疑。比如，在知情同意的实践操作中可能出现的情况是：知情的过程只是一纸文书，对于医生来说它的目的并

---

① 奥尼尔对知情同意所面临的困境的论述，参见：Onora O'Neill. *Autonomy and Trust in Bioethics*. Cambridge University Press, 2002. p43—44.

第五章 尊重自主原则的适用界限

不在于真正尊重病人的自主,而只是医生用来逃避法律责任的方式。①或者,由于病人的期望过高,当期望达不到满意效果的时候,就认为医生告知不充分,这种情况反而加深了医生对病人的不信任,导致医生夸大治疗过程中可能出现的不良后果,给病人带来过重的心理负担,转而又增加病人对医生的不信任。在这种情况下,医患关系都是由那份知情同意书但却不是由真正的信任来维持的。

可能有人会说,在大多数情况下,知情同意的制度确实保证了患者对医生的信任,因为它可以让病人预先了解自己的权利,从而不受他人的控制来确定自己的预期,那么,我们来比较两个案例,来分析一下知情同意制度化下的信任类型。

案例 1 简介:根据北京市卫生局通报,22 岁的孕妇李××因"受凉后出现咳嗽、咳黄痰、伴咯血并发热 10 天,呼吸困难 1 周,端坐呼吸 3 天",于 11 月 20 日到北京市一家小诊所就诊,接诊护士当时发现病人病情很重,立即劝其到大医院就诊。

李××于 11 月 21 日下午 2 时 50 分在朝阳医院京西后院呼吸内科门诊就诊,初步诊断为"重症肺炎,心功能不全"。因其病情危重且经济状况不佳,医院决定欠费收入院治疗。期间因考虑挽救母子生命建议剖宫产手术,因家属拒绝签字未能施行。当晚 7 时 25 分,李丽云因病情危重,救治无效死亡。②

案例 2 简介:2010 年 12 月 3 日早晨 6 时许,一名 29 岁的临产孕妇被转送进暨南大学附属第一医院进行抢救。这名孕妇此前被广州某医院诊断为"无胎心",并怀疑有胎盘低置。B 超显示产妇不存在低置胎盘。医生据此判断,她属于危险的胎盘早剥,如果不尽快手术,将导致胎儿宫内缺氧窒息死亡,并引发母体大出血,造成"一尸两命"的严重后果。然而经医生、家人轮番劝说,孕妇坚决拒绝签字,与此同时,医生采取措施以缓解胎儿宫内窘迫。监测显示,胎儿的胎心越来越弱,而产

---

① 笔者 2014 年在广州市某医院住院半个月,期间看到,由于医院病床紧张,医生会以住在医院没有住在家里舒服,况且这些问题在门诊就可以解决等理由劝一些病人早日出院,很多病人明白并自愿接受医生的建议,但因为他们确实没有完全康复,所以办理出院时医生仍然要让病人注明"患者要求出院,后果自负"。

② 张大庆主编:《中国医学人文评论》,北京大学出版社 2008 年版,第 26 页。

妇下体出血量约达200毫升，怀疑出现弥漫性血管内凝血（DIC），情况已十分危急。7时30分，妇产科两名主任出马，再次进行劝说，答案还是"不做手术"。此时，孕妇的丈夫经医院有关负责人出面解释后，已在手术知情同意书上签字，但家属的劝说也不能让孕妇回心转意。由于孕妇神志清醒，没有她的签字，手术仍然不能进行。最终，医院本着"生命第一"的原则，决定行使医生处置权，得到家属的再次签字确认后，强行进行剖宫手术。上午8时30分，孕妇被送进手术室。然而，在手术台上，孕妇也大喊"要自己生"。最终，医生征得其家人同意后，强行为其进行剖宫产。宝宝一出生就出现重度窒息症状，出生数个小时后不幸死亡，孕妇获救。①

我们在这里只是通过对以上两个案例的对比，关注知情同意制度对医患信任的影响，不考虑影响知情同意的相关因素，如患者的能力以及信息告知是否充分，也不考虑患者及其家属之所以不能给出同意是不是有不信任在先。第一个案例事件发生后，引起了不同领域的专家从不同角度进行的热烈讨论。有些法律学者从法律和法规中寻找可应用于这个案例的规定，但是没有达成一致意见，不过他们的努力说明在这里出现了一种困境，即在特定的情况下，合法未必合情，更何况是致关人命的事。一些伦理学家也纷纷提出在紧急情况中，不能让制度束缚手脚，因为这会给病人带来不可逆转的伤害。不过我们还是通过站在第三方立场上的社会对这一事件的总体反应来进行分析，"在有28636人参加的'新浪网'民意调查中，70.82%的网民认为死者丈夫应对此事负责；《中国青年报》社会调查中心和腾讯网联合实施的民意调查（参加者1.2万人）中79.1%的受访者认为肖志军（即产妇的丈夫）不值得同情（《中国青年报》，2007年12月3日，版2）；以及正义网的网上调查为67.6%的网友认为医院不该承担责任（《检查日报》2007年11月24日，版1）"②。我们发现人们对医生的信任发生了观念上的变化，如果说这种变化不一定是人们不信任医生，那么也是对医生的信任已经没有

---

① 任珊珊：《孕妇临产遇险拒手术 医院强行剖宫救其命》，腾讯新闻，http：//news.qq.com/a/20101204/000276.htm。
② 引自苏力：《医疗知情同意与个人自由和责任——从肖志军拒签事件切入》，《中国法学》2008年第2期，第3页。

第五章　尊重自主原则的适用界限

了道德的内容，即使大多数人在那种情况中可能非常相信医生能做出正确的专业判断，但对医生的行为更多的是一种理性的预期，比如人们普遍认为医生在制度的束缚下是不会在没有签字的情况下也本着"生命第一"的原则进行手术的。而这种没有道德内容的信任从长远来看是危险的，这就意味着在第二个案例的情况中，如果医生不本着"生命第一"的原则去抢救病人，也被看作是正常的，他们会认为这种事情的发生虽然是悲剧，但也是制度下的无可奈何，因为就制度的设置来说是好的，它应对的是普遍情况，不是特殊情况。这种观点在某种程度上是对的，因为制度的运作不同于道德反思，它在一定时间一定地点要有一个明确的指导，不能永远争论不休。然而，鉴于医疗专业的特殊性，这种信任降低了对医生的道德要求，这与医学治病救人的目标相违背，从长远来看，它不利于医生道德行为的发展，反而可能为不道德的行为留有空间。当然，因为医疗的不确定性，医生也不敢保证最终会有什么样的后果，如果手术后没有达到预期的效果，医生仍然可能得不到家属的理解。所以主要解决办法，还在于对现有制度情况下的知情同意的实施进行反思，推动制度的完善，建立责任的分担机制，并让医生的德性有生长的空间。

　　我们现在来总结一下，一方面由于制度化的知情同意的实施本身就面临着理论和实践上的困难，在利益冲突的条件下，这些困难都可能会转变为医患信任的破坏力量，所以，其解决办法是尽量减小利益冲突，而这仍然需要通过制度的改善去完成，本书第六章的最后一节对此做出回应。另一方面，即使病人不对医生的动机产生怀疑，知情同意的制度化本身造成医生的德性力量无法释放出来也是事实，这一点我们在对医院科层制运作的分析中就已经论及，本书对此的解决办法是，制度的设计尽量为医生德性的发挥留有空间，否则只能使医患信任退变为没有道德内容的信任，而没有道德内容的信任不利于医生道德行为发展，因为它不能为不断相互作用的行动者提供认知的和道德的期望图式，也就不利于推动制度的完善。制度化本身所带来的问题使我们不得不重新对尊重自主原则进行审视，本书在下一节中，进一步论证尊重自主原则的合理性，并把它看作是伦理规范，而不是法律条文，详细考查在什么样的条件下尊重自主原则可以增进医患信任，这同时也回答了期望医生如何关心病人的利益是合理的。

二、有限干预病人自主的合理性

我们现在把尊重病人自主原则放在医患关系的现象中来加以理解，看如果要达到医患信任，从中能够得出伦理上的什么要求。正如佩里格瑞诺所说，这是用哲学的方法（批判的反思）去审思医患关系，但是没有具体的哲学内容，不同于上文中比彻姆和丘卓斯把已经发展了的哲学和伦理体系应用于医患关系，从而对原则主义提出的论证。

一般认为，尊重自主原则在医学内部所面临的最一般的困境是在临床实践中，它可能会与医生对病人最佳利益服务的义务相冲突。如果在二者冲突的时候，医生为病人最佳利益服务的义务应该具有优先性，比如在传统中，患者对医生的信任就是建立在医生对病人最佳利益服务的基础上的，而通过上一节中的案例对比，我们也更加赞同第二种情况下的医生行为，认为那是为病人最佳利益服务的正确地做法。那为什么尊重病人自主的原则还有其存在的合理性呢？要回答这个问题，首先搞清楚这两个问题非常必要：一、何谓病人的最佳利益；二、医生有没有能力得到关于病人的最佳利益的知识。

关于病人最佳利益是什么一直没有得到清楚界定，从医生的角度来说，这个问题大多是取决于医生对健康与疾病的看法，如果按照世界卫生组织对健康的定义，认为健康不仅是没有疾病或不受伤害，而且还是生理、心理和社会幸福的完好状态，那么医生对病人最佳利益关注的范围就要宽泛的多。如今，这个问题显得更加复杂。正如詹姆斯·瑞奇尔（James Rachels）提出人的生命有三个层次：一是生物生命，指一个人在生物学或医学上的生命；二是传记生命，由于人有智性与精神生活，因此人的生命，在其过程与内容方面，拥有超越生物的层面，我们经常会在这个层面上去讨论人的生命是否有意义，或是否有价值。我们对人生的许多关切、评价与喜怒哀乐，也与传记生命的内容直接相关；三是延伸的生命，是指一个人之生命在躯体外或死后之延伸。① 现代的生物科技

---

① 转引自颜厥安：《鼠肝与虫臂的管制：法理学与生命伦理探究》，北京大学出版社2006年版，第20页。

第五章 尊重自主原则的适用界限

日益发达,从某种程度上来说,医生可以通过基因的延伸干预到人生命的第三个层次。不过我们最起码要在前两个层面上关注人的生命,而病人对自己最佳利益的考虑无疑不会忽视他的第二个层次。

在西方医学伦理学中,为病人的利益服务是自希伯克拉底以来的传统,而我国的"医乃仁术"也是以为病人的利益服务为宗旨的。同时,不管是在西方传统的医疗家长主义还是我国传统中病人及其病人家属对医生的习惯性服从都默认了关于病人的利益存在一种客观标准的观念。这种观念之所以能在长时间内一直指导我们的医疗实践,一是因为受当时的医疗水平所限,病人没有那么多的选择;二是因为我们都生活在某种特定的文化和道德共同体中,共享同一套价值观是可能的。由此看来,传统中为病人最佳利益服务的观点也不是蕴含着一个人的生活过的好坏与他本人的观点毫无关系,而是医生在长期的医学实践以及生活中形成了以患者的生命和健康为基本出发点的伦理准则,而这些伦理准则一般都为病人所接受,它是医生的专业知识和生活经验的结合。但是,医疗科技的发展为病人提供了多种选择,而在价值多元化的社会,医生的生活经验也受到了很大的局限,如何确定患者最佳利益的问题比历史上任何一个时期都要复杂。如果还持有传统的观点,就会导致家长主义的后果。我们可以通过一个案例来说明确定病人最佳利益的复杂性。

莫尼卡现年49岁,离婚并有两个二十出头的孩子,在一个周五的晚上因急性呼吸困难被送入医院,她抽烟很厉害并且在几个星期前有过呼吸困难的经历,但没有寻求医疗上的建议。胸部X光片显示几处异常,并约好周一早上做支气管镜检查。在星期六晚上,莫尼卡的呼吸困难加剧,因为严重的咳嗽突然加剧,她开始面部发紫并几乎失去意识。医生采取紧急插喉的措施,并把她转移到重症病房,在那里给她注射了镇静剂。星期天做了支气管镜检查,显示她的气管中有一个很大的肿瘤,之后对肿瘤以及淋巴结切片做了组织活检,证实是肺癌并转移到淋巴。各科组成的治疗小组认为病人不适合做手术,并且化疗也没用处。也不能摘除莫尼卡的喉管,因为肿瘤会很快堵住她的呼吸道,并且鉴于肿瘤的大小,气管造口也是非常危险的。医疗小组认为她的生命不超过三个月,并讨论了如下选择:可以撤销维持生命的设备;继续用呼吸机以及大量镇静剂,但不治疗任何并发症,如引发的感染;或在没有莫尼卡同意的情况下，劝说外科医生为她进行介入治疗；或叫醒她，以便跟她商量选择哪种治疗方式。①

莫尼卡的案例为医生提出了难题，到底什么是她的最佳利益？因为这涉及到医生该采取什么样的措施，而这个问题就传统的诊断和治疗方法来说是不会突显出来的。在这里如果不是涉及稀缺资源的使用，医生在没有病人同意的情况下，采取任何措施都似乎会导致家长主义的后果。这使医生面临困境，因为一方面如果把她叫醒，她可能不但不能做出自主的决定，反而因为在没有镇静剂的作用下遭受更多的痛苦。另一方面，因为病人的病发得很急，医生不知道病人持有什么样的价值观及信念体系，也许她有某种特殊的宗教信仰使她不能接受某种治疗，也许她还没有来得及对自己的未来做出安排，也许她还有些话要对自己的亲人说，或想再看看自己的孩子。在这种情况下，也许医生可能根据医疗价值确定对病人有利的是什么，但是如果考虑到病人的整体福利，那么是不可能找到可应用的病人最佳利益的客观标准的。这就又为我们提出了病人最佳利益的主观标准：即病人的最佳利益要根据患者自身的价值观和判断做出决定，因为只有她自己知道她的最佳利益是什么（如果病人处于无意识状态，那么家属或病人之前指定的代理人是最有可能为病人的最佳利益做出决定的，所以在这种情况下要尊重病人家属或其代理人的自主）。有些学者认为自主原则所默认的正是这种标准。实际上，在这种观点背后，是认为事实与价值有严格的区分。因此，把医生的角色限定为信息的提供者，这时所构成的医患关系的模式，罗伯特·威奇（Robert Vetch）把它叫作工程师的模式，伊曼努尔（Emanuel）叫作提供信息的模式。在这种模式中，医生给病人提供关于病人的所有相关信息，包括他的病情、可能的诊断及治疗的本质、与治疗有关的风险以及利益的本质和可能性、知识的任何不确定性。病人根据这些信息选择他想要的治疗，然后再由医生执行病人所选择的治疗。在这种模式中，医生的义务就不是传统所说的根据病人的最佳利益行动，而是为病人提供所有能得到的事实，医生在这里只是技术专业的提供者，他们的价值观

---

① 案例来自：Bernice S. Elger and Jean-Claude Chevrolet. "Beneficence Today, or Autonomy (Maybe) Tomorrow", in: *The Hastings Center Report*, No.1 (2000). p18.

第五章 尊重自主原则的适用界限

不起作用。① 但是，在病人有自主能力的情况下，尊重自主与病人最佳利益是不冲突的。我们可以把这种情况视为尊重病人自主原则的第一种形式。

提供信息的医患关系模式作为对医学实践的一个粗略的指导，在病人有自主能力的时候，或者虽然病人没有自主能力，但是代理人可以表达病人最佳利益的时候可以产生好的医疗决定。但是出于以下考虑，情况往往不会这么简单②：在病人的自主与不自主之间没有清晰的界限。

提供信息的模式忽视了在临床中是很难将有自主能力和没有自主能力的病人截然区分开的，因为不同病人的能力有程度上的不同。另外，有些病人在这件事情上有自主决定的能力，但在另一件事上却不一定有，完全的自主只是一个理想，在现实生活中（更不用说在临床实践中）很少人能够真正达到，只是在大多数情况下，我们认为人们还是能够达到一定程度的自主并用来指导他们的生活，否则会导致一种决定论。在医学实践的情景中，病人的自主会受到多种因素，如身体上的、

---

① Emanuel，Ezekiel J. Emanuel，Linda L. "Four Models of the Physician-Patient Relationship"，in：*JAMA*，Vol. 267，No. 16（1992）. p2.

② 其实还有一方面的考虑，是关于如何确定代理人是否真的表达了患者的最佳利益？在有些情况下，家属或代理人对病人最佳利益的判断也是成问题的，比如这样一个案例：疗养院把一位82岁的妇女送到医院去更换心脏起搏器，因为这位妇女的严重痴呆使得她无法了解她自己的临床状况，因此就由她的女儿们作为代理人代替她做决定。她的女儿们到达医院后告诉医疗团队说她们不同意更换母亲的心脏起搏器，因为她们认为她们的母亲很高雅、很讲究，她以前经常说，如果她大小便失禁必须用到尿布，她就不想再活下去。女儿们坚持，如果她们的母亲现在知道自己的状况，她会觉得这使她蒙羞，并且不会再继续这样的生活。但是，她们的母亲现在认识不到她已经大小便失禁，这也不会让她难堪。在疗养院的时候，她面带微笑跟人打招呼，在花园里听着歌剧享用午餐，享受着外孙们的探望，虽然她记不得他们的名字。这里的问题是，先前的愿望在这种情况下还有效吗？因为她目前很享受她的生活。有些学者就认为，痴呆病人的利益不同于之前他们有能力时候的利益，应该根据他们目前的需要而不是先前的利益去做决定。这个案例又会把我们带入到关于人格同一性这一棘手的哲学问题，我们不再进行讨论，只是通过这一案例来反映病人最佳利益的复杂性。（此案例来自：Linda Farber Post, Jeffrey Blustein, Nancy Neveloff Dubler. *Handbook for health care ethics committees*. Baltimore：The Johns Hopkins University Press, 2007. p92）以上案例比较特殊，在临床实践的一般情况下，当代理人的决策与病人的医疗价值一致时没有争议，但当代理人的决策与病人的医疗价值相反时，则应当增加医生的权限，尽量避免代理人对患者造成伤害，必要的时候可诉诸法庭。从这个层面上来看，医生对病人自主的尊重也不能仅局限于医疗事实的提供。

认知上的、情感上的以及社会上的限制。很多情况下，病人所做出的决定并不是真正自主的决定。如果按照上一章中说到的自主需要行动者具备的三个条件来看，即充分的理解能力、独立性、理性决定的能力，其中任何一个条件都不是那么容易满足。

首先，在实践中，许多条件可以限制病人的理解能力。比如病人不具有医生所掌握的高度专业化的知识本身就是一大障碍。此外，病人会受到情绪的影响，如焦虑、恐惧、抑郁、情绪冲动都会使他们不能像正常人那样理解问题，这就使病人的自主性受到了很大的限制从而做出对自己不利的决定，比如，一个早期的癌症病人也很容易因为情绪的影响放弃治疗。

其次，病人的独立性会受到很多外部条件的限制，比如病人考虑到家庭的经济状况或其他家庭成员的利益，但是这个问题很复杂，因为并不是在所有病人考虑到家庭经济状况和其他家庭成员利益的情况下，都构成了病人的不自主的条件。比如一个癌症患者经过审慎的思考后，决定为了免除给家庭带来的负担而放弃治疗。这种情况下，不能说这个人的决定是不自主的决定，特别是当他把家庭的利益看作自己利益的时候。当然大多数情况下，病人都是迫于无奈，这种困境最终也只能通过社会保障制度去帮助解决。此外，有些内在条件也限制着病人的自主，如未成年人、精神病人、智力低下者都不同程度的受到内在条件的限制。当病人的独立性受到限制时，他自主决定的能力也就受到了限制。

最后，疾病有时使病人不同程度的失去进行推理的能力。当医生向病人提供可供选择的治疗方案时，有些病人不相信自己的自主而更相信医生，因此不想运用自己的自主，显然，这时病人已经将决定的权利交给了医生，如果医生再强迫病人自己做决定，已经是对病人自主的不尊重了。还有些病人做出的决定与他先前一贯的价值观不一致，与他的生活计划不和谐，他们对自己的非医疗价值还需要别人帮助才能了解。

这里涉及对病人自主能力的评估问题，比彻姆和邱卓斯认为尽管自主和行为能力的含义不同（自主是指自我支配；行为能力是指完成某个任务或一系列任务的能力），但是，自主者的鉴定标准和有行为能力者的鉴定标准却惊人地相似。他们罗列了一系列关于无行为能力的经验性标准：1. 无能力表达或交流偏好或选择；2. 无能力理解处境及其后果；

第五章　尊重自主原则的适用界限

3. 无能力理解相关信息；4. 无能力提出理由；5. 无能力提出合理的理由（尽管可能提出了一些支撑理由）；6. 无能力提出与风险—利益相关的理由（尽管可能提出了一些合理的支撑理由）；7. 无能力做出合理的决定（例如，根据理性人标准判断是否合理）。①

　　标准 1 检测表达偏好的简单能力，标准 2 和 3 检测理解信息和感知处境的能力。标准 4 至 7 通过重要的生活决策来检测推理能力。上述标准从弱到强，因为在美国，一些学者提出以上述标准作行为能力测试时应采用滑动天平的策略。他们认为，当某项医疗干预增加病人的风险时，我们应当提高选择或拒绝医疗干预的行为能力所需要的能力的水平。当作为结果的福利变得不太重要时，我们应当降低行为能力所需要的能力的水平。这种滑动天平的方法可以使决策所需要的行为能力的标准随着风险的变化而变化。也就是说对能力设置的门槛不同，一个高利益/低风险的程序为能力设置的门槛较低，可能通过上述标准 1、2、3 的测试就可以了，而低利益/高风险为能力设置的门槛较高，可能需要通过上述 7 个标准的测试。布坎南（Allen Buchanan）和布洛克（Dan Brock）是这种策略的支持者，但比彻姆和邱卓斯认为没有理由使我们相信，在做决定时，高风险的决定比低风险的决定需要更多的能力。他们举例说，事实上对那些行为能力存疑的人而言，下面的说法似乎是不尊重他们自主的："你有行为能力决定如何与孩子们相处，决定如何处理财务，决定是否住院，但你没有行为能力拒绝插管或通便，因为风险增大了。"② 虽然这个策略存在困难，但在中国，人们还是比较容易接受这样一种观点，因为在传统中，中国人会更偏向保护病人不受伤害而不是尊重病人的自主。不过在中国，如果是高风险/低利益的程序，医生主要会听取病人家属的意见来做决定。

　　医疗机构应该确立相关标准，设立独立、合格的专业人员来评估病人做决定的行为能力，以下两个案例说明了对病人能力进行评估的必要性。案例 1：C 女士，22 岁，糖尿病，需要注射胰岛素进行控制。怀孕

---

① 参见［美］比彻姆、邱卓思：《生命医学伦理原则》，李伦等译，北京大学出版社 2014 年版，第 74—75 页。

② ［美］比彻姆、邱卓思：《生命医学伦理原则》，李伦等译，北京大学出版社 2014 年版，第 77 页。

36周胎儿宫内死亡，该女士拒绝人工引产，而引产可以避免潜在的威胁她生命的败血症。但该女士坚持认为小孩的出生一定是"自然的"，并且表示再进一步讨论这个事会让她非常痛苦。因为她曾反复去医院进行不是很有效的糖尿病控制，医院的工作人员都认识她了，虽然现在的临床状况是稳定的，但医疗小组还是很担心她拒绝治疗可能出现的后果，并且要求对她的能力进行评估。但C女士不配合正式的评估，所以医院决定在专家的支持下，利用与她关系很好的医生组成医疗小组，这个医疗小组按评估程序判断她能清楚的理解问题，包括潜在的风险，并且她能够表达她的选择，但是进一步谈话表明她有过丧亲的情感冲击，这在之前不曾引起注意，因此医疗小组认为还应该为她找一位丧亲的专业护士的帮助。显然C女士不知所措，认为她对孩子的死负有责任，她觉得除非她自然生产，否则她就是个失败的母亲。因为拒绝治疗威胁到她的生命，对她设置的能力的门槛就会很高，而谈话表明她的悲痛减弱了她同意的能力，鉴于目前临床情况是稳定的，医疗小组进行了下一步工作，同意为她的小孩取名字，并举行葬礼，最终C女士同意引产。①

案例2：美国一个打篮球的男孩有一天发烧，他认为是感冒了，就去看医生，过几天他还要参加比赛。医生对他的病情做出判断后跟他说，他得的一个致命的病：脑膜炎。不过打五天的静脉盘尼西林就好了，但好了也不能去参加比赛。男孩想都不想就要走，医生问为什么不打针？是不是怕不能参加比赛？他说不是，就是不打针。这时病人的自主权跟医生的天职明显对立。他父母当时出差了，不在当地。在美国，按普通法，病人不愿意接受治疗，就不能强迫他。有两种控告：一种是关于过失的控告，是民事控告；另一种是刑事控告。如果病人不愿意治疗，医生就会让他走。但这一案例中医生没让这个男孩走的理由是，他没有提供不接受治疗的理由，他们认为他的拒绝不是在知情的情况下做出的，他可能有某种说不出的理由，也可能有他自己也不知道的理由。三个医生和护理都觉得这件事有不明确的地方，他们四个人一致同意在

---

① Peter A. Singer. *The Cambridge Textbook of Bioethics*. New York: Cambridge university press, 2008. p17.

第五章 尊重自主原则的适用界限

病人档案上签字，同意把男孩留下来给他打安眠药，说让他舒服一下。打针的时候他没有拒绝，在他睡着之后医生给他注射了盘尼西林。第二天男孩醒来后也并没有反对医生的做法，后来他父母回来看他，回忆起在他小时候有个跟他生活在一起的小表弟也患过这个病，不幸去世。最后心理学专家通过催眠不断地问他问题，比如"谁有脑膜炎"？他说"小表弟有"；问"小表弟去哪里了"？他说"死了"；问怎么死了？他说"盘尼西林"。这样医生就找到了他拒绝治疗的真正理由，原来是他潜意识里有这样不愉快的记忆。①

对病人的能力进行评估非常重要，因为尊重病人自主与医生救死扶伤的天职之间的矛盾是不可回避的，也就是说在什么情况下医生救死扶伤的责任要大于病人的自主，什么情况下又不让医生救死扶伤的责任大过病人的自主都要对病人的能力问题进行分析才能得以解决。而在我国，医生接诊病人多，医患之间沟通少，交流少恰恰是造成医患矛盾的主要原因。在短暂的接诊过程中，医生很少注意到病人的情绪，更不用说对病人的能力问题提出质疑了。

综上所述，自主是个程度的概念，病人一般是处于完全自主与完全没有自主之间的。即使我们在这里认为多数病人的自主不会受到多大影响，可以把他们当作正常人一样看待，认为只有病人知道自己的最佳利益是什么也仍然是一种极端的主观主义的看法。这使我们有必要进一步对"价值"问题展开讨论，因为在临床实践中，对价值的不同理解暗示着不同的决策模式。

1. 对快乐主义理论、欲望满足理论和实质性善理论的分析

价值理论是伦理学的一个重要分支，它告诉我们哪些事物是内在善的或内在恶的，比如快乐是善的，痛苦是恶的，知识和美德是善的，道德败坏是恶的。我们之所以不否认价值理论的重要性，主要是因为它赋予那些"关于什么是正确"的主张以内容。后果主义者认为一个人应该总是去做将会产生最好后果的事，因此他们必须首先确立起一种价值观

---

① 此案例来自香港大学李嘉诚医学院医学伦理学研究中心许志伟教授于 2010 年 4 月在中山大学哲学系的课堂讲授。

念,知道什么使后果是善的,然后才知道如何实现、促进某种善。同时,在一些道义主义者看来,义务同样预设了关于善的观点。比如他们会认为"杀一救五"是错误的,虽然这样做会带来最好的后果,但因为生命具有原初的内在价值,我们不仅有义务去促进并保存它,并且有一种独立的、更强的义务不去毁灭它。① 生命伦理学一般是在促进或抑制善或恶的意义上去关注价值问题,我们在这里讨论价值理论是以后果主义为导向的。实践中往往由医学的目的去指导临床伦理决策,医学的目的是使人健康,但如果健康只是通过生物学的功能去定义,那么"健康"这一价值并不能涵盖医疗伦理决策所要考虑的所有方面,这一观点已经在医学伦理学界的大部分研究者中达成共识。前文已经提过,根据世界卫生组织对健康的定义,健康不仅是没有疾病或不受伤害,而且还是生理、心理和社会幸福的完好状态,那么,要求医生对病人利益关注的范围就要宽泛的多。为了澄清不同的价值观与医疗决策的相关性,也为了对病人最佳利益这一问题有更深入的认识,我们从三种最基本的价值理论,即德里克·帕菲特(Dere Parfit)所区分的快乐主义的价值理论、欲望满足理论及客观清单理论(托马斯·斯坎伦称之为实质性善理论)入手,看是否有一套价值理论能帮助我们澄清病人最佳利益问题,并为临床决策情境中的尊重自主提供一个新的视角。

托马斯·斯坎伦(Thomas M. Scanlon)在《价值、欲望与生活质量》一文中主要讨论了这样一个问题:什么使一种生活对过这种生活的人而言是好的生活。他以德里克·帕菲特提出的快乐主义理论、欲望满足理论及客观清单理论这三种答案作为讨论的起点。斯坎伦把客观清单理论称作实质性善的理论,并认为这一理论对个人福祉的决定因素来说能提供最合理的说明。我们主要关注斯坎伦对这三种理论的探讨,一方

---

① 对此,内格尔提出了一个一般性问题,斯坎伦把它表述为:怎么会有这种理由?即不造成某件事情发生的理由,这一理由的根据并不在于该事发生之坏,同样也是阻止它其他行动者或者由自然的力量使该事发生的理由。也就是说,不能杀一救五的理由,这一理由又不是以好的后果为依据的,但这一理由也是阻止其他行动者杀一救五的理由吗?斯坎伦认为,如果我们要赋予杀戮行为以内在的负向值来理解反对杀戮的道义论禁令的观念的话,这种负价值一定不是不偏不倚的,而是有时称为与行动者相关的负价值的东西。(参见:T. M. Scanlon. *What We Owe to Each Other*. The Belknap Press of Harvard University Press, 1998. p82—84.)

第五章 尊重自主原则的适用界限

面是想以此为切入点对这三种理论作一个梳理;另一方面试图在对这三种理论作深入理解的基础上阐明临床伦理决策的基础,同时这也为我提供了理解临床生命伦理学中"尊重病人自主原则"的新视角。

快乐主义理论是最简单的价值理论,它把快乐看作是唯一内在善的,痛苦是唯一内在恶的,因此要促进快乐避免痛苦。但是快乐和痛苦很难得到清楚的界定,肉体上的快乐和痛苦是最直接、最简单的,不需要很高的认知能力就能被人轻易地感觉到。在临床中,虽然不同的个体所感受痛苦的界限会有所不同,精神痛苦和心理痛苦也会使问题复杂化,但总的来说,比较容易识别使病人感觉痛苦的因素,并且也会在这一原则上达到广泛的共识,即:除非有很好的理由,痛苦是要避免的。因此,医生的义务就是要消除病痛,因为它会使病人处于痛苦的体验当中。与此同时,快乐往往被等同于无痛苦,或痛苦得到缓解的那种经验。有些观点就认为,比起快乐是善来说,痛苦是更大的恶。当然,这并不足以表达快乐这种经验积极的一面,但在临床决策中,减除使病人处于正常水平以下的痛苦要比使病人的快乐增加到正常水平以上更为重要。

然而,许多快乐与这种最基本的感觉经验的关系是很模糊的,以至于我们很难去评估快乐,并找到快乐经验所共有的特征。由于认识到这种复杂性,有的学者,如丹·伯罗克(Dan W. Brock),认为终极性的善在于经历诸如此类的意识经验,如快乐、幸福、满足或享乐。而格里芬用了一个极端的例子,即在弗洛伊德的生命即将结束的时候,他拒绝使用镇痛药物,宁愿在痛苦折磨中思考,也不愿处于头脑混乱的欣快状态。① 针对这种情况,快乐主义理论不得不做出修正。帕菲特把一种修正过的快乐主义称为"偏好快乐主义"(Preference-Hedonism),即通过把过生活的人想要有的,或想要避免的精神状态呈现出来,而使他的生活体验变得更好或更坏。偏好快乐主义比起经典快乐主义来说是一种更为主观的理论,如果不加限制地应用在临床伦理决策中很容易导致一种极端的"自主观"。事实上,人们经常会对什么给他们带来快乐或使他们感到幸福出错,反而其他人经常能更好的为之做出决定。另外,有些疾病的发生可能并不会带来痛苦的经验,但我们仍然把它看作是内在恶的。

---

① Derek Parfit. *Reasons and Persons*. Oxford: Clarendon Press, 1984. p494.

欲望满足理论认为一个人生活中的善等于得到他想要得到的,这一理论似乎更加类似于快乐主义,因为人们经常欲求快乐,当某人欲求快乐时,那么快乐对于他来说就是善的。但这是两种不同的理论,斯坎伦对这两种理论的区分表述的非常清楚:"两种理论都涉及精神状态,却是以不同的方式。快乐主义把某种精神状态当作是唯一具有终极价值的东西。而如果事物是合适的'精神状态'的目标或者态度,欲望理论就会把它们看作是有价值的,但是被认为有价值的事物不必是精神状态和态度,这种精神状态和态度所赋予的价值不必使它们自身成为有价值的。"① 即对于欲望理论来说,是欲望创造价值,而不是价值指引欲望,所以当快乐是人所欲望时,它才具有价值。除此之外,这两种理论的区分还在于,对于快乐主义理论来说,只要不影响到一个人快乐的情感,那么被骗也不会构成恶。但欲望理论会认为被骗并不会使一个人的生活变好,因为他的欲望并没有真正实现,所以当一个身患绝症的病人真正想要知道自己的病情时,医生就不应该怕影响到病人的情绪而说谎。

欲望理论也经过了不同的修正。因为原则上一个人可以对任何事物都有欲望,这被称为"非约束性实际欲望理论"(Unrestricted Theory)。比如说一个人想要知道星星的化学成分,而这个愿望的实现会使他的生活变好是很奇怪的说法。或者我在外出旅行的途中看到一家生活困苦的人,我希望那家人以后的日后会变好,后来我的欲望实现了,但由于我不知道或根本就没有办法知道,因而并不能从中获得满足感。所以一种修正是把欲望限制在与自己的生活相关的范围内,帕菲特称之为"成功理论"(Success Theory)。但是尽管如此,还是会遇到困难,因为有时人们所欲望的对他们来说并不是善的。在临床实践中,病人经常会因为错误的信念去选择治疗方式,比如"2008年肖志军拒签手术同意书,导致妻子胎儿'一尸两命'"的案例,其中有一条拒签的理由就是肖认为妻子只是感冒,并没有到生产的日期。针对诸如此类的情况做出修正的欲望满足理论,当数格里芬提出的"知情欲望理论"(Informed-Desire Theory)。该理论认为,一个人的善不是他的实际欲望的

---

① T. M. Scanlon. *The Difficulty of Tolerance*. Cambridge University Press, 2003. p174.

第五章 尊重自主原则的适用界限

满足,而是当他在完全知情和理性情况下会有的欲望的满足。但是知情欲望理论还是不是一种真正的欲望理论,斯坎伦对此进行了分析,我们在下文中将会谈到。

以上是对快乐主义理论和欲望满足理论的一个概述,如果将这两种理论作为临床伦理决策的基础,则预示着病人主观的意识经验或偏好满足成分是病人最佳利益的决定因素,基于上述分析可见,这两种理论并不能作为临床伦理决策的合理基础。下面我们主要关注斯坎伦是如何通过对欲望理论的批评来说明帕菲特所说的客观清单理论(他称之为实质性善理论)的合理性。

客观清单理论列出了一个清单,认为所列事物对我们要么是好的要么是坏的,不管我们是不是想要促进这些好的事物或避免这些坏的事物。帕菲特在讨论这一理论时列出了这样一些善的事物:道德善、合理的行为、个人能力的发展、有子女并做好父母、知识、对真正的美的意识。① 斯坎伦认为这一理论不同于欲望理论,它们是建立在那种能使得生活变得更美好的善(物)、条件和机会的实质性主张的基础之上的,也就是说它提供了何种事物使生活变得更好的实质性判断,所以他称这一理论为"实质性善的理论",并认为对于人们的好生活来说它是最合理的价值理论。②

斯坎伦认为欲望理论是不适用于第一人称观点的福祉描述的。因为"一种结果将会促进一个人的福祉(使他或她的生活变得更好)的事实,为那个人提供了欲求那样的结果会发生的一个理由(在其他条件等同的情况下)。如果一种欲望理论作为对福祉的一个说明是正确的,那么,某种结果将会满足人的欲望这一事实,将会是那个人想让那种事实发生的一个基本理由。但是欲望并不能提供这类基本理由,至少不在重要的情形中提供。我们偏爱某种结果的事实,能够为我们提供一个'为我们自己'而致使它发生的一个严肃理由。但是,当它那样做时,这个理由或者是像诸如快乐主义那样一种精神状态的观点所描绘的一类理由,或

---

① Derek Parfit. *Reasons and Persons*. Oxford: Clarendon Press, 1984. p499.
② T. M. Scanlon. *The Difficulty of Tolerance*. Cambridge University Press, 2003. p173.

者是建立在其他某种实质性善的基础之上而不是建立在欲望事实中的一个理由。"① 他主要考虑了这样几个方面来说明这一论点：

第一，他认为在许多时候，我欲求某种结果这个事实，为我提供了一个试图使之发生的理由，之所以如此，是因为那种欲望的出现表明这个结果对于我来说将是愉快的或者是可享受的。比如说，我想看日出，而看日出这个结果是让我体验到愉快这样一种精神状态，这为我看日出提供了理由，看日出这个欲望只是这种愉快状态可能将要来临的一种显示。而在其他情形中，我要获得一定事态的欲望，反映了那种事态因为某种理由（可能因为它本身就是有价值的）而是可欲求的，不只是我偏爱它这个事实，也就是说偏爱某一事态可以作为行为的理由，但不是行为的根本理由。

第二，他借助布兰特的观点，即过去的欲望并不一般地提供行为的理由，及这些欲望的满足本身并不会促进人们的福祉。布兰特给出的例子是一个小孩希望在他15岁生日时去乘坐一次沿岸航行的小船。不过，随着日期临近，他发现他不再享受这样的乐趣，因此曾经有这个欲望这个事实并不能为小孩提供现在这样去做的理由。在这个例子中，偏好给出理由的力量是依赖于它们的满足带来的愉快，当然，斯坎伦认为在其他情形中也不能排除偏好给出理由的力量是依赖于对反思过的欲望的实质性判断的真理。这对临床伦理决策中的"替代决定"提出了挑战，"替代决定"认为如果无决策能力的病人在意识清醒、还有决策能力的时候制定并留下明确的预先说明，详述了他在目前情况下对治疗的希望，那么医生要尽量遵从这些愿望。根据上述理论，医生在遵从这些愿望前首先要根据病人的实质性善进行考量，看它们是否正确。斯坎伦认为相似的评论也适用于未来的偏好选择，同样，未来偏好的选择要么是基于对未来目标是否可欲的实质性判断，要么基于欲求的目标将会带来某种精神状态。他认为如果能找出一个反例，那也最好把它理解为是对尊重"未来自我的自主"的准道德义务的一个事例，而不是有关于人的总体福祉的考虑。因为如果一个人认为偏好是错误的（这是根据实质性

---

① T. M. Scanlon. *The Difficulty of Tolerance*. Cambridge University Press，2003. p176—177.

第五章 尊重自主原则的适用界限

善去判断的),或者一个人的偏好不是关于未来经验的质量,那么对根据偏好来定义的福祉的考虑则不能成为促进未来偏好满足的动机。

第三,就纯粹的欲望满足理念来说,它在一个仁慈的第三者的思考中也不会起作用。斯坎伦认为作为朋友或父母在很多情况下可能会为了取悦受益者而满足他的欲望,但是一个真正的行善者将会为了受益者总体的善而牺牲使他快乐的那些东西。如果这是正确的,那么行善者的幸福的概念必须包括关于受益者的实质性善的观念。

综上所述,斯坎伦表明欲望满足理论对个人福祉的说明来说并不是一种合理的价值理论,他的论证抓住了我们日常思维的特点,特别是在临床伦理决策中,不可能通过欲望满足理论保证遵从病人欲望而使医生做出的决策而是不可错的。但我们在上文中也提到修正后的理论,即格里芬提出的"知情欲望理论"。这一理论能在一定程度上回应这些困难,不过到此为止,我们应该不难理解由于该理论本身的特征(即要求人的欲望是人们因"理解他们欲求目标的真正本质"而有的欲望),斯坎伦认为它可能根本不应当被视为一种欲望理论,而应当以实质性善的理论取而代之。

下面我们再回过头来看一下快乐主义的理论。斯坎伦认为经典形式的快乐主义被看作是他所提供的定义意义上的实质性善的理论。不难理解快乐主义者开出的清单中可以只有一个条目是内在善的,即快乐,同时只有一个条目是内在恶的,即痛苦。撇开这一理解不谈,我们似乎也可以从密尔对快乐主义理论的说明中,看到把它归为实质性善理论的合理性。在上文中我们已经论及快乐这种意识经验的复杂性,实际上密尔也并不认为快乐只是指涉一个种类的经验的简单概念。密尔在《功利主义》第四章中写道:"幸福的成分十分繁多,每一种成分都是本身值得欲求的,而不仅仅是因为它能增加幸福的总量所以值得欲求。功利原则并不意味着,任何特定的快乐,如音乐;或者任何特定的痛苦免除,如健康,都应当视为达到某种叫做幸福的集合体的手段,并由此应当被人欲求。它们被人欲求并且值得欲求,乃在于它们自身。它们不仅是手段,也是目的的一部分。"① 由此可见,密尔认为幸福是大量有益的经

---

① [英]穆勒:《功利主义》,徐大建译,上海人民出版社2007年版,第37页。

验,如美的意识或健康的体验,这些都是本身就具有价值的,正因为它们本身就是具有价值的,我们为什么还需要通过说它们导致了那些叫作"快乐"的经验去证成它们呢?这也意味着列出了一个善的清单,虽然这是一系列意识经验的清单,但仍然可以看作是属于斯坎伦所定义的实质性善的理论。

到此为止,我们已经厘清为什么斯坎伦认为要为一个人的福祉提供一个合理的说明还是要靠实质性善的理论。那么实质性善理论如何为临床伦理决策提供一个根本理由呢?

2. 实质善理性如何作为临床伦理决策的基础

如果将实质性善理论理解为它为每一个人规定了同样的善,这将在临床伦理决策的应用中导致严重的家长主义。不过,斯坎伦所阐释的实质性善理论是承认个体差异的,他认为不同的个体可能拥有不同的追求、遵循着不同的宗教、会发现值得追求的不同的目标。个体的选择以及他们自己福祉的观念是由他们的实质性善的理念所引导的。同时,尽管存在这种多样性,我们还是可以发现一致性。那么什么东西应当列入一致的议题当中呢?首先斯坎伦认为在对于作为达到那些多样性目的而言的主要手段的那些事物和机会的重要性上,可能会存在一致,罗尔斯理论中的"基本善"就是作为主要手段的例子;森的"功能性活动"也很适合列入这个清单之中。他提到"每个人都认真对待的十分不好的事情,如失去生命,剧烈的身体疼痛,心理或生理残疾等"[1]。

在临床实践中,对于有决策能力的病人一个广泛的共识已经形成:他们有权与医生共同参与整个医疗决策的过程。因此家长主义的模式不再占据主导地位,但也不能就此认为提供信息的模式在任何临床情境下都适用。[2] 虽然斯坎伦并不是在生命伦理学的背景下去讨论实质性善理

---

[1] T. M. Scanlon. *The Difficulty of Tolerance*. Cambridge University Press, 2003. p183.

[2] 在提供信息的模式中,医生给病人提供关于病人的所有相关信息,包括他的病情、可能的诊断及治疗的本质、与治疗有关的风险以及利益的本质和可能性、知识的任何不确定性,病人根据这些信息选择他想要的治疗,然后再由医生执行病人所选择的治疗。在这种模式中,医生的义务就不是传统所说的根据病人的最佳利益行动,而是为病人提供所有能得到的事实,医生在这里只是技术专业的提供者,他们的价值观不起作用。

第五章 尊重自主原则的适用界限

论的，但他的思路对我们思考临床伦理决策问题来说具有很重要的现实意义。而丹·布洛克（Dan W. Brock）基于好生活的理想已经做出的非常有意义的尝试恰恰给出了一个与此观点一致的说明，虽然他本人并不像斯坎伦那样持有很强的观点。①

布洛克认为快乐主义的理论和欲望满足理论都不能单独作为临床伦理决策的基础是因为它们过于主观，主观主义的一个致命的错误就是"判断不可能出错"，而幸福理论和偏好满足理论都没有保证在做出决定时，病人的观点是不可错的。首先对于幸福主观主义者来说，每个人都毫无例外的追求快乐、避免痛苦，但是人们经常对什么会给他们带来快乐或使他们感到幸福出错，而其他人经常能更好的为之做出决定。偏好满足理论，可以简单地表述为：一个人的福祉取决于他的偏好和欲望的满足。但是我们在生活中形成的各种偏好和欲望有许多可能是建立在错误的信息、不谨慎的推理、偏见和缺乏经验之上的。比如一个病人对某种特殊治疗的偏好，可能是建立在对他的医疗状况的错误信念的基础之上的。在这种情况下，相关偏好和欲望的满足不仅不能促进福利，反而会造成灾难。在这两种情况下，病人的价值观都是可以出错的，那我们还能证明尊重自主原则的存在是合理的吗？

布洛克又提出了"理想主义的理论"，认为"理想主义的理论"在规范的意义上是客观的，至少包含了客观的组成部分，因为它们认为对于一个人来说，好的生活由正确的好生活的理想客观地决定，从而独立于人的心理状态。什么是正确的好生活的理想呢？布洛克认为一个根本的理想是运用一个人作为一个评价主体的能力，他把它叫作"自我决定"。而在构建一个相对完满的人类生活中运用"自我决定"将要求个体有基本的功能能力，基本的功能意味着在追求几乎所有相对完满的人的生活计划和生活中必要的，或至少是有价值的人类的功能。布洛克提

---

① 实际上布洛克曾指出，他所说的"理想理论"就是被帕菲特称作"客观清单"的理论，他喜欢"客观清单"这一称谓，因为该理论的特点是，它提出了人的具体的标准理想。（参见丹·布洛克：《保健和医学伦理学领域的生活质量测量》，[印度] 阿玛蒂亚·森、[美] 玛莎·努斯鲍姆主编：《生活质量》，龚群、聂敏里、王文东、肖美、唐震煊译，社会科学文献出版社 2008 年版，第 107 页。）笔者认为布洛克把帕菲特的"客观清单"理解为人的具体的标准理想并不恰当，我们在此也不去讨论理论家如何列出清单上的项目，这些善建立在什么样的基础上这样深刻的问题，同时，给这种理论换一种表述也不会影响我们说明问题。

到四种基本功能：生物的功能，如运转良好的器官；身体的功能，如活动性；精神的功能，如不同的推理和情感能力；社会的功能，如交流沟通的能力。布洛克认为在这些基本功能之间没有明显的分界线，它们可以以不同的方式得以具体化。对他来说，这里最重要的一点就是在"理想理论"中，它们是规范意义上的好生活的客观组成部分。它们的价值不依赖于关于个体人的偶然的心理事实，尽管在任何特殊的生活中的相对权重可能部分地是以这种方式主观的决定的。

除了主要的功能，布洛克认为还有被他称之为"主体－特殊"（agent-specific functions）的功能，这些功能也是可具体化的，因为这对于人们去成功的追求他们所选择的特殊的目的和生活计划来说是必要的。例如，数学要求很高的抽象推理能力，灵巧的肢体对音乐家来说是必要的。这些功能的相对价值在不同的人之间是相当不同的，并且依赖于人们所选择的特殊的生活计划，因为它们使有意义的选择机会的范围成为可能，所以"基本的"和"主体－特殊"的功能在好生活的解释中都是必要的。

此外，布洛克还提出了一个更加"主体－特殊"的层次，这一层次指的是在具体场合的人们在对他们有价值的目标和活动的追求过程中，对具体欲求的追求。这在它们依赖于特殊个人的特殊目标上更加主观。当一个人从基本功能移动到行动者特殊欲望的行动者特殊功能时，一个人也同时在一个人的善的规范内容中的客观到主观的序列中移动。而在主观系列的最后一端是构成一个人的善的最后重要的成分——好生活的快乐或幸福的成分，这个方面代表了一个人以享受或满足的方式对他所选择的生活和其中包含的行动和成就的主观的，有意识的反应。

布洛克这一尝试的意义在于他得出这样的结论：在共同做决定的模式中，病人的价值观和选择越是与他的客观善，即与处在主客观连续系列的客观一端的基本功能相冲突，医生越要与病人一起去探究病人所要提升的价值，并对其进行反思。① 也就是说布洛克认为在更加"主体－

---

① Dan W. Brock. "Facts and Values in Physician-Patient Relationship", in Edumund D. Pellegrino, Robert M. Veatch, John P. Langan. *Ethics, Trust, and the Professions: Philosophical and Cultural Aspects*. Georgetown University Press, 1991. p124.

第五章 尊重自主原则的适用界限

特殊"的层次上是特殊个体在特殊情况中所追求的欲望,而"实际欲望"的实现在布洛克看来并不一定是有价值的,因为它可能是建立在错误的信息、不谨慎的推理、偏见和缺乏经验之上的。由此可见布洛克虽然并不像斯坎伦那样持有很强的观点,认为欲望理论并不适用于第一人称观点的福祉描述,也不适用于仁慈的第三方所考虑的因素,反而把它作为好生活的一个构成要素,但最终仍然要通过基本功能去"更正"实际欲望。因此正如斯坎伦所说,实际上经过更正的欲望理论更适用于用实质性善的理论去取代。

本书认为布洛克提出的四种基本功能可以列入实际的价值的列表当中,即使它们只具有工具性价值(因为布洛克把这四种功能看作是实现"自我决定"这一内在价值的手段,而笔者认为"自我决定"应该被看作是病人最佳利益的一部分,而且在病人有自主能力时,他是最可能对自己的最佳利益做出判断的,但不能忽略在紧急情况下医生只能把医疗价值作为病人最佳利益的判断根据,因此布洛克所说的"自我决定"并不能作为最根本的价值),但正如斯坎伦谈到一些工具性善时所说的,即使它们仅有工具性的价值,人们也可能宣称,这些资源,是福祉的道德上的基本测度,因为它们对于生活的重要性能够成为某种共识的目标,而这种共识被要求给予道德地位。① 从这个意义上来说,对于确定实际的价值列表的讨论还有广阔的空间,但是我们并不需要像布洛克那样从一个诸如"自我决定"的根本的善去进行推导才能达到一些基本价值在规范意义上的客观性效果。

此外,"主体-特殊"层次的功能对于人们去成功的追求他们所选择的特殊的目的和生活计划来说的确是必要的,因为实质性善理论是承认个体差异的,所以我们可以理解为什么有特殊宗教信仰的人会拒绝输血,为什么有些患乳癌的妇女会拒绝乳房切除手术等。但是我们同样不能忽视在很多情况下,虽然病人的基本功能或特殊功能受到损坏,但他们仍然能对病痛引起的生理上的障碍做出相当积极而合理的反应和调适,而医生在帮助病人调整他先前的计划以补偿受损的功能方面也起着

---

① T. M. Scanlon. *The Difficulty of Tolerance*. Cambridge University Press, 2003. p183.

医患信任危机的当代阐释与回应

非常重要的作用,当然病人的生活计划能够在多大程度上得以调整也依赖于家庭环境和社会的保障体系。

综上所述,我们需要一个有关实质性善理论的完备概念作为认知的基础,以使临床伦理决策修剪的适合于相关的病人。最后,虽然快乐主义理论不能单独作为临床伦理决策的基础,但是把快乐和痛苦列入实质性善或恶的列表中也是恰当的,医务人员在实践中经常发现他们处于试图定义和预测病人的意识体验的情境中,特别是对于晚期癌症病人,当任何一个小动作都只能带给他无法忍受的疼痛时,这一价值就成为家属和医生最为重要的考虑了。

欲望理论不能作为有效临床伦理决策的基础,快乐可以纳入实质性善理论中,并具有相对的重要性。我们需要对实质性价值列表的确定及如何在实践中确定不同价值的相对重要性展开广泛的讨论,特别是对于那些无决策能力的病人,最佳利益标准尤为重要,而这一标准也需要一个价值列表的指导。这一方面更加强调了医生在做临床伦理决策的过程中所担负的积极的责任,也从另一个角度帮助我们理解如何尊重"病人的自主",即医生不仅应该在消极的意义上尊重病人的自主,而且还应该在积极的意义上尊重病人的自主。也就是说在医疗实践的操作中,尊重病人自主除了需要形式上的完整性,还需要对其实质的内容进行考量,这样在病人的自主没有犯道德错误的情况下,通过对病人自主的尊重尽量在病人关心的各种价值之间达到平衡,争取达到病人最佳利益的考虑。实际上,这也是本文对"应该期望医生如何关心病人的利益"这一问题的回答,期望医生获得关于病人整体利益的知识是不合理的,所以建立在这种期望的基础上的信任也是不合理的信任,但是医生有责任利用自己掌握的专业知识去和病人一起去对价值观进行反思,所以合理的信任只能在双方沟通交流的过程中得以建立,而这不只对医生提出了要求,也对病人提出了要求,如果病人不能满足医生的期望,也会破坏二者之间的信任关系。

三、有限干预病人自主的条件

虽然在这一节中,我们是把尊重自主原则看作伦理规范,而不是法

第五章 尊重自主原则的适用界限

律条文,来挖掘它的终极关怀,但是并不意味着制度上的保障对医患信任的建立来说是不重要的(在上一节中已做过说明)。另外,为了不使上述观点滑向家长主义,也要考虑做到积极的尊重自主应该从制度上考虑到以下几点,这同样是为达到医患信任所作的制度上的努力,本文认为[①]:

1. 如果病人的决定没有带来或犯道德上的错误或涉及稀缺资源的分配,对病人的干预不能在本质上违反尊重自主原则。

2. 医生应针对病人自主做出决定时存在的障碍做出程度不同的干预,采取确保医疗利益并降低风险的最小干预自主权的方法。

3. 干预带来的好处或避免的坏处超过干预造成的损失。

4. 如果病人处于理性的状态会同意干预行为。

5. 当病人没有自主能力时,尽可能尊重其家属的自主,当家属的自主不利于病人利益时,医疗机构应对其进行严格的评估,根据情况对其进行干预。

6. 在紧急情况下,若得不到合理的同意,医疗机构应立即根据病人的情况做出对其健康最有利的决定。

对于第1条什么叫不在本质上违反尊重自主原则,可以做进一步的解释。我们认为,任何前去就医的病人都是为了免除病痛,医生会基于医疗价值提出治疗方案,比如医生可能认为对于一个重感冒患者输液是最有效的治疗,但病人宁愿选择吃药,虽然这样会拖得时间长一点,这时医生就应该尊重病人的自主。更进一步,如果病人患的是甲流,不积极治疗就会引起生命危险,而病人又不理解医生对他做出的解释,这时医生就应强调不利信息干预病人当下自主做出的决定,这没有违反病人前来就医的初衷,因为病人的健康是病人自主做决定时要考虑的重要因素,这种情况下的干预并没有在本质上违反"尊重自主"原则。对于完全没有能力做出自主决定的病人如小孩、有严重智障者、精神病患者、受药物控制者、昏迷不醒者等,如上文所述,应由家属以病人的利益为基础在一定程度上代替病人做出决定。但是家属的自主不能最终代替病

---

① 郝文君、李伦:《临床生命伦理视域中的自主》,《伦理学研究》2011年第1期,第79页。

人的自主，当家属的决定损害病人利益时，应赋予医疗机构根据病人利益对其进行干预的权利，这种情况下的干预仍然没有在本质上否认对病人自主权利的尊重。关于上述第2、3条是在病人个人的价值与医疗价值相容的基础上提出的，尽管病人的文化背景、信仰及生活方式可能有所不同，但他们前去就医的目的在大多数情况下与医疗价值是相容的，因此采取确保医疗利益并降低风险的最小干预自主权的方法与干预带来的好处或避免的坏处超过干预造成的损失的标准是可辩护的。之所以提出第4条，我们可以通过有宗教信仰的患者拒绝输血去挽救生命的案例帮助理解。如果病人一贯坚持自己的宗教信仰，认为输了别人的血就是一种罪恶，他会因此终身不得安宁，那我们不会认为这样的病人做出的决定是在不理性的情况下做出的。因为有很多病人并不把健康看作具有内在价值或唯一具有内在价值的，在这种情况下医生就不应该干预病人的决定，但仍然不能停止其他的抢救措施。第5条在上文中已有所论及。第6条是针对紧急情况下的处理来说的，很多时候送到医院的病人需要及时抢救，如果稍有拖延就会对病人造成不可逆转的伤害或危及到病人的生命，在这种情况下，医生只能把医疗价值作为病人最佳利益的判定根据。

这里出现的最大问题仍然是，到底什么是有理性的人可以接受的自主程度？不自主的界限应该划在哪里呢？这些需要根据不同的疾病和不同的病人做出判断，而且是很难判断的，但是本文认为根据社会的主流价值观，在一般的医疗情景中（有些癌症患者及有宗教信仰者除外），有理性的人不会去选择邪恶，如不健康、痛苦（当然医疗程序本身会带来痛苦，但它也是为了减少以后的痛苦）、死亡，这几乎是每个求医者要受到保护的利益，这也正是医疗价值所在。如果病人的选择不符合主流价值观，就要请其他专家对其能力进行评估以确证他的选择。鉴于医疗实践中问题的复杂性，医院成立的伦理委员会应起到监督的作用，并及时对实际工作中反映出来的伦理问题有伦理政策上的研究。

从自主原则在生命伦理学中的提出的渊源来看，实际上自主原则很大程度上是为了保护病人最佳利益的实现，自主应该被看作是病人最佳利益的一部分，而且在病人有自主能力时，他是最可能对自己的最佳利益做出判断的。因此，医生不仅要在消极的意义上而且要在积极的意义

第五章 尊重自主原则的适用界限

上尊重病人自主,并且当家属的自主损害没有自主能力的病人的健康时应该对其是否真的代表了病人的自主进行审慎的评估,必要的时候诉诸法律。在紧急情况下医生只能把医疗价值作为病人最佳利益的判断根据。

小　结

通过分析可见,尊重自主原则是一个带有终极关怀色彩的伦理原则,除了通过制度为我们提供最基本的安全保障,我们也应该看到其理论和实践上的困难,更多的把它看作医生的道德义务,而不只是法律上的强制。它的实现最终需要医患之间真实的交流和沟通,而医患之间的信任也正是通过这一过程才能得以建立。另外,因为医疗行为的不确定性是医学的本质,所以就尊重自主原则的具体应用过程来说,就要求患者能正确的看待医疗中的不确定性和风险,树立对医生的合理期望,而医生要尽量避免医疗错误的发生,通过双方的努力把破坏医患信任的因素减到最低,我们在下一章中将会对这些问题作详细的分析。

第六章 建构当代医患信任的再思考

本章承接上面几章的分析所得出的结论,认为在当代倡导尊重自主原则的背景下,要建构医患信任应该做到以下几个方面:1. 对于病人及医生双方来说,都要使之正确的对待医疗中的不确定性及错误;2. 对于医生来说,要通过医疗美德的教育使之恢复并维持专业精神;3. 通过医患之间真诚的沟通达成理解与共识,建立起相互尊重、相互信任的医患关系;4. 确立起一种能为社会成员普遍信任的社会制度性安排与制度性承诺,为医患信任提供适合生长的土壤。

一、医疗不确定性、医疗错误与医患信任

我们所说的医疗行为的不确定性主要由医学科学本身的不确定性所致,所谓不确定在于新事物的不断出现造成的事先无法预料的后果。我们在第一章中已经阐明,信任是对被信任者的期望持有某种信心。就患者对医生的信任期望来说,一方面是对医生技术能力的期望,另一方面是期望医生对患者的利益有道德上的关注。问题是,患者往往从医疗后果去判断他们的期望有没有实现,从而忽略了医疗不确定性与医疗错误之间的差别,以及它们在形成合理期望中所起的作用,这并不利于合理信任关系的建立。下面我们从多方面来揭示为什么在日常的医疗活动中经常会带来不确定的后果,并说明不确定性是内在于医学发展中的,是不确定性给医患双方的行为提供的多种可能性导致医疗错误的发生,从而影响到医患之间的合理信任。

第六章　建构当代医患信任的再思考

1. 影响医疗行为不确定性的因素

我们的生活充满了不确定，就算追求确定性的科学能极大的改变客观世界，也改变不了不确定性本身，量子力学的诞生就为科学中的不确定提供了很好的例证，而"医学上的不确定性并非什么新鲜事，我们从来都是在缺乏完备知识的情况下做出诊断、判断疾病进程以及制定治疗方案的。一些现代诊断手段或许对诊断有所助益，但在有些情况下，又会产生新的不确定性，基因检测和乳房X射线照相术对乳腺癌的诊断就是比较典型的例子。将这些诊断手段的结果作为采取进一步措施的依据是极不可靠的，因为这些诊断结果只显示乳腺组织有多大概率处于癌变形成的过程中，而不意味着将来一定会发展成乳腺癌"[1]。不管医学发展到何种程度，医疗中的不确定问题始终是不可避免的。那么医疗中的不确定具体体现在哪些方面呢？

（1）病人对症状描述的不确定

医学认为患病是对生物学健康标准和完好状态感受的偏离，这种观点包含着在机体内存在着可以被客观验证的病因机制。对疾病的诊断，实际上是将可观察的症状与人体生理学功能对应后所产生的结论。仅从概念上讲，当某人的症状、主诉、或物理检查和化验检查提示异常时，就可以认定他是病人。[2] 但是同一种疾病会表现为不同的症状，而且不同的病人对疾病的感受也是不同的，因此病人对症状的描述具有不确定性。比如戴维·安地（David M. Eddy）所举的一个例子，四名医生访问了993名有几种常见症状的矿工，包括咳嗽、有痰、呼吸短促和疼痛。每一名医生完成与矿工的所有交谈后，要对报告每一种症状的矿工的比例进行记录（如对"你咳嗽吗"这一问题回答"是"的矿工的比例是多少）。通过医生与患者交谈之后的记录发现，报告有咳嗽的矿工的比例是从23%到40%，有痰的比为是从13%到42%，呼吸短促的是

---

[1] ［英］柯林斯、平奇：《勾勒姆医生：作为科学的医学与作为救助手段的医学》，雷瑞鹏译，上海科技教育出版社2009年版，第62页。

[2] ［美］科克汉姆：《医学社会学》，杨辉等译，华夏出版社2000年版，第145页。

10%到18%,以及疼痛的是6%到17%。① 由此可见,即使是在教科书上被定义为相同的疾病,也不会在病人身上表现为相同的症状,或者不同的病人对同一种症状的敏感程度不同(比如有些人不那么容易感受到疼痛,而有些人对疼痛却十分敏感),为了把这些因素带来的医疗不确定性减到最低,医生应该在诊断的过程中把每位病人看作一个受到尊重的个体,认真倾听他们的主诉,这样病人也会主动地说出他们的感受,并寻求更多的解释。然而在现实的医疗实践中,最大的问题恰恰是,医生往往不会听病人完整的把自己的经历讲完,就开出一大堆化验单让病人去做检查,以便他能再去处理下一位患者。本人在诊室外面与一位患神经性头晕的病人交谈,该病人提到自己第一次到神经内科看病,医生还没有听他把症状说完,就开了一张脑CT单。CT结果显示没有异常,医生说没什么大问题,也没进一步询问病人的症状,就针对脑供血不足开了一些药,吃了两周后不见好转。由此病人怀疑是不是颈椎的问题,于是又到骨科去看,骨科医生首先让他去做颈部X光,因为X光显示其有轻度增生,医生就断定头晕是由此引起的,开了一些药,但病人觉得还是没有好转,又回到神经内科找了一位经人介绍的医生,该医生耐心听完病人的主诉后才按神经性头晕给予病人对症治疗。问及其他候诊病人,也表示这种情况比较普遍。这即不利于医生做出最终的诊断,也不利于患者对医生的信任。

(2) 医生诊断的不确定

病人患病经历的不同增加了医生诊断的困难。因为医生不能完全依赖于病人的主诉,他还要具有询问、观察症状和理解物理检查或化验结果的能力。其中的每一个步骤都会造成不确定的判断。

对于病人所描述的症状,其中有些可能表明他有某种需要治疗的疾病,有些并不代表他有病。安地列举了使得确定病人是否真的有病,需要诊断和治疗,是困难的几个非常相关的问题,比如,在"正常"与"不正常"之间没有像教科书上所划分的那样有明确的界限。诊断疾病

---

① David M. Eddy. "Variations in Physician Practice: The Role of Uncertainty", in Jack Dowie, Arthur Elstein. *Professional Judgment: A Reader in Clinical Decision Making*. Cambridge University Press, 1999. p48.

第六章 建构当代医患信任的再思考

需要的许多线索很难找到，医生经常会错过已有的疾病并且发现还没有发作的疾病；如，有些癌细胞与正常的细胞在外观上仅有细微的差别，很难诊断；此外许多"疾病"，至少在诊断的时候，本身不会引起疼痛、痛苦、残疾或对生命造成威胁，它们被作为疾病考虑仅是因为它们增加了上述这些可能性，这就产生了两个更加不确定的来源：a. 如果病人的状况预示着坏的结果，医生必须判断它的坏的结果的可能性。然而，大部分状况不会总是引起"疾病"，并且"真正"的疾病通常是在没有状况的情况下发生。b. 只是因为某些状况能够先于"真正"的疾病而出现，并且能够指示出将会引起疾病发展的更大的可能性，并不一定意味着它会引起疾病，或对那种状况进行治疗将会阻止疾病的发生。①

另外，一些文献的记载也表明，不同的医生可能会在相同的情景中做出不同的判断，这些都会影响最后诊断的确定性。比如，在探讨现代医学中存在的不确定性的《勾勒姆医生》一书中：写道，专科医生对扁桃体是否需要切除进行诊断，有三个关键的临床体征：（1）颈部淋巴结肿大（可在耳下颈部表面触及）；（2）扁桃体凹陷；（3）咽部包绕扁桃体的腭舌弓表面充血。然而对于哪项或哪些体征对诊断最为关键，不同专科医生却有不同的观点。在寻找一些体征时一些医生范围放得比较宽，而另一些医生则把范围限得比较窄。例如，一位医生把上述三项体征中的任何一项均视为扁桃体感染且需要切除的证据。还有一位医生唯一的诊断标准是多个颈部淋巴结肿大，或两个颈部淋巴结肿大到在颈部表面已经清晰可见。②

当然，不确定性在某种程度上是可以得到控制的，这取决于严格的训练和医生的经验。但是也正是"由于曲解或忽视了他们本来应当掌握的知识，专家也会做错事"③。

为了确诊，医生还要借助其他医疗设备进行辅助检查或对病人做进

---

① 参见：David M. Eddy. "Variations in Physician Practice: The Role of Uncertainty", in Jack Dowie, Arthur Elstein. *Professional Judgment: A Reader in Clinical Decision Making*. Cambridge University Press, 1999. p46.

② ［英］柯林斯、平奇：《勾勒姆医生：作为科学的医学与作为救助手段的医学》，雷瑞鹏译，上海科技教育出版社2009年版，第70页。

③ ［英］吉登斯：《现代性的后果》，田禾译，译林出版社2007年版，第75页。

165

一步检查，也正是因为不确定性的存在，才需要医生考虑到所有因素，做一系列相关检查，以免漏诊，虽然其中有些并不能检查出疾病的原因，但仍然是必要的。所以患者应该正确对待医生诊断过程中存在的这种不确定性，以及医生要求病人所做的一系列检查。

（3）疗程选择的不确定

在病人的疾病得到确诊以后，医生可能会根据病人的情况找到几种可应用的疗程，但是每一种都会产生不同的整体效果，包括可能带来的副作用。这些都会对病人的生活造成不同程度的影响，正如我们在上一章中所说的，这关系到病人的最佳利益的实现。暂不从整体上去考虑病人的最佳利益，仅考虑病人医疗上的最佳利益也足以见得其中所包含的不确定性。因为每一种疗程在提高和恢复病人的某种生理功能的时候会阻碍或不利于病人的其他生理功能。当然，在一些情况中，我们可以对这些影响进行排序，然后选择一种最佳的方案，以确保冲突的解决。比如，如果不进行手术就会导致病人死亡，那么对病人来说最好的就是进行手术，虽然手术后使用的一些药物会损伤他的其他器官的功能。除此之外，也不能避免有其他不确定的情况发生，手术中的并发症就是一个很好的例子，而且很多情况下，并发症足以影响到人的生命。然而，人们往往用治疗后的结果来判断疗程选择的正确性，而把原因最终归结为医生医疗判断的错误。

第一种不确定表明人自身感受的不确定，实际上，这不仅增加医生诊断病情的困难，也足以影响到疗程的选择，因为病人的感受作为一种对其客观身体状况和功能水平所作的主观反应，影响着他的价值取向，进而会影响到他的行为。安慰剂的效应说明了个人意愿、心理心素在康复过程中所起的作用。后两种不确定在某种程度上是可以得到控制的，这取决于严格的训练和医生的知识、经验，以及进行辅助检查的医疗设备的准确性，但是，除医学科学发展本身不能消除不确定性之外，人的理性认识能力也是有限的，按照马克思主义的观点，世界是无限的，人的认识能力是有限的，已有的认识是有限认识过程中的一个阶段、一个环节，只是对有限事物的有限认识，不是对所有事物的全部认识。不过，鲁鹏认为这一认识论视域的解释没有道出不确定性的主要原因，他认为主要原因存在于人的实践活动中，存在于实践——认识主体的特性

第六章 建构当代医患信任的再思考

中。实践是变革对象的活动,这一干扰对确定对象的影响极其复杂。比如测不准关系告诉我们,在观察实验中,确定了粒子的位置便不能确定它的动量,确定了粒子的动量便不能确定它的位置。之所以产生这样的结果,是因为观察者的测量活动干扰了观察对象。这一现象在微观领域不是个别的而是普遍的。科学方面,混沌理论向我们揭示,微小的输入可能导致输出方面巨大的差异,对"初始条件的敏感依赖性",正是大气中"蝴蝶效应"产生的原因。①

通过上述分析,有两点应该引起我们的注意:

首先,不确定性是医疗行为中不可避免的,它是由医疗知识和医疗技术本身的局限性所造成的,这里不仅涉及到人类认识的有限性,也涉及到人类的实践活动对客体的干扰所造成的不确定,表现为新事物或新情况的出现。我们要正确对待这种不确定性,树立对医生的合理期望。因为很多决定对医生来说也是两难的决定,也正是这种不确定性的存在,我们才需要信任。如果完全确定,我们完全可以通过一些客观的评价监督措施来保证医生不出错,以使我们放心,也就可以消除信任了。

其次,不确定性需要医生和病人时刻保持警惕,双方承担起自己应有的责任,以免它们在一定的条件下会转变为或加重医疗错误,从而影响医患之间的信任。如在上文中已提及的,在现实的医疗实践中,医生往往不听完病人的主诉,就开出化验单让病人去做检查,以便他能再去处理下一位患者。这就使不确定的范围扩大,增加了医疗错误的机会,既不利于医生做出最终的诊断,也可能会因过度检查造成患者对医生的不信任,特别是在掺入了商业利益以及其他政治因素之后,医疗不确定性完全可能成为医生犯道德错误的合法借口。比如医生滥开抗生素就是一个很典型的例子。很多时候,病人的一些小病完全可以通过其自身的免疫系统的调节而痊愈,但是医生为了增加收入,仍然坚持给病人用抗生素进行治疗,反而给病人的身体带来其他方面更加不利的影响,这也是患者不信任医生的因素之一。

---

① 鲁鹏:《论不确定性》,任平、陈忠主编:《当代视野中的马克思主义哲学》,人民出版社 2010 年版,第 648 页。

2. 医疗不确定性、医疗错误与医患信任

在医疗不确定性与医疗错误（本文主要从道德层面看待问题，因此使用医疗错误而不是医疗过错或医疗事故的概念）之间做出区分似乎不是一件容易的事，因为我们可以把有些不确定性带来的后果看作错误，同时，也并不是所有医疗错误一定会破坏医患之间的信任，不过不确定性是我们所生活的这个世界的特征，而医疗错误不是。那么什么是医疗错误呢？我们通过查尔斯·博斯克（Charles L. Bosk）对医疗错误的说明来帮助我们澄清问题。博斯克把医疗中的错误行为分为两种，即技术上的错误与道德上的错误。实际上，几乎每一种医疗行为都是技术与道德的融合，保持技术能力也应该是医生的道德义务，因为病人出于对医生的知识和技能的信任去找医生，而医生的身份赋予他有为了病人的健康使用他已承诺的能力的责任，所以说如果一个人不具备工作所要求的技术，是不应该得到医生这一角色地位的，因为他不能承担起作为一名医生的责任。但是鉴于医疗行为的不确定性，我们仍然可以把一些错误看作是纯技术上的错误，按照博斯克的观点，这种错误包括技术和判断上的错误。① 道德上的错误也有两种，规范性的和准规范性的。本文在这里只通过技术性错误和道德性错误，说明揭露医生错误行为的重要

---

① 博斯克认为判断错误也属于技术错误。他对判断错误的解释是：当选择不正确的治疗策略时，就会发生判断错误。但这并不是说在任何绝对的意义上，这些判断在这些情况中总是错误的。医生可能是鉴于当时所得到的证据首先选择了合理的治疗方式，但是可能的后果（如死亡或并发症）迫使医生不得不考虑是否有其他的选择更加合适，而人们也往往是根据临床后果而不是科学的推理决定判断是如何正确的。博斯克认为，拿外科医生来说，有两种最常见的判断错误：（1）过度大胆的手术，包括病人不能忍受的时候还是决定手术，这是医生对自己技术的自信；（2）当情况需要的时候却没有实施手术。去决定什么样的风险是病人"可以忍受的"以及确定医生的恰当角色，即他的责任仅仅是维持生命还是为了提升生命质量让病人冒很大的风险是道德的决定，并且这样的决定很不容易做出。虽然博斯克的说明带有家长主义的色彩，因为如今的大部分情况下，医生选择哪一种治疗策略是跟病人一起做出的，而在我国，是跟病人家属一起做出的。但是仍然不排除医生在提供信息时已经经过了他的过滤，比如他对病人说明情况时表现出对自己技术的信心，或者他又表现得信心不足，因此过分强调可能会引起的不良后果，这些都会影响最终的决定，出现判断上的错误。（Bosk 的观点见：Charles L. Bosk. "Forgive and Remember: Managing Medical Failure" in Jack Dowie, Arthur Elstein. *Professional Judgment: A Reader in Clinical Decision Making*. Cambridge, 1988. p522.）

第六章 建构当代医患信任的再思考

性,不再对这两种错误类型进行细分。

我们可以把哪些不确定性带来的后果看作技术错误呢?博斯克提出了一种医疗错误被看作是技术上错误的两个条件是对这种情况的说明。他认为首先,这种错误必须被很快的意识到、被报告以及得到处理。这一系列的做法表明医师的意图是好的,同时也使得问题在失去控制以前得到及时的处理;第二个条件是这种错误必须不是经常地由同一个人来犯的。如果一个人经常犯这样的错误,他就不能合理的声称那是他一时的失误,而是道德错误,因为他没有保持他作为医生应有的技术能力。如果满足这两个条件,这一错误就可以判定为技术上的错误。不过在实践中,不是所有意图好的错误都可以被及时发现并得到处理,所以如果确实是医生真诚的履行自己的义务的时候出于某种没有估计到的原因所犯的错,我们也可以把它归为不确定性所带来的,但确实是技术上的错误。比如这样一个案例:一个12岁的孩子在一家很大的教学医院做白内障手术。在关键时刻,主刀医生的手滑了一下,严重破坏了晶状体囊,导致医生不得不放弃人工晶体的移植计划。① 根据上述两个条件,这里医生犯得是技术错误,但这个错误又完全可能是由不确定性引起的,因为"没有什么技术能极端精雕细琢,也没有哪门专业知识能够包罗万象,以至于偶然和厄运的因素根本不起作用"②。这种错误是所有有理性的医生都可能会犯的。

道德错误:博斯克认为道德错误分为规范性错误和准规范性错误。规范性的错误是对指导所有医生的行为标准的违背,在现实中比较典型的是,有很多医生在收取红包后才会为病人提供好的医疗服务(在很多时候病人还宁愿忍受这种不带来技术错误的道德错误,所以进一步助长了这种错误的发生)。这种错误与不确定性没有太大的关系,因为这完全是在可控制的不确定性范围内所犯的错误。不过在这里,如果按照博斯克的理解来说明问题远不够充分。很多医生完全可以在不违背明文规定的规范的情况下,犯严重的道德上的错误,明文规定的规范反而可能

---

① 案例来自:Peter A. Singer, A. M. Viens. *The Cambridge Textbook of Bioethics*. Cambridge University Press, 2008. p257.

② [英]吉登斯:《现代性的后果》,田禾译,译林出版社2007年版,第75页。

成为他们的借口，比如有些医生会以医疗中的不确定性为由要求病人做更多不必要的检查，从而为自己谋得经济上的利益。准规范性错误主要是针对医生面对"哪种治疗是更好的"这一有争议的开放问题时，仍然可能在日常的治疗行为中固执己见所说的。

通过上述对比，我们可以看到，不确定性是内在于医疗行为之中的，它也属于作为一门科学的医学的组成部分，如果能正确地对待医疗中的不确定性，那么不确定性本身并不构成影响医患信任的主要因素。但因为不确定性不可能彻底消除，所以在某些条件下，比如，不及时对不确定性所导致的技术错误进行及时的纠正会进一步转变为更严重的错误，不确定性范围的扩大会加大医疗错误的机会，或不确定性被不当利用会转变为医疗错误，而医疗错误才是影响医患信任的关键因素。因此，我们要做的是采取积极的措施尽量避免医疗错误的发生。这就要求医生要针对病人制定详细、具体的医疗计划，并在医疗过程中（包括诊断、治疗以及预后或其他），根据病人的情况做出不断的调整和修改，以免有错误发生。在整个过程中，医生也有义务与病人谈论治疗的风险以及与每一种治疗相关的实验的不确定性，因为作为病人必须要依赖于每一个决定将要产生的后果去做决定，这个程序也体现了医生对病人的尊重。但是这是一个解释的过程，需要医生注意解释的态度和语气。如果医生单纯是为了避免出现不利后果而引起法律上的纠纷，所以夸大风险，不仅会使病过于人焦虑，从而不利于病情的控制，同时也会使病人怀疑医生的动机，怀疑医生是不是真的出于病人的利益考虑，他会不会在使用某种疗程本来是必要的，也是有效的，但确有风险的时候，为了避免纠纷而不去使用那个疗程。同时，医生必须学会倾听病人以及与病人关系密切的人讲述病人在接受治疗的过程中所经历的变化，这可能会对医生制定下一步治疗计划提供非常关键信息。

3. 避免医疗错误增进医患信任

上文提到的两种医疗错误都是可以预防的，因为它们不是疾病过程的结果。此外，已发生的错误也要得到及时处理，因为单纯技术上的错误往往会转变为道德上的错误，而道德的错误又比技术上的错误难控制得多。首先，出于以下理由，应该鼓励医生揭露技术上的医疗错误，并

第六章　建构当代医患信任的再思考

在医院进行讨论：

a. 如果医生不及时揭露错误，采取补救措施，会对病人造成进一步的伤害。

b. 对错误的揭露可以促进医院以及医生在以后的工作中更加小心，改进实践中的安全性。

c. 不揭露错误潜在地包含了欺骗，也是对患者权利的剥夺，会增加法律诉讼以及用暴力解决问题的可能性，同时也大大削弱了公众对医疗机构的信任。

其中 c 点又为我们引出这样一个问题，即揭露技术错误会不会让病人（或其他病人）在以后的每一次就诊中都会感到不安。比如一位医生在上一次出诊时为某位病人开错药，而当医生发现后主动向病人坦承了自己的错误，那么病人会不会在以后的就诊过程中都担心医生会犯类似的错误呢？在上述"白内障手术"的案例中，如果医生事后主动承认自己技术上的失误，会不会增加病人对医生技术能力的怀疑呢？有些医生认为，为了不增加病人不必要的焦虑，也为了不让复杂的信息把病人弄糊涂，没有必要揭露此类错误，此种观点被称为"治疗特权"的观点，但是近几年在英美法庭中它并不被视为是积极的。[①] 笔者认为，病人的这种担心从长远来看是有利于医患信任关系的建立的，既会促进病人与医生主动交流，以免有出错的可能性，也会促使医生在以后的工作中更加小心。但是不管怎么样，对于医生来说，不管是揭露自己的技术错误还是揭露同事的技术错误都不是那么容易。揭露自己的错误，医生会害怕名誉扫地，接受制裁，同时也怕给患者及其家属带来肉体和精神上的伤害从而得不到他们的原谅，从此以后也得不到信任。揭露同事的错误，又怕遭到同事的报复，并且也不利于共同体的利益。我们来看一下国外的调查。马西亚·米尔曼（Marcia Millman，1977a，1977b）对三个私立大学附属医院进行了研究。参加研究的许多人表示，他们愿意以小组讨论或背对背的方式指出同事的错误，但是若要他们在正式的会议上批评其他医生，就会感到极其为难，米尔曼称他们是由于"害怕报

---

① Peter A. Singer, A. M. Viens. *The Cambridge Textbook of Bioethics*. Cambridge University Press，2008. p258.

复"和出于"对共同利益的认同"。① 所以本文认为要鼓励医生揭露医疗错误,首先要加强对医生的保护。对于揭露自己错误的医生来说,要客观地给予评价,让其接受相应的惩罚,但这并不意味着偏袒。对揭露其他医生的错误的医生来说,应鼓励善意的揭露,目的是怕对专业和公众造成伤害,而不是为了排挤同事,不过要给予揭露者以匿名性以及安全性保护,以免遭到报复。更重要的是应该建立第三方机构来处理这类问题,医院与医生共同承担责任,采取积极措施加以改进以减少未来所发生的错误。

比起揭露技术上的错误来说,对道德错误的揭露要更加困难。查尔斯·博斯克(Charles Bosk,1979)对在一所大学医疗中心接受培训的医生所进行的研究中发现,医生们普遍认为存在诚实的失误,而且每个医生都会出现。如果他们是出于"好心"造成的技术失误,就远远没有道德错误来得严重,因为道德错误是由于医生的不可信赖、不合作、缺乏对病人的责任心或不遵从上级医生的指示造成的。相反,技术失误是可以原谅的,它常常能激励失误的医生更加努力地工作,如花更多的时间和病人呆在一起,复查检查程序,从失误中吸取教训。如果通过接受失误并设法弥补它,这位医生仍然不失为一名好同事。相反,道德错误将使他们下次找工作时得到不利于他们的推荐信,医院里的其他医生也会疏远他们。② 笔者目前没有看到中国有类似的调查,但是根据对一些医院的了解,情况也很相似。首先,如果一个道德上有问题的人是不会主动揭露自己所犯的错误的,反而他会尽量掩盖以免被发现。而更加糟糕的情况是,医院可能为了医院的整体名誉不受破坏,会修改病人的病历帮助医生掩盖犯错的事实。所以对这类错误的揭露更有待于第三方监管机构的及时发现,一旦发现要给予严肃处理。如果病人或家属知道问题被严肃对待,并且犯错者接受了应有的制裁后,会感觉得到了某种程度上的补偿,公众也会客观地对待医疗机构以及医生是否值得信任的问题。

另外,普及医学教育,让人们对医学的不确定性有一个普遍的、正

---

① [美]科克汉姆:《医学社会学》,杨辉等译,华夏出版社2000年版,第198页。
② [美]科克汉姆:《医学社会学》,杨辉等译,华夏出版社2000年版,第199页。

第六章 建构当代医患信任的再思考

确的认识。现在的教育都让普通民众对科学深信不疑,这也是人们对医学,转而对医生期望过高的原因。正如吉登斯所说,现代社会"在对孩子教授科学的过程中,传授给孩子们的东西不仅是技术发现的具体内容,更重要的是培养出更一般的社会态度,它预示着对所有技术知识的尊重。在最现代的教育体系中,传授科学的教育总是始于'第一原理',知识在原则上被认为是不容置疑的。只有当一个人置身于科学领域中相当长一段时间以后,她或他才可能知道那些足以引起怀疑的问题,也才可能充分意识到科学中所有被宣布为知识的东西也有出错的可能性"[1]。吉登斯考虑到有些人可能会认为,专家所做的很多事情是不能让外行人搞清楚的,这一方面是因为,专业知识是在专门的环境中由受过专业训练的人来做的,公众不可能做到,让他们知道得太多,反而会增加他们对专家们的工作的不理解;另一方面是因为,由于曲解或忽视了他们本来应当掌握的知识,专家也会做错事,毕竟错误在人的行为中是不可消除的。所以,"专家们通常假设,如果非专业人士察觉不到这些因素怎么样经常性地出没于专家的工作中,他们就会感到更有保证"[2]。按照这种观点,如果让外行人了解专家所做的错事,会造成社会的普遍不信任,具体到医学专家,这是不利于医患关系的建立的。然而,我们应该认识到,和谐的医患关系只有在信任与不信任之间才能保持。长期以来,科学取得的成就一直保持着它作为可信赖知识的形象,任何一个对作为科学的专业持完全不信任态度的人都不可能过正常的生活,因为我们的生活是如此依赖于专家系统。但是如果企图让人对专家完全信任也是不可能的,一方面因为人们对专业知识的缺乏本身就会使人们处于信与不信之间;另一方面,如果对专家完全信任,要么会导致家长主义的后果,要么会滋生专家不道德行为的发生,最终还是会使这种信任遭到破坏。所以,应该通过教育让人们认识到不确定性是医学专业的本质特征。

综上所述,只有病人能正确的认识到医疗中的不确定性,他们才能对医生建立起合理的期望,从而建立起合理的信任。然而医生是否能尽

---

[1] [英]吉登斯:《现代性的后果》,田禾译,译林出版社2007年版,第77页。
[2] [英]吉登斯:《现代性的后果》,田禾译,译林出版社2007年版,第75页。

最大的努力将不确定性减到最低并避免医疗错误，特别是由道德错误引起的医疗错误的发生对医患信任关系的维持来说至关重要。当然不确定性不是没有积极的意义，反而对不确定性的惧怕可能会导致医生面临新的疾病不敢有所突破，甚至不利于医学的发展。另外，如何处理好不确定性、医疗错误以增进医患信任却又与另外一个问题紧密相关，即医务人员的专业精神品质的培养问题。

二、美德教育与专业精神的培养

正如我们在第三章中所分析的，在当代，一方面制度性政策与医生的诊断方法加剧了医生德性的隐退以及对待病人的非人格化方式，而医疗服务的市场化更进一步歪曲了医学的目的及医生与患者之间的信任关系；另一方面医学中的科学技术所取得的巨大进步也给医学生的学习带来了很大压力，医学教育也把主要精力放在对技术的掌握上。这些因素都导致了医学教育中忽视对病人作为人应给予的关心，以及对有关于恰当使用医学技术的伦理和专业精神方面的教育。从总体上来看，医学正经历着"去专业化"的过程，主要表现在维持专业的生存与发展的医务人员应该具有的把病人利益放在首位的态度、价值观和品质特征，也就是医学作为一门专业的专业精神正在丢失；相反，他们所体现出来的是医疗的商业化模式所带来的市场化的精神特质，这种精神特质大大改变了医生对病人及社会的承诺，也使他们不再追问作为一名真正的治疗者应该成为什么样的人。本文认为美德教育对于医务人员专业精神的培养来说是至关重要的，因为它可以培养医务人员深刻的善的观念、道德智慧和品格以及恰当的道德情感，这些都是专业精神得以形成和维持的重要成分。不过在展开这一问题之前，有必要对几种有争论的道德教育的范式做一个说明。

1. 对医学生进行道德教育的几种范式

香港大学李嘉诚医学院医学伦理学研究中心许志伟教授曾做过这样的区分，他认为如果开设了生命伦理学的课程与医学伦理学的课程，这两门课程所针对的对象及所讲授的内容是不一样的。对于非专业的听众

第六章　建构当代医患信任的再思考

讲生命伦理学就要引导他们去用不同的工具去分析问题，比如道德理论或理性的工具，而讲授这门课的老师的态度应该是中立的，因为老师的结论不一定是所有人的结论，也不一定就是对的。因此，在生命伦理学的课堂上是允许别人有不同价值观的。医学伦理学的教学却有所不同，医学伦理学又叫专业伦理学，医学伦理学的讲授没有引导学生去想的空间，而是告诉学生如果要当医生就要怎么做。

通过上述比较可以看出，医学伦理学是历时性的，即历史上沉淀下来的一些操作方式，这个传统是医疗团体所不愿放弃的。从19世纪60年代生命伦理学兴起以来，哲学家参与医学伦理问题的讨论后，就把医学伦理学变成了具有分析哲学特征的学科，哲学家们不会从历史的角度去讨论问题，比如对尊重自主的讨论、对义务的讨论都是没有时间性的。这样的讨论不需要去考虑美国医学协会怎么讲，中国古代的孙思邈怎么讲，它们完全是一种真空式的讨论，原则主义就是非历史讨论的产物。问题是医学专业的学生，听完生命伦理学的课程后回到医院还是不会解决问题，就算是在抽象原则的基础上加点内容，以至于它不那么抽象，但还是跟活生生的有历史的医学伦理是脱节的，这样生命伦理就将医学伦理非专业化了。总之，将历史排除，这就是生命伦理跟医学伦理的区别。许教授认为医生要听的是我们的传统是不是这样做的，比如在香港非常尊重胎儿，认为24周的孕妇在任何情况下都不能堕胎，这是不需要解释的，不用先对"位格"做一大堆分析之后才做决定。因此，哲学是在生命伦理中讲的，而不是在医学伦理学中讲的。

许教授对医学生进行道德教育的观点似乎并不强调学生道德推理的发展，本文对此持不同意见。因为随着医学科学的发展，医护人员面对伦理议题的复杂性远远超过传统的理解，因此医学生必须要有一定的反思推理能力以应对在特殊的临床情境中怎样解决道德两难。灌输给学生一些道德规则，比如在香港，任何情况下都不能为24周以上的孕妇堕胎，在常规情况下确实可以明确地指导医疗专家什么行为是对的，什么行为是错的，甚至这样做还可以约束医生把病人的利益放在首位。本人也并不否认这种重视与社会传统相一致的习惯和性情的发展，使个体社会化，做出适当的行为。但是这并不能指导医生处理特例，因此，医学生也应该学会如何把原则与具体情形的事实相结合，为他们提供一个决

175

策过程，使他们做出道德判断、形成行动的意向，而这并不需要做哲学家那样系统化、抽象化和严密化的工作就可达到。

上述问题还启发我们对另外一个问题做进一步思考，即：对医学生的道德教育应该注重进行道德推理的教育还是传统的品格教育呢？这两种观点一般被认为是非此即彼的。

本书已经表明了对道德推理教育的态度，即虽然我们在医学专业的形成与发展中已经积累了与医学专业行为相适应的行为规范，但是如果在医学教育中只给学生们灌输这些规范，则会忽视对学生们在医疗实践中应该具有的反思推理和自主进行道德判断的能力的培养。道德推理的教育主要关注，在某种特殊的道德情境下应该怎么做才是正确的。那么与此相应的教学的设计可能是：一、教师的角色应该是引导学生去认识不同伦理立场及其可能带来的后果，最后使学生学会如何自行得出较为合理的结论。这样授课内容可以包括：伦理理论、伦理原则、伦理规则、专业伦理规范及伦理判断与伦理决策。二、反理论思潮所赞同的形式，比如，要先看个案反映出哪些问题，从基层做起把问题的关键的因素找出来，然后通过一种反思平衡的方法来解决。但是，即使采用第二种解决问题的方式，也不能避免某种伦理理论或伦理原则会起作用，只是这种作用可能没被意识到，所以医学生应该要对较常涉及的伦理理论及原则有相当的认识。实际上在教学中，常用的方法就是通过道德两难的讨论为学生提供一些失衡的体验，迫使学生学会选择观点，但在这个过程中不可避免会用某种伦理理论和原则为最终的选择辩护。

注重道德推理的教育可以使医学生对自己所从事的职业担负起积极的道德责任，培养起良好的专业伦理素养，有利于医患合作。但是一方面，有些行为很难用"正确"或"错误"来判断；另一方面，一个人即使充分了解伦理学理论或伦理原则，并能做出有效的道德推理，但他未必能成为一个有道德的人。医学关乎人的生死，我们更应该关注医生应该是怎样的一个人，因此，有必要对医学生的美德教育展开讨论。美德教育有助于医务人员专业精神的形成，使他们能在工作中进行自觉的自我管制，而且也能够对其他专家的行为进行道德上的评价，并发挥他们在医疗实践中所具有的为病人最佳利病服务的崇高的"使命感"，抵制住其他利益的诱惑，维持专业的纯洁性，促进医患之间的信任。

2. 医疗美德教育的困境与回应

古代的美德并不存在道德和非道德的研究,而当代美德伦理学家试图将道德美德和非道德美德区分开来。"道德美德通常对应着现代的道德原则,而非道德美德与道德原则无关。道美德有诚实、行善、不作恶、公平、亲切、良知、感恩等,非道德美德有勇敢、乐观、理性、自制、耐心、恒心、勤奋、聪明、艺术天分等。"① 虽然人们有理由怀疑在美德伦理学的语境中是否能够明确划分道德美德与非道德美德之间的界线,但是还是可以做一个大概的区分,我们在这里,主要说的是对医学生道德美德的培养。

埃德蒙·佩里格瑞诺(Edmund Pellegrino)从亚里士多德德性伦理的角度对临床医学中的德性进行了说明。亚里士多德认为世界上的万事万物,包括人类活动,都是朝向某个目的或目标的。人类的每一种技艺、每一种行为和选择都旨在某种善,如医生的技艺旨在健康。那么医学专业所必需的美德就是那些能达到保持、恢复以及促进病人健康的目的的品质。结合亚里士多德的理论,并通过对当代现实的医学情境进行反思,佩里格瑞诺认为医疗的道德德性在最低限度上包含以下几种:②

(1)忠诚于医患关系中把病人利益放在首位的或明或暗的承诺(这种承诺产生于医生作为帮助者、治疗者与病人进入医患关系的时候)。没有这种美德,整个医患关系将是一种假象,利他主义是一种幻觉,病人就会成为医生剥削的对象,病人被邀请信任专业行动的行为就是一个谎言。

(2)诚实和说真话。医生在关于病人得了什么病、要怎么治、确定的是什么、不确定的是什么等方面必须诚实,诚实也包括揭示医生知识和经验上的缺乏。没有这种美德,病人就因受骗被置于不被了解的风险之中,这对病人的身体、心灵有最直接的影响。

(3)同情。这是一种进入每一位病人因患病处于社会、个人和灵魂

---

① 程炼:《伦理学导论》,北京大学出版社 2008 年版,第 197 页。
② Edmund Pellegrino. "Character Formation and the Making of Good Physicians", in Nuala Kenny, Wayne Shelton. *Lost Virtue: Professional Character Development in Medical Education*. JAI Press, 2006. p8—9.

的各个方面的独特困境中的能力。没有这种美德,治疗就不可能是全面的。

(4) 抹消自我利益。即以病人的最佳利益行动,即使会占用医生的时间、金钱或额外的精力。没有这种美德,医患关系就会变成商业交易或法律关系而不是由义务约束的关系,这种美德最明显的把专业与商业交易区分了开来。

(5) 勇气。愿去去捍卫道德上正确的决定和行动,即使它意味着失去社会的尊重。没有勇气,真理和道德公正都不能保持,病人的安全也不能免于危险。没有勇气,有传染病的病人以及在疫病流行期间的病人都有被抛弃的危险。

(6) 公正。公正即可以作为原则又可以作为美德。作为美德,是把应归于别人的东西给别人,这就要求在临床关系中,医生要行使上面所罗列的美德。公正也可能意味着不平等的对待不平等,平等的对待平等。这里,公正由同情进行调节,为易受伤害的人、老年人、婴儿和穷人提供资源。① 没有这两种意义上的公正的美德,医患关系就会变成商业化的、技术化的和程式化的,然后由法律条文支配并消除它的精神。

此外,佩里格瑞诺还根据亚里士多德所列举的五种理智德性说明了医学中的智德,智德保证医生获得熟练的技术能力。总之,佩里格瑞诺认为这些美德构成了达到医学目标的必要的品质特征,它们是内在于专业行为的,是在发起医患关系的时候或明或暗承诺了的,也是在医生提供帮助的时候,病人有权期望的东西。所以,按照佩里格瑞诺的观点,当一位医生拥有技术能力,但是没有道德德性的时候,他不能成为一名真正的专家,而如果他是一个好人但没有技术能力,他也不能做出真正专业的行为。也就是说,如果一位医生没有上述品质特征,人们就会怀疑他作为专业人员是否值得信任。

本文认为佩里格瑞诺提出的医疗美德都是以医学的目的为基础并植

---

① "不平等的对待不平等,平等的对待平等"是归于亚里士多德传统的形式公正,这个意义上的公正解决的是卫生资源的分配问题,它之所以是形式的,是因为它并没有指明在哪些特殊方面应该做到平等的被平等对待,也没有提供一套用于决定两个人或更多的人是不是真正平等的标准。换句话说,我们怎样来定义平等是首先需要解决的问题。所以佩里格瑞诺所说的"这里,公正由同情进行调节……"也是一个有待进一步澄清的问题。

第六章 建构当代医患信任的再思考

根于医患关系的现象当中的，虽然它们的内容有待进一步细化，但并不是说这些美德的培养没有现实的可行性。可能会有人认为第四条和第五条要求太高，比如第四条是否因为过于压抑医生的自我利益，所以并不现实。许志伟教授指出，至于把病人的利益放在首位要求抹消医生自己多少利益，"大多数西方社会采取的是比较温和的政策，他们并不认为为了病人的利益，医疗专业有义务，无论在任何情况下都必须做出最大可能的牺牲。但是它们同时也认为医疗专业人员为了病人承担一定的危险是必要的。例如在给传染病人治疗的过程中承担被传染的危险。一般而言，西方大多数医疗专业人员也接受这个责任"①。实际上，在中国的医疗实践中，西方的这一标准也是适用的，并且这一标准已经体现出医生要有勇气的美德，而我国医务人员所具有的勇气在非典时期表现的最为突出。其实，正如巴伯所说，一种职业被看作专业的特征之一就是它要导向群体的利益，所以每一种专业都在某种程度上要求一定的"自我牺牲"精神。既使是在一般的临床情境中也正如佩里格瑞诺所说，没有勇气，真理和道德公正都不能保持，病人的安全也不能免于危险。与2007年"丈夫拒签手术同意书导致一尸两命"案例相对的另一个案例可以说明具有这一美德的重要性："2008年1月11日，在浙江德清县人民医院，产妇周发芝大出血，生命垂危，需要切除子宫挽救生命，但患者丈夫拒绝签字同意手术。不过，这一次，这家医院做出了与北京市某医院不同的决定，由两名主治医生联合签字手术，产妇顺利产下一名男婴，母子平安。[根据下列文献编制：李隼. 医学伦理精神可解"违规"难题. 羊城晚报，2008-01-30]"②

有些学者怀疑美德伦理的教育在医学专业教育中的角色，他们认为只要规章制度明确就能确保医生在实践中的透明性，这对保护病人的最佳利益来说已经足够了，反而回到德性。例如，就算医生可以把病人的利益放在首位，带来的也并不一定是道德上正确的行动。罗伯特·威奇（Robert M. Vetch）所持有的正是这种观点，威奇的论证以这样一个假

---

① 许志伟：《医患关系的本质：医生的专业视角及其伦理意蕴》，《医学与哲学》2005年第2期，第6页。
② 王明旭主编：《医学伦理学》，人民卫生出版社2010年版，第1页。

设的案例开始:

一个假设:D医生对一个特别棘手的病人做了所有能做的事。这位病人是依赖呼吸机的,但是一旦他有机会说话或写字,他就无法想像地可憎——对护士很无礼并进行攻击,对医生提过分的、不合情理的要求。D医生再也不能忍受了,觉得必须做点什么才行。他休了几天假。一离开医院,他就开始想他的计划。

D医生想在他值班那天晚上进入病房撤掉呼吸机。他知道如果被抓,这将是杀人罪,但是没有别人在,并且觉得能够掩盖痕迹。他将会记录是病人要求撤销呼吸机,然后他才这么做的。

D医生进入房间,拿起记录,并看了前面两个轮班护士的报告,上面写道(这是不为D医生知道的),病人实际上已经要求分离通气口。他也看到了精神病专家确定病人在精神上有能力做出决定。从那个记录上,他了解到护士已经知道了病人这几天一直坚持的选择。团队的其他人都在等D医生返回,因为他们认为,作为病人的主治医生,他应该是那个撤消呼吸机的人。D医生撤消了呼吸机。①

威奇这个例子本身就足以让人感到不安,本文认为这个例子恰恰让我们从直觉上感受到了医务人员的美德的重要性。不过他通过这个例子所提出的问题值得思考,威奇认为D医生的品质虽然是有缺陷的,他不能长期忍受痛苦,他缺乏同情心,没有爱心,但是他恰恰根据当代医学伦理学的所有规则的要求做了正确的事情。这里所提出的问题是:即使一个人有可鄙的品质也有可能去从事道德上正确的行动吗?相反,如果一个人是高尚的,也仍然有可能做出道德上错误的行为吗?如果答案是肯定的,那么就质疑了好的精神品质的形成在对专家进行教育中总是重要的预设。上述两个问题涉及伦理学理论中的美德理论与正确行动的关系的问题。一般都认为美德理论关心的是我应该在自己身上培养什么样的品质,即它的基本问题是"我应该成为什么样的人",而不是像当代的伦理学理论那样处理的是"什么使得对的行动是对的、错的行动是

---

① Robert M. Vetch. "Character Formation in Professional Education: A Word of Caution", in Nuala Kenny, Wayne Shelton. *Lost Virtue: Professional Character Development in Medical Education*. JAI Press, 2006. p29—30. (这个案例并没有说清楚撤销呼吸机具体需要哪些程序,不过在这里并不影响我们要讨论的问题。)

错的",威奇在这一区分的基础上认为道德品质和道德行为在逻辑上是不同的,并且他举出现实中的例子说,有些临床医生一生的目标就是为了钱、为了名誉,他的动机是不好的,但是他非常聪明,能够通过每一天、每一周的完美而又正确的行动达到他自利的目标。这样的医生不但能够遵守从事技术上正确的事情和正确行动的伦理规则,他也足够聪明地知道升职的唯一途径是给人以关怀的、同情的印象,那么对这些人我们该如何评价?他的老师应该相信他在某些方面是失败的吗?威奇的说法很奇怪,因为我们很难想象一个品质上有缺陷的人,会总是表现出对病人的关怀和同情,如果没有人可以发现或者制裁他时,几乎无法从动机上说明他为什么要做道德但不利己的事情。再者如果品质不重要,那为什么足够聪明的人能够认识到他还是得假装出对病人的关怀和同情呢?如果一个品质有缺陷的人,缺乏道德情感和道德感受力的人怎么知道关怀和同情是什么样的表现呢?不过我们现在要回答的主要是上述第二个问题,即如果一个人是品德高尚的,也仍然有可能做出道德上错误的行为吗?威奇主要是从两个方面进行论证的:①

(1)"裸美德"问题,也就是关于是否美德会增加相关道德上正确行动的可能性的问题。威奇为了说明品德高尚的人不一定会做道德上正确的事,首先回应了这一批评,即好的品质可以保证专家的行为一直是好的。确实,我们一般认为只有好的品质才能保证一个人在没有人看着他的时也会做正确的事情。再者,正如当代美德伦理学家们所声称的美德不同于规则的优点是,一是规则过于抽象,而美德更加尊重关于人性的以及特定文化传统的事实;二是规则是稳定的,解决问题也是至上而下直线式的机械的应用,而美德理论认为每一个道德决定都离不开行动者自身所具有的判断力或实践智慧。一个特定的情况下应该做出什么道德决定,取决于有美德的行动者根据环境做出的判断。但是美德理论确实也不能很好的提出正确行动的标准,比如情况是一个人说有美德的人会这么做,而另一个人说有美德的人会那么做时怎么解决。这种现象特

---

① 参见,Robert M. Vetch. "Character Formation in Professional Education: A Word of Caution", in Nuala Kenny, Wayne Shelton. *Lost Virtue: Professional Character Development in Medical Education*. JAI Press, 2006. p29—45.

别是在来自于不同文化中的人之间更加明显,借用恩格尔哈特的术语,就是在"道德异乡人"之间,比如威奇所说的那个例子,国外的传教士医生去到一个陌生的地方行医,他非常关心病人的利益,但是对当地的文化和价值观很不熟悉,那么只有同情是不够的。如此看来,回到美德伦理会导致医生对病人的支配权的复兴,特别是在价值观多元化的今天。所以品格的形成对保护病人不受道德行为的伤害不一定是关键的,这就是威奇所说的"裸美德"问题,也就是说这种美德不受道德准则和社会的控制体系的检查,它本身就是美德,而具有这种美德的人不一定会做道德上正确的行动。

(2)"错误美德"问题,即假设医学教育者决定把精神品质的形成作为专业教育的目标,假设美德是可教的,并且假设我们能够找出美德与正确行为的相关性,那么在许多有争议的美德中,医学教育者应该传授哪一种美德呢?显然,如果医学校准备接收来自不同文化中的学生的时候,任何系列的德性教育都是错误的。对于一个好胜心强的、过分自信的、盛气凌人的外科医生来说,灌输勇气这种德性会导致他错误的行为,他可能会把病人置于不必要的风险之中;对一个内向的、不合群的护士灌输谦恭的德性可能会把他推向错误的方向。威奇进一步认为,即使是同情和关怀这种最能达到一致意见的德性也可以在不恰当的时间卷入家长主义,它们可能导致在其他人不想这样的事情发生在他们身上的时候,医生还遵循着金规。如果真有一些能产生充分一致意见的核心品质,那也是陈腐的、几乎没有意义的,因为只有这种德性才能适应学生广泛的信念和风格,以及他们将来要面对的不同种类的病人。

出于上述两个理由,威奇表达了他的原则主义的观点,即在抽象层次上的道德原则可以为专业教育中的道德教育提供内容。因为原则来自于医学外部,更加普遍,对所有理性的人来说都是可知的。比如人们都在谈论"普遍人权",都同意有利、公正、尊重自主等一般的规范,再比如,在研究医学中,纽伦堡法典和赫尔辛基宣言的道德规范都可以被广泛接受等。

威奇所提出的问题确实是美德伦理学在理论上存在的困难,并且一直为当代伦理学家所争论。但是我们必须面对的现实是,任何道德行动者的行动都不能逃避美德的重要性。本文所说的培养医学专业精神的美

第六章 建构当代医患信任的再思考

德教育也不是说只重视医德教育,而忽视规则的教育,因为有很多道德规则确实是不能还原成美德的,但是美德的问题也不能由规则来代替。认为在大多数情况中,属于一个道德共同体中的人的规则和美德是可以符合的,而且很大一部分规则的形成往往就来自于这个共同体中有德性的人的生活方式,或者是对没有德性的人的生活方式的理性的回应。比如中国传统医学伦理中的一些规范符合仁的内容是非常典型的例子,所以说仁是礼的精神实质,礼是仁的外在规范,所以有美德的人也做着正确的事。至于威奇所说的道德异乡人在非常紧急的情况下相遇毕竟不是常规的情况,并且即使是常规的情况,他们对所使用规则的理解也要受当地传统文化的影响。拿尊重自主原则来说,西方对自主含义的理解本身就有分歧,更何况中国语境中的自主又有不同,所以威奇所说的医学教育中所教授的抽象的东西仍然是没有办法为医生做出具体指导的。不过在价值多元化的今天,我们不得不承认人们渐渐放弃了一些具体的东西,越来越倾向于普遍的东西,因此美德也会相应的发生变化,但是有些美德的价值仍然是有普遍意义的,比如医学中的同情并不像威奇所说的那样是不可教的。传统中一个同情病人的医生可能家长式地根据自己的判断对病人进行治疗是道德上正确的,但是当代有着同情的医生不一定就不会尊重病人的自主,因为医学提供的一些选择对任何有理性的人来说都是两难的选择。假如医疗上只有50%的成功率,或者经多次化疗没有取得什么效果,病人反而忍受着很大的痛苦,而病人不接受继续治疗正是因为这个原因,这个理由不管对病人还是对医生来说都是很坚实的。如果不尊重病人的选择,反而不能表现那个医生是同情病人处境的,所以说同情的美德会卷入家长主义是很奇怪的,有美德的人是在行动中并通过行动而生活的,美德也会随之获得创造性地、历史性地发展。

对美德在医疗领域中的重要性的认识,也可以从邱卓斯和比彻姆合写的《生命医学伦理原则》的第6版所发生的变化看到。香港浸会大学宗教及哲学系教授罗秉祥对这本著作每一版所作的修改进行了梳理。在此著作的第1版和第2版中美德伦理学都缺席了,从第3版才触及美德伦理学所关心的课题,在最后一章中讨论了道德理想、美德及认真尽责。该书在"结论"部分特别声明,尽管书中主要讨论的是四个原则及其他的规则,但是这个道德框架,有赖美德与道德理想来支持,并使其内容更加丰富。第 4 版又有所突破,不但在第二章介绍了以美德为本的理论,提出它的优缺点,在最后一章也新增了对美德的讨论,并且列出及解释了医疗专业中的四个主德:慈悲恻隐、洞悉力、可靠、诚实。作者指出:几乎所有重大的道德理论都会合于一个结论,人的道德生活的最重要成分,是拥有一个健全的人格;因为只有健全的人格才能提供选择对善的内在动机与力量。该书第 5 版的美德伦理不是作为一个道德理论,而独立出来讨论,即第二章道德品格。并在"序言"中特别提到,美德与理想人格在当时流行的生命医疗伦理学中常受忽视或被低估了重要性,所以作者特地将它提出来,独立地放在第二章。该书的第 6 版是在 2009 年出版的,认为美德为本的伦理学的行为规范与原则为本的伦理学的行为规范很接近。该书所强调的四个道德原则与其他规则及所有义务,都可以在美德伦理学中找到。再者,在解决道德两难方面,美德理论的处理方式与道德原则理论的方式其实雷同,彼此都没有一个易学易用的硬性规则去化解五花八门的道德两难,而是要全盘考虑,权衡轻重。该书作者说:我们接受这个结论。[①]

医疗美德的教育是重要的,特别是在医疗服务市场化的今天,由于在某种程度上肯定和强调了利己主义原则,就容易导致医院或医生只要为了自己的利益可以不择手段地剥削病人,尽管法制和监督机制可以在一定程度上解决这个问题,但是也无法将这种行为限制到最小的程度。因为我们不可能在医生对病人进行诊断和治疗的每一个环节都进行有效监督,比如一位正在给病人切除肿瘤的医生,因为想要早点结束手术没把肿瘤彻底切除干净导致以后复发。在这种情况下很难区分是医生的失职还是医疗水平所限,工作做的是好是坏完全要靠医生的良心,靠医生是否具有为病人最佳利益服务的专业精神。实际上,正如有些当代德性伦理学家对以康德为代表的义务论和以边沁、密尔为代表的功利主义所批评的,如努斯鲍姆提出,从康德的义务论和功利主义那里不能解决恶的情感的问题,他们认为,我们可以从亚里士多德和斯多亚派的伦理思

---

① 罗秉祥等著:《生命伦理学的中国哲学思考》,中国人民大学出版社 2013 年版,第 239—244 页。

第六章 建构当代医患信任的再思考

想那里得到解决问题的途径。如过度的贪婪这种恶的社会情感，如果有了亚里士多德的伦理观，也许就能指出一个解决问题的方向。即如果有了亚里士多德式的和斯多亚式的幸福观，以这一幸福观指导自己的生活，对于过度贪婪的问题，比康德式的把感性幸福与道德对立起来，和功利主义仅仅强调追求快乐的满足应当更为合理。① 本文非常赞同，努斯鲍姆在此强调情感与欲望在道德判断与推理中并非是可有可无，而是至关重要的因素，并认为总是靠法律法规，而忽视建立在以德性为基础的专业精神的基础之上的信任来维持医患关系也是不可能的。

3. 对医疗美德教育的展望

正如我们在上文中所说的，强调对医生美德的教育并不是要忽视道德规范与原则的教育，而是因为我们在很大程度上所缺乏的并不是规范和原则，而是缺乏遵守规范和原则的动机，以及在应用那些原则处理具体问题时应该要具有的道德情感与道德敏感性。正是这些方面的缺乏加剧了医生对待病人的非人道化与非人性化态度的形成，并影响到专业精神的具体内容的发展以及患者对医生的信任。一些观点认为情感，如同情、移情、爱、喜欢、尊重，在发展过程和个体所持有的不同道德判断中占据核心地位（Okin，1989；Rawls，1971）。例如，对皮亚杰来说，无论是处于发展早期的"单向度的尊重"，还是个体发展稍后出现的"相互尊重"，这两种对人的尊重都是判断利益和公正问题的关键。② 道德情感与道德敏感性的培养相对于道德规范与道德原则的教育来说，是医学教育中更难达到的目标。

实际上，医疗美德教育的呼声一直没有减退过，但也没有取得过明显的效果，一般认为，医疗美德的教育所面临的困难大致有：1. 医疗科技的发展使医学生要在学习中掌握很多知识，他们要花大量的时间上课做实验，然后通过考试，这使他们没有足够的时间去考虑在医疗实践

---

① 龚群、陈真：《当代西方伦理思想研究》，北京大学出版社 2013 年版，第 375—376 页。

② [美]埃利奥特·特里尔：《道德发展中的思维、情绪和社会交互作用过程》，刘春琼译，梅拉妮·基伦、朱迪思·斯梅塔娜等编著：《道德发展手册》，杨韶刚、刘春琼等译，教育科学出版社 2011 年版，第 15 页。

中如何处理与病人的关系,也不重视学校开设的医学伦理的相关课程。2. 当医学生们在医院实习时,带领他们的医生往往只重视技术的过程,而医学生为了集中精力学到知识,只跟病人的疾病打交道而不是跟作为人的病人打交道。再加上每天要看的病人太多,也没有足够的时间顾及病人的情感问题。3. 医疗服务市场化的条件下,很多医生不但没有为医学生树立很好的榜样,反而给他们例示了如何控制自己的情感,并表现出商人的角色模式,事实也确实是好的临床医师变得越来越少了。

通过对上述困难的比较,我们发现这些问题的解决在某种程度上都需要制度的保障,但相对来说,前两条可以通过采取一系列措施得到改进,最重要的是第3条不那么容易。在教育中,我们可以通过义理的灌输教授学生德性,告诉医学生们什么是善的、什么是恶的,但这种方式使学生形成的仍然只是抽象的、笼统的道德理想,如果这些理想不能在他们身边现实化和具体化,仍然会让医学生们觉得老师教给他们的德性要求太高,而没有实现的可能性,实际上这也正是医疗美德教育失败的主要原因。

关于如何获得美德的问题可以追溯到亚里士多德的《尼各马可伦理学》。亚里士多德认为伦理美德是一种心理习惯,不像自然科学知识那样传授,只能从实践中通过反复重复某一种美德的行动去获得这种美德。要成为一个好的泥瓦匠就要不断地砌墙,要想具有勇敢、公正、节制等美德,就要从反复的勇敢行为、公正行为和节制行为中获得。这就意味着,在医疗中,医生也要通过不断实践德性的行为培养起德性。亚里士多德的观点引来不少批评,比如在亚里士多德看来,似乎一个人变得道德或不道德只能是因为习惯。他认为,人在中年之前不应当学习道德哲学,因为只有到那时人才能慎思,然而,到那时人早就变得先决地正义或者不可救药的邪恶。对此,亚里士多德认为要通过立法杜绝恶习,以确保良好习惯和良好社会风气的形成。他认为立法者的目的都是要通过习惯(法律和风气)造就善良的公民;其次,要培养人们对美德自身的热爱。其关键是培养良好的苦乐观,即在做合乎美德的事情时感到乐趣,做卑鄙的事情时感到痛苦;最后,美德的培养来自榜样和仿效。①

---

① 陈真:《当代西方规范伦理学》,南京师范大学出版社2006年版,第259页。

第六章　建构当代医患信任的再思考

虽然亚里士多德的观点值得商榷，但在医疗领域教授美德要高度重视榜样的效用，榜样给学生带来的影响，要比他们想象的大的多，根据舍勒的看法，"某人可以效法一个榜样，而他或她自己却不必意识到这个人或这个物正像一个榜样一样起作用"①。因为榜样的作用是潜移默化的，榜样被受教育者经验为一种"应该是"，它是一种最直接最富感染力的提高和增强受教育者的道德情感、道德意志和道德认知的全面的教育。所以，"榜样恳求人的改造；意志、行为和成就的独特行动将在这一改造基础上产生"②。同时，"榜样可以不受时空条件限制地起榜样的作用。例如，某个生活在我们之前的某个时代的人可以成为我们的榜样，如凯撒、苏格拉底、耶稣、佛、甘地……而且，一个榜样不必是一个真实的历史人物，他可以是一个文学作品中启示或表达了某种特殊价值模式的人物，如歌德的浮士德、莎士比亚的哈姆雷特……"③正在这个意义上，除了选取典型的案例进行分析，通过思想实验或设置某种情境来烘托出理想人格以唤起学习者的认同感也是医学教育的重要方式。舍勒进一步认为："榜样可以是好的，也可以是坏的；也能够出现一个与普遍榜样相对的反面榜样。但是人们能够喜欢坏的模型，只是由于某种与价值秩序相关的心的无序或欺罔。"④鉴于榜样的这些特点，在医疗美德的教育中，我们首先必须选取正面的道德榜样，然后必须是可模仿的、具有现实可行性的道德榜样。

王海明教授对道德榜样进行了分析，他认为优良的、正确的和科学的榜样要以真实性为基础，他对真实性的解释是，它必定符合人性，如

---

① ［美］安东尼·J. 施泰因博克：《通过榜样性的人格间的注意》，张任之译，倪梁康等编著：《现象学与伦理·第七辑，中国现象学与哲学评论》，上海译文出版社2005年版，第334页。
② ［美］安东尼·J. 施泰因博克：《通过榜样性的人格间的注意》，张任之译，倪梁康等编著：《现象学与伦理·第七辑，中国现象学与哲学评论》，上海译文出版社2005年版，第336页。
③ ［美］安东尼·J. 施泰因博克：《通过榜样性的人格间的注意》，张任之译，倪梁康等编著：《现象学与伦理·第七辑，中国现象学与哲学评论》，上海译文出版社2005年版，第334页。
④ ［美］安东尼·J. 施泰因博克：《通过榜样性的人格间的注意》，张任之译，倪梁康等编著：《现象学与伦理·第七辑，中国现象学与哲学评论》，上海译文出版社2005年版，第336页。

果"恒久无私利他,乃至永久而近乎完全无私利他"的人则是违反人性的假榜样。① 在医学教育中也是如此,我们并不是要通过榜样为学生例示一种具有完全不要自我利益的品质的医生,道德超人是与人的生物逻辑相悖的,而是让他们看到有德性的医生是如何对自己不合理利益的追求进行适当的调节和制约,以及他们是如何忠诚于病人的利益及信任的,这是任何一个具备专业精神品质的人都可以达到的,也是应该达到的,这也是道德品质最基本的培养目标。实际上,担任老师的临床医生必须认识到他们自己所担负的巨大责任,因为学生往往直接受到自己老师的影响,所以说担任教学的临床医生每天的行为就是作为一名专家的专业精神的活生生的展现。他们所做的事以及他们是如何做事的与他们对学生所说的话同样重要。他们通过自己的德性去教授德性,并通过在自己的医疗实践中所展现出来的人格魅力,培养学生的道德感受力,引导他们获取美好的专业品质。马瑞克(Marinker)使用"隐藏的课程"去描述作为教师的临床医生的这种对学生和其他医生的专业态度的形成的教育。②

总之,要保持公众对专业的尊重与信任,必需加强医疗美德的教育以使医务人员的专业精神得以培养及发展。

三、加强医患沟通的必要性及其德性基础

"沟通指人与人之间知、情、意的交流,不但为个人的成长和发展所必须,也是维系社会最基本、最重要的条件。人类一直向往一个有秩序的和谐社会,这个目标的达成,主要靠人类全面沟通的不断增强。"③对于和谐的医患关系的建立来说,沟通是最为关键的环节,它既有利于医生技术上正确的行动,又有利于对病人道德上的善。而现在的情况是,医疗技术的应用使人与人之间的关系越来越疏远,医生面对患者时所建立的甚至不是人对人的关系,而是人对物的关系,人与物有什么沟

---

① 王海明:《论道德榜样》,《贵州社会科学》2007年第3期,第6页。
② Donald Irvine. "The Performance of Doctors. Ⅰ:Professionalism and Self Regulation in a Changing World", in: *British Medical Journal*, No. 7093 (1997). p1542.
③ 韦政通:《人文主义的力量》,中华书局2011年版,第185页。

第六章　建构当代医患信任的再思考

通可言呢？这种非人格化的方式更加增强了本来就处于易受伤害地位的病人的焦虑和不安，传统对医生的信任也随之破灭。据中国医师协会调查显示，在各种医疗纠纷中，因医疗技术原因引起的不到20％，而80％是由于语言沟通、服务态度等方面的问题引起的。[①] 可见，加强医患沟通已经十分紧迫。

1. 加强医患沟通的必要性

现代社会的一个主要特征是人类倾向于追求一种重视自主性和负责任的生活，尊重病人自主原则就是在现代社会的语境中提出的。我们在上一章中已经分析了尊重病人自主的目的并不是要医生保持价值上的中立，而是为了找出病人到底得了什么病，对病人所患疾病能够做什么，以及应该做什么，而这个过程就是一个沟通的过程。

首先，要找出病人到底得了什么样的病并不是一件容易的事，只有生物医学的知识是不够的。虽然我们可以从教科书上找到对疾病的分类以及它们可能产生的症状，但是人的习惯、饮食、体质等诸如此类的因素会在很大程度上影响疾病的发生，以及病人对某种疾病的反应，这是医学的现实。同一种疾病在不同的人身上的症状可能不同，即使是在同一个人身上的同一种疾病的复发也会产生不同的症状，这就增加了诊断的不确定性。所以医生必须重视病人的患病经历，包括对病人的病史、身体感受、情绪以及生活习惯的了解，而这些信息主要通过与病人的沟通去获得。这就要求医生掌握倾听和对话的艺术，这也是与生物－心理－社会医学模式所倡导的医学观相适应的。

由于病人对患病经历的描述主要是通过叙述的方式来表达的，这又要求医生不仅要组织病人的"故事"，而且要具备解释它的能力。再者，病人和家属都有可能不能完整、准确的进行叙述，所以要求医生与病人进行反复的对话。在反复的对话中，不仅医生要找出病人患的是什么病，而且也要帮助病人理解他患的是什么病（因为病人自己经历着患病的过程，但缺乏专业的知识）。所以这是一个要达到相互的理解的过程，这就

[①] 转引自阎英、杨槐松、王首圣：《试论信任、沟通与责任在构建和谐医患关系中的地位和作用》，《现代医学管理》2010年第1期，第41页。

需要引入解释学中所说的"问答逻辑"。"问答逻辑把理解看作是我——你关系，而不是认识论的主观——客观关系。作为对话者的'你'不是认识对象，而是处于与我同等地位的理解的来源。这种我——你关系是开放性的对话，这是互相倾听的、反复进行的过程，包含着同意批评、自我修正、服从，在此基础上达到相互理解。"① 医生与病人进行的反复的问答都是为了双方在关于"病人生的是什么病"方面达到一个共同的理解，但与此同时也拉近了医生与病人之间的距离，有利于医患信任关系的建立。

其次，医生还要通过与病人进行沟通，搞清楚对患病的病人能提供什么样的帮助，以及应该提供什么样的帮助。因此，医生应该了解病人个体的需要和优先看重的东西，因为病人的信念、文化或职业都可能会影响他们的决定，这涉及病人的最佳利益。（在上一章中，我们已经论证了从医学的本质来看，医生不能只作为信息的提供者，医学本身就是一种伦理的事业。）医生有责任利用自己掌握的专业知识去和病人一起去对价值观进行反思，尽量在病人的非医疗价值与医疗价值之间达到平衡。实际上，叙述医学的兴起正为我们说明了沟通对于达到这一目的的重要性。瑞塔·凯伦（Rita Charon，2006）发展了医学实践的叙述方法，她提出这种方法是为了反对传统医疗病例的记录，因为传统中大夫通常用一个非常客观、非常科学并且没有任何感情色彩的技术去处理医患关系，几乎没有关注过任何一个病人的"故事"，这反映在千篇一律的病例书写中。叙述医学表明了这样做忽略了对病人病情的理解以及帮助一个病人的要求，并认为如果大夫写病例时有一列写出他个人的意见、个人的观察，这些意见及观察主要跟病人的感受以及对病人家属的理解有关系。医生可能会发现，在这样做之后，对病人的理解超过他们以前的想象，同时对自己的理解也有很大的进步。总之，叙述医学强调叙述能力，因为人与人的感情是通过故事讲出来的，通过叙述把心底的话讲出来，医生和患者的视野达到一种融合，才有可能在关于采取什么样的行动方面达成一致意见。

实际上，沟通不仅是医生与患者对"疾病"与所选择的治疗方式达

---

① 赵敦华：《现代西方哲学新编》，北京大学出版社2001年版，第133页。

第六章　建构当代医患信任的再思考

到"共同"理解的关键,而且也可以建立积极的医患关系。良好的沟通可以增长医生的道德敏感性,通过倾听并理解病人的故事,一方面可以加强医生对所使用的医学伦理规范的信心,或者使他们认识到现有规范可能有的缺陷。另一方面,有利于增加病人的满意度,减少病人的抱怨,增长病人对治疗的服从,减少病人心里的困惑和焦虑。

2. 医患沟通的现状

目前,医护人员在诊疗过程中普遍存在着与患者沟通不足的问题。通过对某三甲医院门诊上午 10 点至 11 点普内科诊疗情况的观察发现,医生平均一次诊疗过程不足 3 分钟。医生与患者沟通普遍不充分,而且级别越高的医院情况越严重,已是不争的事实。沟通不充分,特别表现在解释病情不足,不重视与病人沟通协商治疗方案方面。[①] 而在关于患者对医生沟通方面的期待的调查中显示,患者首先"希望医生给予充分说明",在此基础上,53.2%的患者表示,"与自己一起商议采取怎样的措施",37.6%的患者表示"告知患者怎样做才好",另有 5.8%的患者"采取怎样的措施尽可能由自己决定",很少患者(3.4%)表示"不需要医生给予充分说明,听从医生的指示就好"。[②]

造成医患沟通不充分的原因是多方面的。

一是医生工作压力大,一天接诊的病人很多,没有时间与每一位病人都进行充分的沟通。对于部分病人的情况,医生认为根据自己多年来的从医经验是可以做出正确判断的,因此不需要把时间再浪费到与病人进行沟通上。

二是现代的诊断、治疗方法使医患关系物化。医生过分依赖现代的医疗技术,被动地等待化验结果,只相信仪器输出的数据,而不管病人的经历。如果机器对病人的诊断结果相同,就会理所当然地使用相同的药物进行治疗,而忽视了不同病人的体质会有所不同,以及每个病人患病的经历都是不一样的。这种物化的关系使得医患之间的沟通也成为

[①] 卫生部统计信息中心编:《中国医患关系调查研究:第四次国家卫生服务调查专题研究报告(二)》,中国协和医科大学出版社 2010 年版,第 158 页。

[②] 卫生部统计信息中心编:《中国医患关系调查研究:第四次国家卫生服务调查专题研究报告(二)》,中国协和医科大学出版社 2010 年版,第 163 页。

多余。

三是医患双方的认知差异,包括双方思想观念、知识结构以及对信息掌握的不对称。① 所以对不同的患者群体来说,沟通的要求也是不一样的。以患者的文化程度为例,一些医生跟文化程度较低的患者交流时存在障碍,因为他们表述能力不强,也很难理解对病情和治疗方式的解释;但是很多医生也认为,与医学知识丰富的患者互动也很困难,因为他们对医生更容易产生质疑,依从性差。总体来说,很多医生表示与对医学知识略微了解的患者交流更好,因为这类患者对于医学专业知识有适度的关注,能够较好的遵从医嘱,依从性比较好。

透过上述几点我们可以看到,要加强医患沟通是一个系统的工程,既要通过制度方面的努力缓解医生工作上的压力,释放出医生与患者进行沟通的时间与空间;也要通过医学人文方面的教育使医生认识到医患沟通的重要性,掌握医患沟通的技巧,培养起认识病人所处困境的能力,并保持对生命的敬畏;还有必要普及医学教育,让普通民众对医学的不确定性有一个普遍、正确的认识,树立起对医生的合理期望,为通过医患沟通达到共同理解奠定基础。下文不再细化加强医患沟通的具体措施,着重对加强医患沟通应具有的德性基础作一个初步的探讨。

3. 加强医患沟通的德性基础

埃里克·卡斯尔(1985)指出,医生在提供信息时,如果能满足以下三个检验就能成为医疗情境中重要的治疗工具:(1)减少不确定性;(2)提供行动的基础;(3)加强医患关系。② 这与上一节中所表达的观点一致,关于前面两点在上一节中引入了解释学中的"问答逻辑"加以回应。而要达到加强医患关系的目的,需要医生在沟通过程中展现出同情、关爱的德性。

佩里格瑞诺说:"为了达到技术上的正确,决策必须是客观的;为了达到善,必须要富有同情心",并因此建议,医生必须不只是能够进

---

① 卫生部统计信息中心编:《中国医患关系调查研究:第四次国家卫生服务调查专题研究报告(二)》,中国协和医科大学出版社2010年版,第174页。
② [美]科克汉姆:《医学社会学》,杨辉等译,华夏出版社2000年版,第166页。

第六章　建构当代医患信任的再思考

行分析、权衡和推理，而且要"感受病人的患病经历。他必须与病人一起经历痛苦，这是同情的真正意义"①。里查德·詹纳（Richard Zaner）认为这句话需要谨慎的去理解，通常，病人的确希望医生能从他们的角度来看问题。但是，显然病人不可能让医生在面对病人的困境时像是面对医生自己的困境一样（"如果你是我，你会怎么做？"），这不是一种想象认同（imaginative identification）的事情（要求医生多少成为病人，并实际上感受病人感受到的痛苦）；病人也不能要求医生通过一种想象的换位，考虑如果他面临这样的问题，他会怎么做（"假设你面对这种困境？"），因为医生面对这种困境时的处理方法可能与病人完全不同。而且，病人还不能要求医生去对一个人的品质和决定进行道德判断。詹纳认为，从病人的角度看问题，是要求医生像病人经历的那样去看待事情，但是仍然保留他的自我。但这里存在的问题是，医生是一个具有自己的生物遗传、经历、历史以及心理结构的人，他如何能够带着他自己的独特的个人的、身体的、社会的和历史的情况去理解另外一个人的情况呢？然而詹纳认为，在日常生活中，我们经常这样做，正如艾尔弗雷德·舒茨（Alfred Schutz）指出的，这依赖于我们对生活世界的常识，我们的常识是丰富的，具体的。尽管它是不充分的，不连贯的，但是在日常的情形中，这些常识在大部分时候都能帮助我们达到实践的目的。因为在大部分情况中，病人要求医生站在病人的角度上看问题，并不要求超越这些想当然的，典型的理解模式。比如说我不是一位名歌唱家，但我知道作为一名歌唱家是怎么样的，如果一名歌唱家十分看重自己的喉咙那是非常容易理解的。实际上，正如伯纳德·威廉姆斯在讨论伦理客观性问题时所认为的，虽然我们不一定要与其他人共享同一套概念，但了解其他人的评价性兴趣是可能的。② 詹纳也认识到有时有比日常的知识和理解更高的要求，詹纳所说的这种情况最多的是发生在自主能力受限的病人身上，这时，"从病人的观点看问题"包含几个关键的步骤：帮助病人澄清并理解，病人看重的有些什么，它们是如何排序的；鉴于

---

① George Khushf. *Handbook of Bioethics: Taking Stock of the Field From a Philosophical Perspective*. Kluwer Academic Publishers, 2004. p244.
② Bernard Williams. *Ethics and the Limits of Philosophy*. Fontana Press, 1985. p142.

医患信任危机的当代阐释与回应

这些价值和承诺的基本次序,辨别哪一个问题对病人来说是最急迫的;考虑几种可能选择各自带来的后果,看哪一种与病人的信念最一致等。如果要提供这样的帮助,就需要医生受到专门的训练去分清自己的情感、道德信念以及社会的构成,并学会把它们悬搁起来,去从别人的角度理解问题。①

本文同样认为,只有能够表现出同情德性的医生,才能在与病人的沟通过程中与病人发起真诚的交流,才能真正重视病人的患病经历,并加强医患之间的关系。詹纳的观点,给我们以很大的启发,特别是在一般的医疗情景中,病人的目的并不是让医生为他们做出最后实质性的决定,而只是需要医生能够考虑到他们的感受,这样他们会感到医生是十分亲切的,从而消除他们的紧张和顾虑,也会把误解降到最低。也只有以这样的态度去进行沟通,病人才会认为医生是为病人利益服务的,并最终建立起对医生的信赖。

当然并不是说医患之间的有效沟通只对医生有要求,而没有对病人的要求。从上述医生对病人的期望我们也可以看出,有效的沟通需要以病人对医生的尊重为前提,问卷调查的结果显示,医护人员最反感的患者行为依次是不尊重医护人员(81.2%)、态度粗鲁(63.8%)、固执难以沟通(56.5%)。②下述案例说明在医患互动与沟通中,患者的不礼貌的态度会带来十分消极的影响。

2014年8月20日上午11时前后,一名被捅伤的患者被送到湖南岳阳市二人民医院抢救。据该医院一名医护人员向新京报记者回忆,"当时已经测不到血压"。中午12时左右,病人情况稍微稳定一些,被送往ICU抢救,期间,病人的父亲说:"如果救活了,我给你们医护人员下跪,如果救不活,你们所有医护都不用活啦!"下午14时30分左右,病人因抢救无效被宣布死亡,现场几十名家属找到当时的主治医生,要将他扯到太平间去给尸体下跪。在去太平间的途中,医院的工作人员将家属拦了下来。随后家属打伤了医生,并在急症科办公室进行打

---

① Zaner 的观点,参见:George Khushf. *Handbook of Bioethics: Taking Stock of the Field From a Philosophical Perspective.* Kluwer Academic Publishers, 2004. p244—246.

② 卫生部统计信息中心编:《中国医患关系调查研究:第四次国家卫生服务调查专题研究报告(二)》,中国协和医科大学出版社2010年版,第176页。

第六章　建构当代医患信任的再思考

砸。"医院的医务科也被砸了",上述工作人员说,家属方面来了很多人,堵住了医院的大门。到了晚上,家属仍然在医院闹事,一度招来当地特警。对于家属曾要求医生向尸体下跪这一细节,医院办公室一名负责人也予以证实。……

新京报记者从多方了解到,今日(8月21日)上午10左右起,岳阳市各大医院的医护人员约200人前往市政府讨要说法。现场图片显示,医护人员们身着白大褂,手举"尊重医生、尊重生命"、"严惩打医凶手"的横幅。一名参加该活动的医护人员说,大家是希望领导有个交代,保障我们的人身安全,"我们现在上班提心吊胆,没有一点安全感"。①

实际上到此为止,我们完全有理由认为第一章中所提出的医生对病人的几项期望是合理的,即医生期望1. 病人诚实地说出他为什么需要医生的帮助;2. 尊重医生;3. 期望病人能对自己做出负责任的决定。这些期望就像病人对医生的技术能力,以及对病人利益的道德关注的期望一样,也是植根于医患关系与互动的本质之中的,所以患者不能满足医生的期望一样会影响医患信任的建构。

四、加强制度性承诺

我们在第三章中已经分析了即使是良好的制度设计也会在科层运作中产生负功能,并且在不考虑利益冲突的情况下,它主要表现为医生德性的隐退,在第五章中又通过尊重自主原则的制度化运作进一步说明了这一问题,本文对此的解决策略是一方面,尽量通过制度的保障减少利益冲突,另一方面,在医疗制度的设计中确立起具有道德合理性的规范,包含着道德实现的保障机制,同时,已确立的制度又为医生德性的发挥留有空间,并能够对医务人员的道德修养的提高产生鼓励的作用。(本文在第五章中提出的干预自主的条件就是在这个方面的努力,目的是在特殊情况下给予医生一定的自主权,使德性力量的可以得到释放。)

---

①　赵力、赵吉祥:《岳阳发生伤医事件 医生曾被要求向患者尸体下跪》,《新京报》,http://news.sohu.com/20140821/n403659217.shtml.

医患信任危机的当代阐释与回应

这样即有利于德性的健康发育,又有利于促进制度的完善,从而为医患之间道德信任的建立提供一个良好的环境。医务人员应该以道德主体的面目出现,时时处处坚持道德的价值取向,公正地处理其与医院、与同事及与病人的关系。这并不是否认制度对医患信任的积极作用,而恰恰说明了制度永远都是有待完善的。另外在本章上面几节中所考虑的加强医患信任的几个方面的实现也有赖于制度为之提供条件。我们接下来要说明的是,在当代,人们对制度的承诺有着强烈的期望。

当前的社会处境正如心理利己主义所指认,每个人都在为满足自己的需要奔波劳作,都在追求自己的利益并尽可能使其最大化。人与人之间处于一种利益和自我认同的互动之中,但是,在满足人们需要的经济、政治、文化等资源不是丰裕而是稀缺时,人们各自追求自己利益的活动必然导致冲突,而习俗和惯例无论在作用的广度上还是在作用的力度上都不足以将冲突控制在一定秩序的范围内,因此需要构建制度。在这一点上,可以追溯到近代政治哲学的奠基者马基雅维利与霍布斯。

目光如炬的马基雅维利认为,古典学说的失败是由于他们把目标定得太高了。如果我们把人类的美好生活建立在人类的最终抱负的基础之上。换句话说,就是把人类的美好生活建立在人的高尚美德和一个致力于品德完善的社会的基础上,那么我们就会陷入困境之中。这正是古典理论的缺口,马基雅维利的"现实主义"自觉地把政治生活的标准降低。在他看来,政治生活的目标不是人类的自我完善,而是大多数人和多数社会在大多数时间里所实际追求的目标。这一点马基雅维利在《君主论》中做了出色的分析,他指出:"关于君主应该如何进行统治的问题,我知道有许多人已经写过文章,现在我也写起文章来,特别是当我讨论这个问题的时候,我的观点与别人的不同,因此,我恐怕会被人认为倨傲自大。可是,因为我的目的是写一些东西,即对于那些通晓它的人有用的东西,我觉得最好论述一下事物在实际上的真实情况,而不是论述事物的想象方面。许多人曾经幻想那些从来没有人见过或者知道在实际上存在过的共和国或君主国。可是人们实际上怎样生活同人们应当怎样生活,其距离是如此之大,以至一个人要是为了应该怎样办而把实际上是怎么回事置诸脑后,那么他不但不能保存自己,反而会导致自我毁灭。因为一个人如果在一切事情上都想发誓以善良对待,那么,他置

第六章 建构当代医患信任的再思考

身于许多不善良的人当中定会遭到毁灭。所以一个君主如果要保持自己的地位，就必须知道怎样做不善良的事情，并且必须知道视情况的需要与否运用还是不运用善良行为。"①

这段话非常清晰地指认了人类生活的实然状态与应然状态的区别。我们实际所处的状态是不容乐观的，与我们设想的应然状态，也就是我们美好生活的状态之间是有距离的。马基雅维利通过历史的研究及对他所处的社会的观察认为人性本恶，认为如果任由人类自私的劣根性发展，将会是一幅混乱不堪、互相残杀的景象，所以要有一个强有力的政府及统治者来维持秩序。在此，马基雅维利的意思很清楚，如果一个人主张人们如何应当依赖美德过日子，那么他就进入了一个虚幻的王国或共和国，回到我们的实然状态才能真正解决问题。马基雅维利生活在特殊的时代及环境中（他的目的只在于一个统一强大的意大利），产生了偏激的理论，特别是他的人性本恶及统治术思想数百年来备受责难，但是他将政治与伦理分开，以及他的"现实主义"对以后的研究还是带来了深远的影响。具体到本课题，也启发我们不仅要追求理想，更要关注实际，认识到单纯由美德或义务观念所维持的信任有其局限性。

马基雅维利之后的霍布斯描画了一幅自然状态将会多么可怕的图景，试图说明强有力的统治对于确保我们避免所有人对抗所有人的战争而言是必不可少的。"（在自然状态下）产业是无法存在的，因为它的成果是不确定的；因此也就没有土地的耕作；没有航海，自然也不能使用可从海路进口的商品；没有宽敞的建筑；没有工具来搬运和卸除需耗巨力的物品；没有地貌知识；没有时间的记载；没有艺术；没有文学；没有社会；最糟的是，人们面临着暴死的持续恐惧与危险；而人的一生则孤独、贫困、卑污、残暴而短促。"②

对霍布斯而言，政治哲学也是以对人性的研究开始，他认为每个人与生俱来、永不停歇的扩张权势的企图——使财富和民众在自己的掌控之下——其目的在于自我保存，将会导致竞争。而当我们再辅以下列预

---

① 转引自［美］克罗波西、施特劳斯主编：《政治哲学史》，李洪润等译，法律出版社2009年版，第285页。

② 转引自［美］克罗波西、施特劳斯主编：《政治哲学史》，李洪润等译，法律出版社2009年版，第397页。

设,即人类在体力和能力上大致均等,人们所欲求的物品稀缺,以及没人能确保他们不会受到别人的侵犯,似乎就能合理地推导出:理性的人类行为将使自然状态变成一个战场。但是霍布斯还主张,在自然状态下存在"自然法则",自然法则是人类理智发现的一种普遍的规律或原理,禁止各人做有害于他自己生命的事,及放弃其维持生命之物,并命令他去做认为最能保障其生命安全之事。第一条"基本法则"是"每一个人只要有求得和平的希望时,就应当力求和平;而当他不能求得和平时,他就可以寻求并利用战争的一切助力和有利条件"。第二条法则要求我们放弃我们对所有事物的权利,条件是别人也愿意如此,每个人应当"满足于跟他允许别人对自己的自由差不多的对他人的自由权"。第三条法则是履行所订立的任何协议。霍布斯的立场是,当我们已然知道(或者能够合理地预期)身边的其他人也遵守自然法则时,我们就有遵守自然法则的义务,这样我们的遵从才不会被人利用。但如果我们处于一种不安全的境地,寻求和平和表现德行的尝试便会招致个人的某种厄运,因此我们获准去"利用战争的一切有利条件"。也就是说,只有我们能确信身边的其他人也会按道德行事的时候,我们才会按道德行事,但这种情况在自然状态下是如此罕见,以至于自然法则在实际上几乎从不会起作用。霍布斯认为,走出这种困境的途径就是创立一位能严厉惩治违反自然法则的主权者。①

在霍布斯看来以对人性的研究为基础的政治哲学要比柏拉图和亚里士多德的乌托邦蓝图更行之有效。霍布斯之后,继之洛克、孟德斯鸠、卢梭等人领导时代迈向了民主。不过在道德自律和蔑视自私的传统学说的基础已经动摇的情况下,人类通向使自我利益合法化或得以确认的新道路已经被霍布斯打开。

我们当前的社会处境虽然不至于恶劣到霍布斯所描述的人与人为敌的战争状态,特别是人性问题极其复杂,不能简单地以本善或本恶就能说清楚,但是人的自私、贪婪的一面使每个人都可能成为他人谋利的筹码。2013年陕西省富平县张淑霞以富平县妇幼保健院医生的身份,对

---

① 参见[英]沃尔夫:《政治哲学导论》,王涛、赵荣华、陈任博译,吉林出版集团有限责任公司2009年版,第9—18页。

第六章 建构当代医患信任的再思考

在医院生产的董某、王某、武某分别以董某患有乙肝、梅毒等疾病,婴儿会被传染为由;以王某所生的双胞胎女婴患有双胎输血综合症为由;以武某所生婴儿会感染梅毒为由,劝受害人及亲属放弃婴儿,将婴儿倒卖。2012 年 4 月 15 日央视《每周质量报告》曝光,河北一些企业用生石灰给皮革废料进行脱色漂白和清洗,随后熬制成工业明胶,卖给浙江新昌县药用胶囊生产企业,最后流向药品企业。经调查发现,9 家药厂的 13 个批次药品所用胶囊重金属铬含量超标,其中超标最多的达 90 多倍。2014 年 4 月份又有 9000 多万的毒胶囊从浙江流入市场,再一次叩击着药监部门的监管力度,也波及政府的公信力。诸如此类的现象,使我们在考虑医患信任问题时不得不严肃地对待制度的作用。

制度是由社会性组织颁布和实施的一整套规范体系和社会运行机制的总和,要求共同体成员共同遵守。在以德性为基础的人际信任日渐式微的同时,制度信任逐渐成为社会最重要的资本与资源之一。制度提供秩序,使我们对他人的反应和态度更具有预见性,为人们创造了一种信心;由于有制度,重复性的行为得以产生,因为制度信任一旦形成就具有较长时期的稳定性。之所以如此,也在于人们的习惯性反应或心理定势,同时,这也意味着合作的可能性。总之,制度大大降低了社会生活中的不确定性。而"如果一个社会出现了普遍的信任危机,那么,首要的不是个体品质问题,而是由各种现实制度体制运作过程中事实上所表达出的制度性承诺出了问题。这是一种制度性的信任危机"[①]。比如腐败的问题,如果腐败已经不是个别人的行为,而成为普遍的现象,那么道德上的谴责是不能解决问题的,只能进一步追问是不是在制度的设计中存在缺陷或缺乏有效的监督机制才造成"权力寻租"以及"搭便车"现象的出现,使腐败得不到遏制。笔者曾听到几位医生在聊天时直言不讳地说:"都认为医生腐败,请问如今哪个领域不腐败?"

在卫生保健领域,我们主要关心的是对医疗机构的规制。涉及规制,有一条原则,即预防性原则越来越受到国际关注,它经常用作对风险、健康与环境等问题进行辩论的基础。桑斯坦认为预防性原则是建立在恐惧之上的,恐惧取决于我们处于危险之中的判断。比如一种新药在

---

① 高兆明:《信任危机的现代性解释》,《学术研究》2002 年第 4 期,第 13 页。

没有进行充分试验的情况下就投放于临床会给人们带来多大程度的损害。"预防性原则有许多种形式。其中最鼓舞人心的观点是，监管机构应当采取措施预防潜在危害，即使因果链条不太清晰，我们不知道这些危害是否将会实现。预防性原则出于两个原因值得持续关注：首先，它提供了关于危险、恐惧与安全十分实用化辩论的基础；其次，预防性原则提供了许多在风险和不确定条件下个人与社会决策理论上的迷人问题。"①虽然预防性原则遭遇到很严厉的批评，比如认为这一原则实际上不能提供指导，并不是因为它是错误的，而是因为它禁止所有的行动，包括规制，因为规制本身也会有风险。桑斯坦也基于一些原因，批评了预防性原则，但是预防这一总的思想仍然对规制的正当性提供有益的指导。

规制是指运用国家强制力来改变卫生部门的组织和个人行为。这不仅适用于卫生保健服务的筹资方和提供方，而且适用于药物等投入品的生产者和卫生专业人员的教育者。规制包括全部谱系的合法规定（法律、法令、命令、规范和条例、行政管理规定、指导方针等）。②罗伯逊等人（Roberts）认为规制的目的与通过各种途径来完善和矫正经济市场产生的结果有关，尽管我国医疗机构被定位为公益性的，但"看病难、看病贵"的原因也争论不休，有人认为是市场化所致，也有人认为是政府干预太多所致。另外，本文也并不同意把病人作为消费者的角色，但萧（Hsiao）、罗伯逊提到的问题值得我们关注③，他们认为：

首先，任何依赖于市场交换机制的社会必须确保交换和交易诚实和公开地进行。例如，在卫生部门中，政府使用规制来建立买方（患者和消费者）和卖方（医生、药剂师、医院和保险公司）双方的义务和责任，这样确保双方同意的交易是诚实、透明和可靠执行的。

其次，当市场即使按照经济学家的观点看也是运转良好时，仍需要

---

① ［美］凯斯·R. 桑斯坦：《恐惧的规则——超越预防原则》，王爱民译，北京大学出版社 2011 年版，序言第 4 页。
② ［美］罗伯逊等：《通向正确的卫生改革之路——提高卫生改革绩效和公平性的指南》，任明辉主译，北京医科大学医学出版社 2009 年版，第 295—296 页。
③ 参见［美］罗伯逊等：《通向正确的卫生改革之路——提高卫生改革绩效和公平性的指南》，任明辉主译，北京医科大学医学出版社 2009 年版，第 296—298 页。

第六章　建构当代医患信任的再思考

采取规制。特别是当市场不能解决因收入和健康需要的差异所造成的分配不平等时。例如,由于贫困、缺乏支付能力,穷人在按照市场规制组织起来的医院只能得到很少的服务。出于同样的原因,很少医生在萧条的农村地区定居,因为这些地区提会的经济机会非常有限。

最后,规制产生于卫生部门的市场通常并不拥有合理有效竞争的前提条件。萧、罗伯逊认为这种"市场失灵"有几种不同类型。

(1) 消费者可能判断不了他们所消费的产品和服务质量。由于存在这些问题,消费者就可能受到不合格医生的伤害。比如 2006 年 1 月 24 日,北京大学医学教授熊卓为出现腰椎轻度滑脱,由北大第一医院骨科主任为其进行手术。7 天后,医院宣布,熊卓为因手术并发症肺栓塞抢救无效死亡。2009 年 11 月 3 日中央经济半小时一则《公益医院非法行医,北大医学教授惨死北大医院》的报道揭露了北京大学第一医院在临床诊疗中任用尚未取得医师执业资格的医学专业大学生对病人进行救治,导致严重的后果。因此,对医生、护士、药剂师的准入要进行严格的规制,特别是当今我们是如此依赖于专家系统。

对此,吉登斯的理论对我们的理解大有帮助。吉登斯通过时间和空间的分离和它们在形式上的重新组合来解释现代性的动力机制,他认为时间——空间的分离导致了社会体系(一种包含在时——空分离中的要素密切联系的现象)的脱域。所谓"脱域",吉登斯指的是社会关系从彼此互动的地域性关联中,从通过对不确定的时间的无限穿越而被重构的关联中"脱离出来"。[①] 他区分了两种脱域机制的类型,第一是象征标志的产生,第二是专家系统的建立。我们在这里只关注吉登斯所说的专家系统,那么对于我们要讨论的信任类型来说,除了上述集中讨论的医患之间的人际信任外,还有人们对专家系统的信任。专家系统是由技术成就和专业队伍组成的体系,现代社会正是由专家系统组成的社会,不管我们愿意不愿意,我们都生活在其中。所以,对于作为信任基础的承诺来说,就分为当面承诺和非当面承诺,当面承诺是在共同在场的情形中,由已经建立起来的社会关系所维持和表述的信任关系;非当面承诺指的就是不在场的承诺,它是制度所做出的制度性承诺,通过制度性

---

① [英] 吉登斯:《现代性的后果》,田禾译,译林出版社 2000 年版,第 18 页。

承诺建立起一个值得信任的专家系统。如今，对于医患信任来说，非制度性的个人承诺固然重要，但最重要的是确立有效的制度性承诺，以及在有效的制度性承诺基础上的制度性信任。

（2）罗伯逊等人谈到的第二种"市场失灵"与经济学家所说的"外部效应"有关。当一个消费者的决策影响到其他人，但该消费者在做决定时没有考虑到他们的成本效益时，就可能存在"外部效应"。如比计划免疫，当我们提高免疫力时，会减少社区其他成员的感染机会。

（3）第三种市场失灵主要在于反垄断行为。单个的卖方或者一个垄断组织，或少量卖方的合谋，都会产生垄断。在这种情况下，即使存在竞争，也不会迫使生产者降低成本和价格。在我国，公立医疗机构在药品零售环节上的双向垄断地位是导致药价虚高的原因，政府应该进行规制。

下面我们结合前面几章的分析来看当前加强医患之间的信任，总体上需要做到哪些制度方面的努力。

（一）强化政府职能，确保医学为人民健康服务，提高全民族素质的公益性目标。在第三章中我们已经论及医疗服务机构之所以全面走向市场化的重要诱因之一是缺乏稳定的费用来源。无论是政府投入还是其他形式的制度化的稳定投入都严重不足，甚至越来越低，以至于医疗服务机构不得不将经济目标放在首位，这不但歪曲了医学的目的，使医疗机构开始以利润的最大化为目标，而不再把病人的利益放在首位，也进一步加剧了资源分配的不公正。因为以营利为目标的竞争只会导致医疗资源向高购买力的地区集中，而低购买力地区的缺医少药的现象十分严重。笔者经历过一个县级医院的医生面对脑膜炎患者束手无策，也经历过某市级医院因为给某患者做常规检查而拍的胸片中发现一类圆型肿物，因此又马上让患者做了加强CT，结果出来后各科却找不出能看懂片子的医生。辗转到另外一家有北京专家坐诊的医院才被确诊为神经腱鞘瘤，而且不用做加强CT即可确诊。所以目前在我国的一些发达城市，医疗保健资源已经可以与世界发达国家的水平相比，但是落后地区的资源却非常有限，大大影响了医疗卫生服务的可及性。这种在经济利益刺激下的"高水平，低覆盖"的结构再加上医疗保障体系发展的不平衡，使看病贵、看病难的问题突显出来，引起人们对医疗服务行业的极

第六章 建构当代医患信任的再思考

大不满与不信任。所以政府应该根据经济和社会发展水平，尽量加大对卫生保健的投入，特别是加强建立一个合理的初级医疗卫生服务体系，解决常见病和多发病的问题，尽可能提高基本医疗服务的可及性及其质量。根据 2015 年 3 月 5 日李克强总理在第十二届全国人民代表大会第三次会议开幕所作的政府工作报告，2014 年，我国深入推进医疗卫生体制改革发展，城乡居民保险试点扩大到所有省份，疾病应急制度基本建立，全民医保覆盖超过 95%，基层医疗卫生机构综合改革深化，县乡村服务网络逐步完善，公立医院改革试点县市达到 1300 多个。当然，由于医疗服务的特殊性，医疗服务中的所有问题不能完全靠市场化来自发的解决，但也不是不能适度的引进市场机制。随着经济和社会发展水平的提高，人们对非基本医疗服务的需求也会越来越高，但政府的财力不足以支撑多层次的医疗服务体系，所以也应鼓励营利性医疗服务的发展满足非基本医疗需求。但是政府应对其服务内容、服务方式等各方面进行监督与干预，以避免营利性服务在医疗服务行业中占主导地位；同时也要对营利性医疗服务的盈余进行合理的再分配，致力于推进医疗卫生事业更好的发展，更好的实现医疗卫生服务的公益性目标。总之，只有确保医疗服务事业的公益性，避免它的商业化发展趋势，才能提高整个医疗行业的公信度，为医患之间的人际信任提供一个适合生长的土壤。

另外，为了防范医疗服务机构及从业人员的私利与公益目标之间的冲突，要尽可能切断业务活动收入与个人收入的联系，特别是要实行医药分开，解决"以药养医"的问题。正如很多专家所指出的，医生的合理收入应通过制定一个合理的服务收费标准，而不是通过开高价药以及给病人做不必要的检查来实现。笔者修改本文的过程中，2015 年《国务院办公厅关于城市公立医院综合改革试点的指导意见》发布，其中第十条规定："试点城市所有公立医院推进医药分开，积极探索多种有效方式改革以药补医机制，取消药品加成（中药饮片除外）。将公立医院补偿由服务收费、药品加成收入和政府补助三个渠道改为服务收费和政府补助两个渠道……力争到 2017 年试点城市公立医院药占比（不含中药饮片）总体降到 30% 左右；百元医疗收入（不含药品收入）中消耗的卫生材料降到 20 元以下。"此外，我们也要认识到，确保医学的公益性目标与在一个社会系统中把医务人员的优质服务、病人的平等获取、自由选择,以及医疗机构的高效运转协调起来是不矛盾的,但是做到这一点并不容易,显然每一个目标下都有一个不同的公正概念,要实现其中一个目标很可能要损害其他目标的实现。因此,有必要加强公正的理论研究,以帮助我们在相互牵制的目标之间寻求一种平衡,实现医疗服务目标的最大公益性。

(二)加强对医生权益的保障,建立医疗风险的分担机制。在上文中,我们指出医疗的不确定性是由医学的本质决定的,因此进入任何医疗行为都要冒一定的风险。然而这种风险如今伴随着病人对医疗技术的过高期望和利益对医生产生的诱迫被复杂化,严重影响了医患之间的信任,主要表为医患纠纷的增加,结果导致值得信任的医生的防御性医疗行为也逐渐增多。从长远来看,不合理的起诉并不能帮助治病,甚至会失去一些优秀的医生。"美国外科学会的一项调查表明,40%的成员不再接受高危病例的会诊,28%的成员仅仅因为有过诉讼的危险而不再进行某些手术。继续行医的医生被迫施行'自卫性医疗',进行所有可能做的化验,以避免未来因疏忽遭到指责。"① 而在我国,更为极端的做法不是通过法律,而是通过暴力去解决问题。如2014年3月4日潮州市中心医院消化内科收治了一酒后急性酒精中毒的患者,下半夜抢救无效死亡,第二天中午家属纠集了100多人,押着事发当晚值班的医生在医院内游行,边走边喊:"就是这位医生害死了死者。"据报道,被游行的年轻医生边走边哭,持续了约半个小时。针对这种现象,除了通过教育使医生和患者正确对待医疗风险外,还要建立合理的机制来帮助医生面对医疗风险,比如完善医疗责任保险机制以及处理医疗纠纷的法律机制。总之,合理机制的建立旨在让政府、医疗机构、社会团体和个人都应该承担起相应的责任,而不是在风险发生之后,都只考虑各自的利益,而忽略的自身的责任,以及其他偶然因素的影响。

(三)完善医学伦理学委员会的建设,维护各方的正当利益。我们已经分析了医患沟通对建立和谐医患关系的重要性,但是医患之间复杂

---

① 王丽云、刘芳、汤雷:《医疗行业规避医疗风险 自卫性医疗苗头显露》,《济南日报》,http://news.sina.com.cn/2003-07-16/18101355754.shtml。

第六章 建构当代医患信任的再思考

的利益关系往往会造成医患沟通的困难，出现大量误解，因此除医患之间进行直接的沟通外，还应充分发挥医院伦理委员会的作用，规范伦理委员会的审查程序，以确保伦理委员会能站在客观公正的第三方的立场上既能有效维护患者的利益，又能实事求是地保障医务人员和医院的利益，以化解医患之间的矛盾与纠纷。此外，伦理学委员会还应该充分发挥它的教育功能，承担起对医院工作人员的道德教育，提高他们的道德素养，培养他们的专业精神，并防止医务人员把不健康的情绪带到工作中去。

小　结

通过上述分析可见，重构医患信任是一个系统的工程，并不是在作为个体的医生与患者以及制度中，单独哪一方面做出的努力就可以达到，而以上各方面工作恰恰是彼此支撑的。同时，我们也要认识到，医患信任是医患之间在动态的而不是静止的互动过程中形成的，这就有必要建立医患信任度的评估机制，及时把握医患信任的状况，以便在政策上做出及时相应的调整，维持良好的医患关系。正如吉登斯的"脱域"理论所表明的，我们是可以通过跨越伸延时—空来提供预期的保障。

结　语

　　本书研究的是一个现实性极强，并且正受到人们广泛关注的热点问题——医患信任危机问题。医患信任是维持医患关系的基石，然而，如今伴随着医患关系所发生的越来越疏远的结构性变化以及医疗机构的营利化，加上医疗实践中发生的医生无能和失职行为，人们不再相信医生会把病人的利益放在首位；而在病人权利意识提升以及医疗纠纷及医闹剧增的背景下，医生也不再相信病人会像传统中那样尊重、信任医生。医患之间已经产生了严重的信任危机，这不仅使医患关系处于畸形状态，也严重影响到医疗事业的正常发展，并成为社会稳定的一大隐患。本书的宗旨是从医患关系发展的角度，并基于制度性考虑，对医患信任危机的产生进行多维度的分析，然后在此基础上提出医患信任的当代建构应该要考虑的重要论题。

　　本书主要借助社会学、哲学思想和一些经验材料对医患信任危机的产生进行分析并做出回应。我们承接已有的理论成果，认为医患双方对彼此寄予的期望决定着医患信任的实质内容，为了行文方便，本书主要从患者对医生的期望展开，来讨论医患信任的问题，医生对患者的合理期望会在这一过程中逐步呈现出来。就患者对医生的期望来说，主要有两点：一是对医生技术能力的期望；二是期望医生对病人的利益有道德上的关注。这两种期望的产生是与医学作为一门专业以及医生的角色与病人易受伤害的地位联系在一起的。然而，为了对当代医患信任危机做出正确的诊断，我们要认识到期望是一个高度概括的词语，不同的历史阶段，患者对医生寄于不同的期望。因此，从这个意义上说，信任的降低也不是绝对的，而是相对于正在改变的期望而言的。我们认为，在传统社会中，没有社会机制去控制医学作为一门专业去发展，所以也没

结 语

客观的标准去衡量医生的技术能力,医生技术能力的维持也被看作是作为"没有专业的专业精神"的"仁"德的践行,更不用说传统社会是熟人的社会,人们共有一套价值观和信念体系,大多数情况下,病人可以期望医生,医生也可以满足病人的期望,去从整体上关心病人的利益,所以从总体上来说,传统医患关系是建立在德性基础之上的信任关系。

然而,当代所展现出来的社会环境是一幅与传统医患关系的生长环境完全不同的画面:首先,社会的变迁使得人们除了个人的家庭、亲属、团体,或者相对稳定的邻居外,大部分时间都在跟陌生人交往。他们通常不知道彼此之间是否共有一套价值观念和信念体系——特别是在关于如何看待健康和疾病方面——因此在很多情况下都可能会不知道如何正当地替别人做出决定,或者遵循别人的决定是否应该。所以当一方需要帮助,而另一方声称自己能够提供帮助的时候,关系就会变得复杂。第二,医学的发展展现出前所未有的力量,它一方面使病人对现代的医疗技术抱有过高的期望;另一方面也为临床实践增加了许多新的可能性,这些可能性为人们的选择造成了困境。这两方面交错在一起可能发生的情况就是,如果医生不能达到病人理想的效果,病人就会对医生的技术能力产生怀疑,或者当医生把选择的权力交给病人时,病人会认为医生太冷漠;第三,科层和制度的安排把医生和病人联系在一起,医疗技术的发展又使医患关系趋于物化,而当科层的目标是以营利为主的时候,病人就会对医生的动机产生质疑。医患信任危机就是在这样的背景下产生的。

要应对如今的局面我们不得不先解决这个问题:病人对患者寄予何种程度的期望是合理的?我们看到这个问题在传统中是没有突显出来的,而在当代,如果不弄清楚这个问题,我们也就不知道对医生置以什么样的信任是合理的,以及什么样的信任是不合理的。通过分析,我们认为期望医生获得关于病人整体利益的知识是不合理的,所以建立在这种期望的基础上的信任也是不合理的信任,这与当代尊重病人自主的要求是一致的。但是医生有责任去利用自己所掌握的专业知识去和病人一起对价值观进行反思,所以合理的信任最终在双方沟通交流的过程中得以建立,而这不只对医生提出了要求,也对病人提出了要求。对医生提出的要求主要是,医生要根据病人的自主程度做出不同程度的干预(为了不滑向家长主义，本文在第五章最后提出了几条限制性条件）；而对病人的要求同时正回应了本文第一章中所提到的医生对患者所寄予的期望，即医生期望病人：1. 诚实地说出他为什么需要医生的帮助；2. 尊重医生及他们的劳动，并正确看待医疗风险；3. 期望病人能对自己做出负责任的决定。

要达到上述要求，建构起医患之间的信任要考虑的因素就构成了本文第六章的内容：1. 对于病人及医生来说，都要使之正确地对待医疗中的不确定性及错误；2. 对于医生来说，要通过医疗美德的教育使之培养起专业精神；3. 在上述基础上，才能实现医患之间真诚的沟通，建立起相互尊重、相互信任的医患关系；4. 确立起一种能为社会成员普遍信任的社会制度性安排与制度性承诺，为医患信任提供适合生长的土壤。

最后需要补充说明的是，我们是不可能取消不信任的，反而和谐的医患关系也恰恰是在信任与不信任之间达到一个平衡时才能得到维持。因为完全不信任我们无法行动，而完全的信任会带来恶的产生，比如塔斯基梅毒实验、柳条湖肝炎研究等事件的发生。但是，这并不影响我们努力促进合理的信任，所以有必要建立起风险评估机制，这样才能使合理不信任的功能得到及时有效的发挥，使其作为一种机制抑制不道德行为的发生。

参考文献

一、中文著作及论文

[1] [印度] 阿玛蒂亚·森、[美] 玛莎·努斯鲍姆主编：《生活质量》，龚群、聂敏里、王文东、肖美、唐震烜译，社会科学文献出版社 2008 年版。

[2] [印度] 阿马蒂亚·森：《伦理学与经济学》，王宇、王文玉译，商务印书馆 2014 年版。

[3] [美] 伯纳德·巴伯：《信任：信任的逻辑与局限》，李红、范瑞平译，福建人民出版社 1989 年版。

[4] [美] 布劳，梅椰：《现代社会中的科层制》，马戎、时宪明、邱泽奇译，学林出版社 2001 年版。

[5] [美] 伯纳姆：《什么是医学史》，颜宜葳译，北京大学出版社 2010 年版。

[6] [美] 比彻姆、邱卓思：《生命医学伦理原则》，李伦等译，北京大学出版社 2014 年版。

[7] 蔡德麟、景海丰主编：《全球化时代的儒家伦理》，清华大学出版社 2007 年版。

[8] 程炼：《伦理学导论》，北京大学出版社 2008 年版。

[9] 陈真著：《当代西方规范伦理学》，南京师范大学出版社 2006 年版。

[10] 杜治政、许志伟：《医学伦理学辞典》，郑州大学出版社 2003 年版。

[11] [美] 恩格尔哈特：《生命伦理学基础》（第二版），范瑞平译，湖南科技出版社 1996 年版。

[12] [美] 费舍等著：《责任与控制：一种道德责任理论》，杨韶刚译，华夏出版社 2002 年版。

[13] 费孝通：《乡土中国 生育制度》，北京大学出版社 1998 年版。

[14] 范瑞平：《当代儒家生命伦理学》，北京大学出版社 2011 年版。

[15] [美] 福山：《大分裂：人类本性与社会秩序的重建》，刘榜离等译，中国社会科学出版社 2002 年版。

[16] [美] F. D. 沃林斯基：《健康社会学》，孙牧红等译，社会科学文献出版社 1992 年版。

[17] 冯友兰：《中国哲学简史》，赵复三译，世界图书出版公司北京公司 2010 年版。

[18] 龚群、陈真：《当代西方伦理思想研究》，北京大学出版社 2013 年版。

[19] 甘绍平：《人权伦理学》，中国发展出版社 2009 年版。

[20] 郭春镇：《法律父爱主义及其对基本权利的限制》，法律出版社 2010 年版。

[21] 葛延风、贡森等：《中国医改：问题·根源·出路》，中国发展出版社 2007 年版。

[22] 何兆雄主编：《中国医德史》，上海医科大学出版社 1987 年版。

[23] 何晏、皇侃：《论语》（上中下），中华书局 1998 年版。

[24] 黄建平：《祖国医学方法论》，湖南人民出版社 1982 年版。

[25] [荷] 霍文等主编：《信息技术与道德哲学》，赵迎欢、宋吉鑫、张勤译，科学出版社 2013 年版。

[26] [英] 吉登斯：《现代性的后果》，田禾译，译林出版社 2007 年出版。

[27] [美] 克罗波西、施特劳斯主编：《政治哲学史》，李洪润等译，法律出版社 2009 年版。

[28] [美] 科克汉姆：《医学社会学》，杨辉等译，华夏出版社 2000 年版。

[29] [美] 克莱曼：《道德的重量：在无常和危机前》，方筱丽译，上海译文出版社 2008 年版。

[30] [德] 康德：《道德形而上学原理》，苗力田译，上海人民出版社

2002年版。

[31] [英] 柯林斯、平奇：《勾勒姆医生：作为科学的医学与作为救助手段的医学》，上海科技教育出版社2009年版。

[32] [美] 凯斯·R.桑斯坦：《恐惧的规则——超越预防原则》，王爱民译，北京大学出版社2011年版。

[33] [德] 康德：《道德形而上学之基础》，李明辉译，联经出版社1990年版。

[34] [德] 康德：《实践理性批判》，邓晓芒译、杨祖陶校，人民出版社2003年版。

[35] [英] 克尔·瓦丁顿：《欧洲医疗五百年》，李尚仁译，左岸文化出版：远足文化发行2014版。

[36] [法] 拉．梅特里：《人是机器》，商务印书馆1959年版。

[37] 李本富、李曦，《医学伦理学十五讲》，北京大学出版社2007年版。

[38] [德] 卢曼著：《信任：一个社会复杂性的简化机制》，瞿铁鹏、李强译，上海人民出版社2005年版。

[39] [美] 罗伯逊等：《通向正确的卫生改革之路——提高卫生改革绩效和公平性的指南》，任明辉主译，北京医科大学医学出版社2009年版。

[40] 罗秉祥等：《生命伦理学的中国哲学思考》，中国人民大学出版社2013年版。

[41] [美] 罗纳德·蒙森：《干预与反思：医学伦理学基本问题》（二），林侠译，首都师范大学出版社2010年版。

[42] [德] 马克斯·韦伯：《韦伯作品集Ⅲ支配社会学》，康尔、简惠美译，广西师范大学出版社2004年版。

[43] [英] 密尔著：《论自由》，顾肃译，译林出版社2010年版。

[44] [美] 麦金泰尔：《追寻美德：道德理论研究》，宋继杰译，译林出版社2003年版。

[45] [美] 梅拉妮·基伦、朱迪思·斯梅塔娜等编著：《道德发展手册》，杨韶刚、刘春琼等译，教育科学出版社2011年版。

[46] [英] 穆勒：《功利主义》，徐大建译，上海人民出版社2007年版。

[47] [英] 迈克尔·罗森：《尊严：历史和意义》，石可译，法律出版社

2014年版。

[48] 倪梁康等编著：《现象学与伦理·第七辑·中国现象学与哲学评论》，上海译文出版社2005年版。

[49] [英] 欧若拉·奥尼尔、[英] 伯纳德·威廉斯等：《美德伦理与道德要求》，徐向东编，江苏人民出版社2008年版。

[50] 邱仁宗、卓小勤、冯建妹：《病人的权利》，北京医科大学、中国协和医科大学联合出版社1996年版。

[51] 任平、陈忠主编：《当代视野中的马克思主义哲学》，人民出版社2010年版。

[52] 宋其超：《医改取向及相关政策》，中国社会出版社2009年版。

[53] 宋林飞：《西方社会学理论》，南京大学出版社1997年版。

[54] [波兰] 什托姆普卡：《信任：一种社会学理论》，程胜利译，中华书局2005年版。

[55] [加] 萨加德：《病因何在：科学家如何解释疾病》，刘学礼译，上海科技教育出版社2007年版。

[56] [美] 托马斯·香农：《生命伦理学导论》，肖巍译，黑龙江人民出版社2004年版。

[57] [美] 图斯姆：《病患的意义——医生和病人不同观点的现象学探讨》，邱鸿钟、陈蓉霞、李剑等译，青岛出版社1999年版。

[58] 韦政通：《人文主义的力量》，何卓恩、王立新编，中华书局2011年版。

[59] 万俊人：《道德之维——现代经济伦理导论》，广东人民出版社2000年版。

[60] [英] 沃尔夫：《政治哲学导论》，王涛、赵荣华、陈任博译，吉林出版集团有限责任公司2009年版。

[61] 王明旭主编：《医学伦理学》，人民卫生出版社2010年版。

[62] 王正平主编：《应用伦理学》，上海人民出版社2013年版。

[63] 徐宗良、刘学礼、翟晓梅：《生命伦理学——理论与实践探索》，上海人民出版社2002年版。

[64] 徐天民等：《中西方医学伦理学比较研究》，北京医科大学、中国协和医科大学联合出版社1998年版。

[65] 颜厥安：《鼠肝与虫臂的管制：法理学与生命伦理探究》，北京大学出版社 2006 年版。

[66] ［古希腊］亚里士多德：《尼各马可伦理学》，廖申白译注，商务印书馆 2003 年版。

[67] 郑也夫：《信任论》，中国广播电视出版社 2001 年版。

[68] 郑也夫主编：《信任：合作关系的建立与破坏》，中国城市出版社 2003 年版。

[69] 郑也夫、彭泗清等：《中国社会中的信任》，中国城市出版社 2003 年版。

[70] 周一谋编著：《历代名医论医德》，湖南科技出版社 1982 年版。

[71] 张岱年：《中国哲学大纲》，中国社会科学出版社 1982 年版。

[72] 张怀承：《中国哲学发展史》，湖南教育出版社 2005 年版。

[73] 赵敦华：《现代西方哲学新编》，北京大学出版社 2001 年版。

[74] 翟晓梅、邱仁宗主编：《生命伦理学导论》，清华大学出版社 2005 年版。

[75] 张大庆：《中国近代疾病社会史（1912—1937）》，山东教育出版社 2006 年版。

[76] 张康之：《寻找公共行政的伦理视角》，中国人民大学出版社 2012 年版。

[77] 张大庆主编：《中国医学人文评论》，北京大学出版社 2008 年版。

[78] 杜治政：《关于医学专业精神的几个问题》，《医学与哲学》2007 年第 3 期。

[79] 杜治政：《医学专业面临的危机：利益冲突——再论医学专业精神》，《医学与哲学》2007 年第 7 期。

[80] 房莉杰：《制度信任的形成过程——以新型农村合作医疗制度为例》，《社会学研究》2009 年第 2 期。

[81] 高兆明：《信任危机的现代性解释》，《学术研究》2002 年第 4 期。

[82] 郭长禄：《现代科层制的功能分析及其中国问题》，《辽宁税务高等专科学校学报》2005 年第 6 期。

[83] 龚群：《麦金泰尔的德性伦理观》，《伦理学研究》2007 年第 4 期。

[84] 龚卓军：《生病诠释现象学——从生病经验的诠释到医病关系的伦

理基础》文化研究月报第十九期。

[85] 高兆明：《技术驱鬼与道德祛魅——现代生命技术道德合理性限制反思》，《中国社会科学》2003年第3期。

[86] 高兆明：《承诺类型探》，《道德与文明》2002年第6期。

[87] 郝文君、李伦：《临床生命伦理视域中的自主》，《伦理学研究》2011年第1期。

[88] 焦国成：《诚信的制度保障》，《江海学刊》2003年第3期。

[89] 李琰：《医疗行善与病人自主的冲突与解决——论"患者最佳利益"之实现》，《医学与哲学》2009年第5期。

[90] 邱仁宗：《医学专业的危机及其出路》，《中国医学伦理学》2006年第6期。

[91] 邱仁宗：《利益冲突》，《医学与哲学》2001年第12期。

[92] 邱仁宗：《论卫生改革中的改革》，《医学与哲学》2005年第9期。

[93] 苏力：《医疗知情同意与个人自由和责任——从肖志军拒签事件切入》，《中国法学》2008年第2期。

[94] 王海明：《论道德榜样》，《贵州社会科学》2007年第3期。

[95] 许志伟：《中国当前的医疗危机与医护人员的专业责任和使命》，《医学与哲学》2006年第9期。

[96] 许志伟：《医患关系的本质：医生的专业视角及其伦理意蕴》，《医学与哲学》2005年第2期。

[97] 阎英、杨槐松、王首圣：《试论信任、沟通与责任在构建和谐医患关系中的地位和作用》，《现代医学管理》2010年第1期。

[98] 杨君武：《诚信的三个限度》，《伦理学研究》2006年第1期。

[99] 翟学伟：《也谈儒家文化与信任的关系——与〈再议儒家文化对一般信任的负效应〉一文的商榷》，《社会科学》2013年第6期。

[100] 任珊珊：《孕妇临产遇险拒手术 医院强行剖宫救其命》，腾讯新闻．http：//news.qq.com/a/20101204/000276.htm。

[102] 王墨：《湖南岳阳再现医患纠纷，急诊科主任倡议全市拒诊打人者》，澎湃新闻．yy.china.com.cn/new/sd/ppbgt/132289.htm。

[103] 卫生部统计信息中心编：《中国医患关系调查研究：第四次国家卫生服务调查专题研究报告》（二），中国协和医科大学出版社

2010年版。

[104] 董佳宁:《岳阳发生暴力伤医事件 各大医院200余医护人员在市政府静坐抗议》,观察者. http: www.guancha.cn/FaZhi/2014-08-21-259155.shtml。

[105] 赵力、赵吉祥:《岳阳发生伤医事件 医生曾被要求向患者尸体下跪》,新京报. http: //news.sohu.com/20140821/n 403659217.shtml。

[106] 王丽云、刘芳、汤雷:《医疗行业规避医疗风险 自卫性医疗苗头显露》,济南日报. http: //news.sina.com.cn/2003-07-16/18101355754.shtml。

[107] 周凯,王烨捷:《复旦大学报告:人均医疗费增速远超GDP》,中国青年报. http://www.phirda.com/specialinfo.aspx?id=11067。

二、英文著作及论文

[1] Barbara A. Misztal: *Trust in Modern Societies: The Search for the Bases of Social Order*. Polity Press, 1996.

[2] Bernard Williams: *Ethics and Limits of Philosophy*. Fontana Press, 1985.

[3] Bonnie Steinbock: *The Oxford Handbook of Bioethics*. Oxford University Press, 2007.

[4] Donald Irvine: *The Performance of Doctors Ⅰ: Professionalism and Self Regulation in a Changing World*. British Medical Journal, 1997.

[5] Derek Parfit: *Reasons and Persons*. Oxford: Clarendon Press, 1984.

[6] Diego Gambetta: *Trust: Making and Breaking Cooperative Relations*. Oxford: Basil Blackwell, 1998.

[7] Davis, Michael: *Conflict of interest in the profession*. Oxford university press, 2001.

[8] Devries R, Subedi J, eds: *Bioethics and society: sociological in-

vestigations of the enterprise of bioethics. Englewood Cliff, NJ: Prentice Hall, 1998.

[9] Edmund D. Pellegrino, Robert M. Veatch, John P. Langan: Ethics, Trust and the Professions. Georgetown University Press, 1991.

[10] Eric M. Uslaner: The Moral Foundations of Trust. Cambridge University Press, 2002.

[11] Edmund D. Pellegrino, David C. Thomasma: The Virtues in Medical Practice. Oxford University Press, 1993.

[12] George Khushf: Handbook of Bioethics: Taking Stock of the Field From a Philosophical Perspective. Kluwer Academic Publishers, 2004.

[13] H. G. Wright: Means, Ends and Medical Care. Springer, 2007.

[14] James F. Childress: Who Should Decide? Paternalism in Health Care. Oxford University Press, 1985.

[15] James A. Marcum: Humanizing Modern Medicine: An Introductory Philosophy of Medicine. Springer, 2008.

[16] Jack Dowie, Arthur Elstein: Professional Judgment: A Reader in Clinical Decision Making. Cambridge University Press, 1999.

[17] James Stacey Taylor: Personal Autonomy: New Essays on Personal Autonomy and Its Role in Contemporary Moral Philosophy. Cambridge University Press, 2005.

[18] Judith Andre: Bioethics as Practice. The University of North Carolina Press, 2002.

[19] Jalcott Parsons: The Social System. Routledge & Kegan Paul Ltd, 1951.

[20] Linda Farber Post, Jeffrey Blustein, Nancy Neveloff Dubler: Handbook for health care ethics committees. Baltimore: The Johns Hopkins University Press, 2007.

[21] Nuala Kenny, Wayne Shelton: Lost Virtue: Professional Character Development in Medical Education. JAI Press, 2006.

[22] Neil C. Manson, Onora O'Neill: *Rethinking Informed Consent in Bioethics.* Cambridge University Press, 2007.

[23] Onora O'Neill: *Autonomy and Trust in Bioethics.* Cambridge University Press, 2002.

[24] Piotr Sztompka: *Trust: A Sociological Theory.* Cambridge University Press, 1999.

[25] Peter A. Singer, A. M. Viens: *The Cambridge Textbook of Bioethics.* Cambridge University Press, 2008.

[26] Rosamond Rhodes, Leslie P. Francis, Anita Silvers: *The Blackwell Guide to Medical Ethics.* Blackwell Publishing, 2007.

[27] Stephen G. Post: *Encyclopedia of Bioethics* (3rd). New York: Macmillan Reference USA, 2004.

[28] Tom L. Beauchamp, James F. Childress: *The Principles of Biomedical Ethics* (5th edition). New York: Oxford University Press, 2000.

[29] Tom L. Beauchamp, Leroy Walters: *Contemporary Issues in Bioethics.* Wadsworth Publishing Company, 1999.

[30] T. M. Scanlon: *The Difficulty of Tolerance.* Cambridge University Press, 2003.

[31] T. M. Scanlon: *What We Owe to Each Other.* The Belknap Press of Harvard University Press, 1998.

[32] Warren Thomas Reich: *Encyclopedia of Bioethics* (revised edition). New York: Simon and Schuster Macmillan, 1995.

[33] Annette Baier. "Trust and Antitrust", in: *Ethics*, Vol. 96, No. 2 (1986).

[34] Allen Buchanan. "Medical Paternalism", in: *Philosophy and Public Affairs*, No. 4 (1978).

[35] Alfred I. Tauber. "Historical and Philosophical Reflections on Patient Autonomy", in: *Health Care Analysis*, No. 9 (2001).

[36] Alfred I. Tauber. "Historical and Philosophical Reflections on Patient Autonomy", in: *Health Care Analysis*, No. 9 (2001).

[37] Bernice S. Elger and Jean-Claude Chevrolet. "Beneficence Today, or Autonomy (Maybe) Tomorrow", in: *The Hastings Center Report*, No. 1 (2000).

[38] Donald Irvine. "The Performance of Doctors. I: Professionalism and Self Regulation in a Changing World", in: *British Medical Journal*, No. 7093 (1997).

[39] Emanuel, Ezekiel J. Emanuel, Linda L. "Four Models of the Physician-Patient Relationship", in: *JAMA*, No. 16 (1992).

[40] EC Hui. "The Contractual Model of the Patient-Physician Relationship and the Demise of Medical Professionalism", in: *Hong Kong Med J*, No. 11 (2005).

[41] Gerald Dworkin. "Review: Can You Trust Autonomy?", in: *The Hasting Center Report*, Vol. 33, No. 2 (2003).

[42] Helge Skirbekk. "Negotiated or taken-for-granted trust? Explicit and Implicit Interpretations of Trust in a Medical Setting", in: *Med Health Care and Philos*, No. 12 (2009).

[43] Huber Langerock. "Professionalism: A Study in Professional Deformation", in: *The American Langerock*, No. 1 (1915).

[44] Mark A. Hall, Elizabeth Dugan, Beiyao Zheng, Aneil K. Mishra. "Trust in Physicians and Medical Institutions: What Is It, Can It Be Measured, and Does It Matter?", in: *The Milbank Quarterly*, No. 79 (2001).

[45] Nina Hallowell. "Encounters with Medical Professionals: a Crisis of Trust or Matter of Respect?", in: *Med Health Care and Philos*, No. 11 (2008).

[46] Philip J. Nickel. "Trust and Obligation-Ascription", in: *Ethic Theory Moral Prac*, No. 10 (2007).

[47] Raymond G. De Vries, Scott Y. H. Kim. "Bioethics and the Sociology of Trust: Introduction to the Theme", in: *Med Health Care and Philos*, No. 11 (2008).

[48] Rita Charon. "Narrative Medicine: A Model for Empathy, Re-

flection, Profession, and Trust", in: *JAMA*, No. 15 (2001).

[49] Sylvia R. Cruess, Richard L. Cruess. "Professionalism Must Be Taught", in: *British Medical Journal*, No. 7123 (1997).

[50] W. A. Rogers. "Is There a Moral Duty for Doctors to Trust Patients?", in: *Journal of Medical Ethics*, No. 2 (2002).

致 谢

　　这本书是在我博士论文的基础上修改而成的，实际上也仅仅是文字上的改动，没有做大的调整。因为做大的调整，势必牵一发而动全身，需要在理论的深度和广度上下工夫，这难以在短期内做到完善的程度；而眼下这份浅薄的书稿，好在只是笔者在学业道路上的一个路标。说"路标"，肯定不像海德格尔那样，全都是响当当的论文，我这里倒是带有自嘲的意味，因为需要努力的地方很多，这是显而易见的。

　　虽然这份书稿算是结束了，但是资质平庸、不善言辞的我，加上基本功本来就不怎么好，走到现在更多的是要感谢我在求学的道路上一路帮助过我的老师、朋友。

　　我的博士生导师许志伟老师，我在报考他的博士之前，并不知道他是神学和医学双博士，一直致力于为中西学术交流做贡献，后来才知道我搭上了名师的车。因为许老师长期生活在加拿大和香港，加上他的生活和学术背景，使得他既有中国学者的儒雅和缜密，也有西方学人的幽默和直率，因此跟许老师念书，度过的是一个紧张又快乐的时期。在博士期间，许老师尊重我的学术兴趣，放手让我自己选题，鼓励多多，同时又会以苏格拉底的方式不断地追问、质疑。在我的博士论文开题之际，许老师身体欠佳，在医院住院接受治疗的情况下，还通过电话对我进行"越洋"指导。

　　感谢李萍老师！李老师不论在学业上，还是在生活上，对我提供了不少帮助，我也几乎每碰到困难就去找她，她是我生活上和精神上的导师。她的每一句教诲都使我终身受益，她所展现出来的人格魅力无时无刻不在让我明白学会做人、做事、做学问的道理！

　　同时感谢翟振明教授、王晓升教授、钟明华教授、徐长福教授、邓

致 谢

伟生老师，他们不只在我博士论文开题时提出了非常宝贵的意见，他们的课堂也是我提升思维层次的训练场。

这里要特别提出感谢的是邓伟生老师，他的本科课堂早就在中山大学享有盛名。我这里要说的是邓老师的研究生课堂，坦白说，我跨专业进入哲学领域，除了宋希仁老师、徐向东老师、陈真老师的著作非常熟悉之外，委实没读过几本哲学原著，到了邓老师的课堂那根本不叫作看，他带着我们，几乎跟亚里士多德、密尔、康德、罗尔斯、斯坎伦、威廉斯等大哲学家叫上了劲，从原文到义理，每个细节都不放过。从这个时候开始，我才知道什么叫作读书。特别感谢邓伟生老师！

李伦老师是我在湖南师大伦理所的硕士导师，李老师平易近人，性情温厚，他的课堂算是我进入哲学领域的第一课堂。李老师上课之前会给我们布置作业，即翻译哲学原著，当时的感受就是：翻译难度真的不是一般的大，但是学到了东西。后来在读黄国彬先生译注的《神曲》时，才知道翻译心仪大师的名著乃是理解和"偷学"大师的上上之法。可惜在我已经很久没有动笔去进行研究性的翻译了，我想这多半是因为自己偷懒吧！现在是该继承李老师这种研究翻译性读书方法的时候了。硕士毕业后，李老师一如既往地关心我的学业和工作，勉励有加，学生感念在心！

在中山大学一起学习的诸多同学——庄晓平、李杰、甘培聪、陈联俊，他们在各方面给予我很多无私的帮助，与他们在一起度过的时光，让我感到温暖和怀念！

感谢我所在单位广州医科大学卫生管理学院的领导及同事对我工作及生活上的提携与帮助。感谢广州市医学伦理学重点研究基地支持，为本书的出版提供了经费。感谢刘俊荣教授、尚鹤睿教授及凌坤书记！

广州番禺
2015 年 8 月 20 日